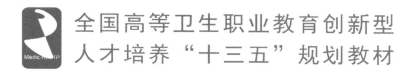

全国高等卫生职业教育创新型
人才培养"十三五"规划教材

供医学影像技术专业使用

影像电子学基础

主　编　郭树怀　高　原

副主编　李　丹　陈　青　张根选

编　委　（以姓氏笔画为序）

石　波　（蚌埠医学院）

李　丹　（重庆三峡医药高等专科学校）

张根选　（蚌埠医学院）

陈　青　（邢台医学高等专科学校）

陈　涛　（潍坊护理职业学院）

岳若蒙　（南阳医学高等专科学校）

秦志刚　（四川卫生康复职业学院）

高　原　（江西卫生职业学院）

郭树怀　（邢台医学高等专科学校）

常　娜　（济南护理职业学院）

焦　岩　（邢台医学高等专科学校）

华中科技大学出版社
http://www.hustp.com
中国·武汉

内 容 简 介

本书是全国高等卫生职业教育创新型人才培养"十三五"规划教材。

本书内容包括电工学、模拟电子技术学和数字电子技术学三大部分。其中,电工学包括第一章直流电路、第二章交流电路、第三章变压器、第四章常用控制电器与电动机;模拟电子技术学部分包括第五章半导体及器件、第六章交流放大电路、第七章直流放大电路及集成运算放大器、第八章直流电源;数字电子技术学部分包括第九章数字电路基础、第十章逻辑门电路及其组合逻辑电路、第十一章触发器及时序逻辑电路、第十二章模拟信号与数字信号的相互转换。

本书可供医学影像技术专业学生使用。

图书在版编目(CIP)数据

影像电子学基础/郭树怀,高原主编. —武汉:华中科技大学出版社,2017.8(2024.1重印)

全国高等卫生职业教育创新型人才培养"十三五"规划教材. 医学影像技术专业

ISBN 978-7-5680-2870-7

Ⅰ. ①影… Ⅱ. ①郭… ②高… Ⅲ. ①影像诊断-医用电子学-医学院校-教材 Ⅳ. ①R445

中国版本图书馆 CIP 数据核字(2017)第 102760 号

影像电子学基础   郭树怀 高 原 主编
Yingxiang Dianzixue Jichu

策划编辑:史燕丽

责任编辑:余 涛

封面设计:杨玉凡

责任校对:李 琴

责任监印:周治超

出版发行:华中科技大学出版社(中国·武汉)   电话:(027)81321913

            武汉市东湖新技术开发区华工科技园   邮编:430223

录 排:华中科技大学惠友文印中心

印 刷:武汉市籍缘印刷厂

开 本:880mm×1230mm 1/16

印 张:15.25

字 数:492 千字

版 次:2024 年 1 月第 1 版第 3 次印刷

定 价:48.00 元

全国高等卫生职业教育创新型
人才培养"十三五"规划教材
（医学影像技术专业）

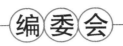

编委会

委　员（按姓氏笔画排序）

王　帅　　南阳医学高等专科学校

王　利　　泰山护理职业学院

王木生　　江西卫生职业学院

王德华　　苏州卫生职业技术学院

朱福良　　江西卫生职业学院

邬红蓉　　重庆三峡医药高等专科学校

李敬哲　　鹤壁职业技术学院

杨兵社　　陕西中医药大学

杨尚玉　　鹤壁职业技术学院

肖迎聪　　陕西中医药大学

赵　燕　　周口职业技术学院

晏志勇　　江西卫生职业学院

郭树怀　　邢台医学高等专科学校

崔军胜　　南阳医学高等专科学校

韩晓磊　　陕西能源职业技术学院

廖伟雄　　肇庆医学高等专科学校

谭理连　　广州医科大学

前 言
QIANYAN

  《影像电子学基础》是根据全国高等卫生职业教育创新型人才培养"十三五"规划教材编写会议精神在前版教材基础上进行修订。本版教材在继承前版教材成熟部分的基础上,结合专业学生的基础理论认知特点,针对实用型人才培养目标,在适当兼顾课程内容体系的基础上,严格遵循教育部提出的实用、够用原则,紧紧围绕注重培养学生的基本理论和基本技能的目的,对部分章节的结构和内容进行了优化整合。教材编写中深入浅出,体现了教材内容的思想性、科学性、先进性、启发性和实用性,同时顾及后续相关课程的需要,适当加强了实验教学内容,旨在为学生的职业技能培养奠定良好的基础。

  本书内容包括电工学、模拟电子技术学和数字电子技术学三大部分。其中电工学包括第一章直流电路、第二章交流电路、第三章变压器、第四章常用控制电器与电动机;模拟电子技术学包括第五章半导体及器件、第六章交流放大电路、第七章直流放大电路及集成运算放大器、第八章直流电源;数字电子技术学包括第九章数字电路基础、第十章逻辑门电路及其组合逻辑电路、第十一章触发器及时序逻辑电路、第十二章模拟信号与数字信号的相互转换。教材内容编排注意了知识的衔接和铺垫,尽量使章节过渡自然。

  参加本书的编写人员和分工情况:郭树怀老师编写第一章和绪论;焦岩老师编写第二章;高原老师编写第三章;岳若蒙老师编写第四章;常娜老师编写第五、六章;陈涛老师编写第七章;陈青老师编写第八章;李丹老师编写第九、十章;张根选老师编写第十一章;石波老师编写第十二章;秦志刚老师绘制了本书的全部插图。

  本教材建议讲授 100 学时,实施过程可根据学生的具体情况和专业的不同需要做适当增减,实验内容可根据具体的教学设施和专业的需要自行选择或自行设计实验内容。

  由于编者水平有限,加之编写时间紧迫,书中难免存有错误和不足之处,谨请广大读者给予批评指正,提出宝贵意见,以便今后修订时完善、提高。

编　者

2017 年 3 月

目 录

MULU

第一章 直流电路

学习目标

本章在已有物理学的基础上,进一步介绍了一些电路的基础知识:电路的基本概念(电路模型、电流、电压、电位、功率等);常用的解决复杂电路问题的定律和定理(基尔霍夫定律、欧姆定律、叠加定理、戴维南定理);电路和电源的等效变换;电容器及其电容充放电知识等,为学习后续章节及专业课程打下必要的基础。

第一节 电路的基本概念

一、电路和模型电路

1. 电路的组成和作用

电路是电源和电器设备通过导线按一定方式连接而成。电路一般有两个方面的作用:一是实现电能的输送和转换;二是进行信号的传递与转换。电路通常是由电源、中间环节、负载(用电器)这三部分组成的。其中电源提供电能,是把其他形式的能量转换成电能的装置;中间环节由导线、开关及测量、控制和保护装置等组成;负载是将电能转换成其他形式能量的装置。图 1-1(a)所示的为手电筒的实际电路,由干电池、开关、白炽灯和导线组成,其中的干电池即电源,是提供电能的装置;白炽灯是负载,它把电池提供的电能转换为光能和发热的内能;中间环节由导线和开关组成,其主要作用是把电池提供的电能输送给白炽灯并控制其亮灭。而在其他仪器如电视机、计算机、通信系统等,中间环节是由导线和其他多种元器件组成的复杂电路,主要作用是进行信号的传递和处理。

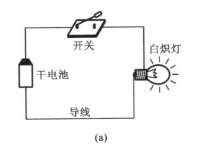
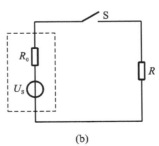

(a)   (b)

图 1-1 最简单的电路

2. 模型电路

在实际电路中,组成电路的各种元件称为电路元件。电器件在电路中都发挥着一定的性能和作用,它的性能和作用往往是多方面的。例如,白炽灯的主要性能是电阻性,但电流通过灯丝时会产生磁场,因而又具有电感性;电容器的主要性能是电容性,同时又有漏电电阻和分布电感;电感线圈的主要性能是电感性,同时又具有电阻性和电容性,等等。

在电路理论中,为了分析和计算的方便,常将电路元件理想化,即在一定条件下,突出电路元件的主要性能,略去其次要性能,把实际电路元件按其主要作用抽象为一个理想电路元件来描述。例如,忽略白炽灯的电感性,就可以把它看作一个只有电阻的理想电阻元件,即纯电阻元件。同理,实际中的电容器如果略去其漏电电阻和分布电感,它也可简化为一个只具有电容性的纯电容性元件。各种理想电路元件仅有唯一的电路性能,其他性能为零。有时,某些电路元件不能看作理想元件,如电源的内阻不能忽略时,电源就不能看作一个理想电源。此时,可把电源看成是有一个理想电源(没有电阻)和一个纯电阻元件(阻值等于电源内阻)的串联组合。

用各种理想电路元件组成的电路称为实际电路的模型电路。图 1-1(b)所示的为手电筒的模型电路。在绘制电路图时,各种元件均需用规定的符号来表示。部分元器件的图形符号如表 1-1 所示。

表 1-1 部分元器件的图形符号

图 形 符 号	名 称	图 形 符 号	名 称	图 形 符 号	名 称
E	电池	C	电容	⊗	白炽灯
U_s	理想电压源	C_P	可变电容	FU	熔断器
I_s	理想电流源	C_P	微调电容	⊥ 或	接地
R_1	电阻	C +	电解电容		两线相接
R_P	可变电阻电位器	L	电感		两线交叉

二、电路的基本参量

在电路理论中,经常要涉及的电路基本参量有电流、电压、电位和功率等。

1. 电流

电荷的定向移动形成电流。电流的大小用电流强度来表示,用大写字母 I 表示。单位时间内通过导体横截面的电荷量称为电流强度。正电荷的流动方向规定为电流的方向。大小和方向都不随时间而改变的电流称为恒定电流,简称直流,常用 DC 或 dc 表示。

设在时间 t 内通过某导体横截面的电荷量为 Q,则有

$$I = \frac{Q}{t}$$

大小和方向都随时间而改变的电流,称为变动电流,其中一个周期内电流的平均值为零的变动电流称为交变电流,简称交流,常简写为 AC 或 ac,用小写字母 i 表示。

设在时间 $\mathrm{d}t$ 内通过某导体横截面的电量为 $\mathrm{d}q$,则有

$$i = \frac{\mathrm{d}q}{\mathrm{d}t}$$

在国际标准单位中,电量的单位为库仑,符号 C,时间的单位为秒,符号是 s,电流的单位为安培,符号

是 A。实际应用中电流的单位还有毫安(mA)、微安(μA),各单位的换算关系为

$$1\ A = 10^3\ mA = 10^6\ \mu A$$

在进行电路分析时,对复杂电路中某一段电路电流的实际方向往往很难判定,而且电流为变动电流时,方向还在不断地变化,因此在电路中很难明确电流的实际方向。为此,我们引进电流的"参考方向"这一概念。

电流的参考方向,就是在一段电路中任意假定一个电流的参考方向。规定:电流的实际方向与假定的参考方向一致,电流值为正值,即 $i > 0$;电流的实际方向与假定参考方向相反,电流值为负值,即 $i < 0$。换句话说,若电流值为正,即 $i > 0$,则电流的实际方向与参考方向相同;若电流值为负,即 $i < 0$,则电流的实际方向与参考方向相反。如图 1-2 所示,电流的参考方向一般用实线表示,电流的实际方向用虚线表示。

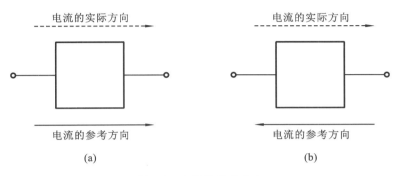

图 1-2 电流的参考方向
(a) $i > 0$;(b) $i < 0$

2. 电压和电位

电压是电源的电场力对电荷做功能力的物理量,用 U 表示,电路中两点间的电压等于将单位正电荷从一点移动到另一点时电场力所做的功。

设将一正电荷 q 从 a 点移到 b 点时,电场力所做的功为 W_{ab},则 ab 两点间的电压为

$$U_{ab} = \frac{W_{ab}}{q}$$

在国际单位制中,电压的单位为伏(特),符号为 V,实用中还有千伏(kV)、毫伏(mV)和微伏(μV),各单位的换算关系为

$$1\ V = 10^3\ mV = 10^6\ \mu V$$

电压的方向规定为正电荷在电场力作用下移动的方向,即电压降低的方向,故电压常常称为电压降,下标 ab 标示了电压的方向是由 a 指向 b。与电流相似,复杂电路中常引入电压参考方向的概念,如图 1-3 所示。

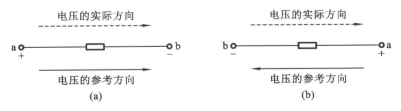

图 1-3 电压的参考方向

电位即电场中某点的电势,数值上等于电场力把单位正电荷从电场中某点移到无限远处所做的功。以无限远处的电势为零,作为衡量电场中各点电位的参考点。在电路中任选一点为参考点,规定参考点的电位为零,则某点到参考点之间的电压就是这一点的电位。a 点的电位记作 U_a,b 点的电位记作 U_b,则 ab 两点间的电压为

$$U_{ab} = U_a - U_b$$

因此,电路中两点间的电压就是该两点的电位之差。电压与路径无关,只与起点和终点的位置有关,

电压的实际方向是由高电位点指向低电位点。

【例题 1-1】 在图 1-4(a)所示的电路中,已知 $U_{S1}=6$ V,$U_{S2}=3$ V。若分别以 c、b 为参考零电位点,则 a、b、c 各点的电位为多少? b、c 两点间的电压为多少?

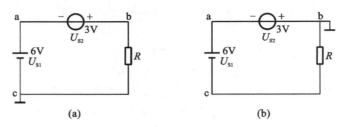

图 1-4　例题 1-1 电路图

解　(1)若以 c 点为参考点,则各点电位为

$$U_c=0,\quad U_a=6\ \text{V},\quad U_b=(6+3)\ \text{V}=9\ \text{V}$$

b、c 两点间的电压为

$$U_{bc}=U_b-U_c=(9-0)\ \text{V}=9\ \text{V}$$

(2)若以 b 点为参考点,则各点电位为

$$U_b=0,\quad U_a=-3\ \text{V},\quad U_c=(-3-6)\ \text{V}=-9\ \text{V}$$

b、c 两点间的电压为

$$U_{bc}=U_b-U_c=[0-(-9)]\ \text{V}=9\ \text{V}$$

由例题可以看出:

(1)若 $U_b>U_a$,则 $U_{ba}>0$,反之则 $U_{ba}<0$。电压的方向为电位降低的方向。

(2)电路中各点的电位值是相对于参考点而言的,它是由参考点确定的,参考点改变,各点的电位值随之改变,但任意两点间的电压值是不变的,与参考点无关。

3. 功率

电流在电路中通过时,要消耗电能并将其转化成其他形式的能。电场力在单位时间内所做的功,称为电功率,用 p 表示。

当电压、电流采用关联参考方向时,则

$$p=\frac{\mathrm{d}w}{\mathrm{d}t}=\frac{\mathrm{d}w}{\mathrm{d}q}\frac{\mathrm{d}q}{\mathrm{d}t}=ui$$

当电压、电流采用非关联参考方向时,则

$$p=-\frac{\mathrm{d}w}{\mathrm{d}t}=-\frac{\mathrm{d}w}{\mathrm{d}q}\frac{\mathrm{d}q}{\mathrm{d}t}=-ui$$

此时,若 $p>0$,则表示电器元件吸收功率;若 $p<0$,则表示电器元件产生电能。

对于直流电路 $P=IU$,即电功率等于电路两端的电压和通过电路的电流的乘积。对于纯电阻电路,功率还可以表示为

$$P=IU=I^2R=\frac{U^2}{R}$$

功率的单位用瓦特(W)或千瓦(kW)、毫瓦(mW)表示,它们之间的转换关系为

$$1\ \text{kW}=10^3\ \text{W}=10^6\ \text{mW}$$

 # 第二节　电路基本定律

基尔霍夫定律和欧姆定律是电路理论中最基本的定律。它指出了电路中各支路电流和各回路电压遵循的规律,是解决复杂电路的基本方法。

一、电路的概念

1. 支路

不含分支的一段电路(至少包含一个元件)称为支路。如图 1-5 所示,电路中的 ab、acb、adb 为 3 条支路。支路中含有电源称为含源支路,支路中无电源称为无源支路。显然同一条支路中,由于电流的连续性原理,电流总是处处相等。

2. 节点

三条或三条以上支路的连接点称为节点。图 1-5 所示电路中 b 点和 a 点都是节点。

3. 回路

电路中任何一个闭合的路径都称为回路。图 1-5 所示电路中 adbca、acba 和 adba 都是回路。

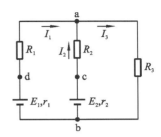

图 1-5　电路

4. 网孔

内部不含支路的回路称为网孔。图 1-5 所示电路中 adbca 和 acba 回路中不含支路,它们都是网孔,而回路 adba 内含有支路 ab,所以它不是网孔。

二、基尔霍夫定律

在实际工作中,经常需要解决一些比较复杂的电路问题,如图 1-5 所示的电路。原则上对每一段电路均可应用一段含源电路的欧姆定律来计算,但计算较为烦琐,基尔霍夫定律能很方便地解决这个电路的问题。

基尔霍夫定律又分为电流定律(简称 KCL)和电压定律(简称 KVL)。

1. 基尔霍夫电流定律(KCL)

基尔霍夫电流定律是基于电荷守恒原理和电流的连续性原理,阐明了电路中任一节点各支路电流强度之间的关系,故基尔霍夫定律也称节点电路定律。根据电流连续性原理可知,在任一时刻,流入一个节点的电流之和恒等于流出该节点的电流之和,即

$$\sum I_{\text{入}} = \sum I_{\text{出}}$$

规定流入节点的电流为正,流出节点的电流为负,则某个节点的所有支路电流的代数和为零,即

$$\sum I = 0$$

对于图 1-6 中的节点 a,可以写出方程

$$-I_1 - I_2 - I_3 = 0$$

对于节点 b,可以写出方程

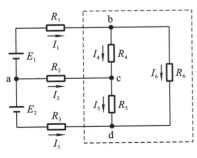

图 1-6　基尔霍夫定律

$$I_1 - I_4 - I_6 = 0$$

显然这两个方程只有一个是独立的。一般来说,如果电路有 n 个节点,可以写出 $(n-1)$ 个彼此独立的方程。

基尔霍夫电流定律不仅适用于电路中任何一个节点,而且也适用于包围某一部分电路的封闭面,这时可以把封闭面看作节点。如图 1-6 所示,若把 R_4、R_5、R_6 组成的部分电路用封闭面包围起来,如图虚线框就可以看成一个节点,对封闭面应用基尔霍夫电流定律,则有

$$I_1 + I_2 + I_3 = 0$$

2. 基尔霍夫电压定律(KVL)

基尔霍夫电压定律阐明了电路中任一闭合回路中各部分电压之间的关系。沿任何闭合回路绕行一周回到该点时电势变化为零,即

$$\sum U = 0$$

利用基尔霍夫电压定律分析电路时,首先应选定回路的绕行方向,当电压参考方向或电动势方向与绕行方向一致时,电压或电动势取正值;当电压参考方向或电动势方向与绕行方向相反时,则取负值。

对于图1-5中的三个回路,以顺时针方向为正方向可写出三个回路电压方程:

$$I_1 R_1 - I_2 R_2 + E_2 - I_2 r_2 - E_1 + I_1 r_1 = 0$$
$$I_2 r_2 + I_2 R_2 + I_3 R_3 - E_2 = 0$$
$$I_1 R_1 + I_1 r_1 + I_3 R_3 - E_1 = 0$$

上述三个方程式中只有两个是独立的,因为它们中的任意两个方程式相加减,均可得出第三个方程式。在一般情况下,基尔霍夫第二定律能提供的独立回路电压方程数 L 等于网孔数。对于一个有 n 个节点和 m 条支路的电路,总共有 $L = m - (n-1)$ 个独立的回路电压方程。

综上所述,应用基尔霍夫定律来解决复杂电路问题,可按以下步骤进行:

(1)假设汇合于各节点的所有支路电流的方向;

(2)根据假设的电流方向,对 n 个节点,根据基尔霍夫第一定律列出 $n-1$ 个独立的节点电流方程;

(3)对选定的闭合回路设定一个绕行方向;

(4)根据基尔霍夫第二定律列出 $L = m - (n-1)$ 个独立的回路电压方程;

(5)对 m 个联立方程求解,根据解出的电流值的正负,确定各支路电流实际方向。若解出的电流是负值,说明该电流方向与假设的方向相反;若解出的结果为正值,说明该电流方向与假设的方向相同。

【例题1-2】 在图1-7所示的电路中,已知 $E_1 = 1.0$ V,$E_2 = 2.0$ V,$E_3 = 3.0$ V,$R_1 = 3.0$ Ω,$R_2 = 2.0$ Ω,$R_3 = 1.0$ Ω,若电源内阻忽略不计,求各支路中的电流。

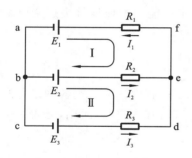

图1-7 例题1-2电路图

解 假设各支路的电流方向如图1-7所示。因图中有 b、e 两个节点,故可列出一个独立的节点电流方程,对节点 b,根据基尔霍夫第一定律列出节点电流方程:

$$I_1 - I_2 - I_3 = 0 \tag{1}$$

因为网孔数 $L=2$,故可列出两个独立回路电压方程。在图中选 Ⅰ、Ⅱ 两个独立回路,其绕行方向如图1-7所示。根据基尔霍夫第二定律列出回路电压方程。

对回路Ⅰ $E_1 - E_2 + I_1 R_1 + I_2 R_2 = 0 \tag{2}$

对回路Ⅱ $E_2 - E_3 - I_2 R_2 + I_3 R_3 = 0 \tag{3}$

代入电动势和电阻的数值,联解方程(1)、(2)、(3),解得

$$I_1 = \frac{5}{11} \text{ A}, \quad I_2 = -\frac{2}{11} \text{ A}, \quad I_3 = \frac{7}{11} \text{ A}$$

解题结果表明,I_1、I_3 为正值,表示实际电流方向与所假设的方向相同。I_2 为负值,表示实际电流方向与假设的方向相反。

三、欧姆定律

在电路分析中,常常需要确定电路某个元件上的电压和电流的关系。用于确定电路中某元件或部分电路上电流、电压(或电动势)及电阻等各量之间的关系的定律称为欧姆定律。

假设有一段电路的电阻为 R,加在其两端的电压为 u,则该段电路中的电流 i 为

$$\mathrm{d}i = \frac{\mathrm{d}u}{R}$$

对于直流电路则有

$$I = \frac{U}{R}$$

这一规律只适用于一段不含电源的电阻电路,称为部分电路的欧姆定律。

一个完整的闭合电路一定含有电源,假设闭合电路的电源电动势为 E,内阻为 r,外电路的电阻为 R,则该电路中的电流 I 为

$$I = \frac{E}{R + r}$$

称为闭合电路欧姆定律。

在电路理论中,电阻 R 反映了一种电器元件阻碍电流通过的能力,其单位为欧姆(Ω)。为了方便又引入了电导(用 G 表示)的概念,定义电阻的倒数为电导,即 $G = 1/R$,电导的单位是西门子,即 1 西门子 $= 1/$欧姆。

第三节 电路的等效变换

在电路分析、计算时,有时可以将电路某一部分用一个简单的电路代替,使电路得以简化,即等效变换。如图 1-8 所示,有两个二端网络 N_1 和 N_2。当两个网络在端口上的电压、电流关系完全相同时,即 $i_1 = i_2$,$u_{ab1} = u_{ab2}$,则可以认为网络 N_1 与网络 N_2 在端口上可互为等效。也就是说,它们之间可以互为替换,称为等效变换。等效网络的内部结构虽然不同,但对外部电路的影响完全相同,等效互换后它们的外部特性不变。所谓的"等效"是指在两个网络外部端口上的"外部等效",并非是指两个网络内部也"等效"。

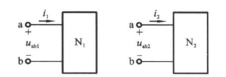

图 1-8 二端网络的等效

一、电阻的串联、并联及其等效变换

1. 串联电阻的等效变换

如图 1-9(a)所示,将若干个电阻进行首尾相连的连接方法称为电阻的串联。串联电阻的特征是通过各电阻的电流都相同。

根据基尔霍夫电压定律,可得

$$U = U_1 + U_2 + U_3 = (R_1 + R_2 + R_3)I$$

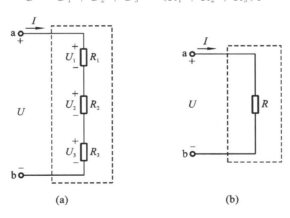

图 1-9 串联电阻的等效

将图 1-9(a)的虚线所围的电路看作一个无源电阻性二端网络,若其端口电压、电流关系与图 1-9(b)的虚线所围的二端网络的电压、电流相等,则必须

$$R = R_1 + R_2 + R_3$$

R 称为 R_1、R_2、R_3 串联后的等效电阻。

对于 n 个电阻串联后,其等效电阻为

$$R = \sum_{k=1}^{n} R_k$$

即电阻串联的等效电阻等于各个电阻之和,其阻值必定大于任何一个电阻值。由于串联电阻每一个电阻上的电流相等,所以存在关系式:

$$U_1 : U_2 : U_3 = R_1 : R_2 : R_3$$

分压公式说明串联电阻上各个电阻的电压是与其阻值的大小成正比的。

2. 并联电阻的等效变换

将若干电阻的两端分别连接在一起的连接方法称为电阻的并联,如图 1-10(a)所示。并联电阻的特征是各电阻两端的电压相同。

在图 1-10(a)中,根据基尔霍夫电流定律:

$$I = I_1 + I_2 + I_3 = U/R_1 + U/R_2 + U/R_3 = U(1/R_1 + 1/R_2 + 1/R_3)$$

在图 1-10(b)中,电路的电压与电流关系为

$$I = U/R$$

图 1-10(a)和图 1-10(b)虚线所示的两个二端网络的端口电压、电流关系要相等,则必须满足

$$\frac{1}{R} = \frac{1}{R_1} + \frac{1}{R_2} + \frac{1}{R_3} \quad \text{或} \quad G = G_1 + G_2 + G_3$$

上式表明,n 个电阻并联后其等效电阻的倒数就等于各电阻倒数之和或总电导等于各电导之和。

对于 n 个电阻并联后,其等效电阻和电导分别为

$$\frac{1}{R} = \frac{1}{R_1} + \frac{1}{R_2} + \cdots + \frac{1}{R_n}, \quad G = \sum_{k=1}^{n} G_k$$

由于并联电阻每一个电阻上的电压相等,所以存在关系式(分流公式):

$$I_1 : I_2 = R_2 : R_1 = G_1 : G_2$$

分流公式说明并联电路中各支路电流与其电阻成反比,或者说与其电导成正比,即电阻小的支路电流大,电阻大的支路电流小。

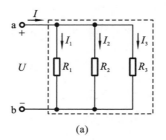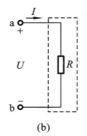

图 1-10　并联电阻的等效

二、电压源及电流源的等效变换

电路中常用的电源有干电池、蓄电池、直流发电机、交流发电机及各种稳压源等。为了建立各种实际电源的电路模型,在电路理论中,定义了两种理想的电源——恒压源和恒流源。

(1)电压源　如果一个电源的输出电流无论为何值,其两端的电压始终保持一定值 U_s,则此电源称为恒压源。其图形符号和伏安特性如图 1-11 所示。

(2)电流源　如果一个电源的输出电压无论为何值,其两端的电流始终保持一定值 I_s,则此电源称为恒流源。其图形符号和伏安特性如图 1-12 所示。

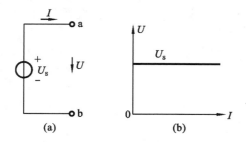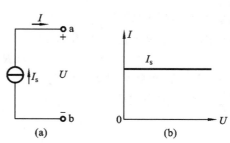

图 1-11　电压源的图形符号和伏安特性　　　图 1-12　电流源的图形符号和伏安特性

（3）电压源和电流源的等效变换　实际的电压源的端电压往往会随着输出电流的增大而降低。这是因为有电压源存在着内阻,当电流通过内阻时产生了电压降;同理,实际的电流源的输出电流也将随着外部电路的改变而变化。

为此,我们引入实际电压源和电流源的电路模型。这样一个实际电压源就可以用一个恒压源和一个电阻串联来表示,如图 1-13 所示。而一个实际的电流源就可以用一个恒流源和一个电阻并联来表示,如图 1-14 所示。

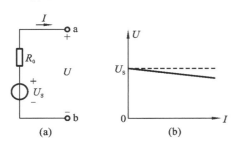

图 1-13　实际电压源的图形符号和伏安特性

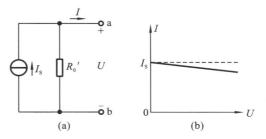

图 1-14　实际电流源的图形符号和伏安特性

在电路分析中,经常需要在实际电压源和实际电流源之间等效变换,等效变换后电源端口的电压、电流关系不变。如图 1-15 所示,实际电压源的端口电压:

$$U = U_s - IR_0$$

实际电流源的端口电压:

$$U = (I_s - I)R_0' = I_sR_0' - IR_0'$$

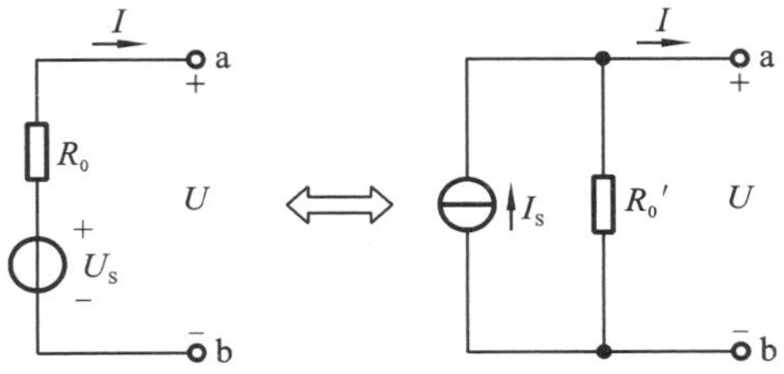

图 1-15　电压源和电流源的等效变换

根据等效要求,两个实际电源等效变换的条件是

$$U_s = I_sR_0' \quad 或 \quad I_s = \frac{U_s}{R_0}$$

$$R_0 = R_0'$$

必须指出,恒压源和恒流源之间不能等效,因为恒压源内阻为零,恒流源内阻趋于无穷大,两者之间不存在等效条件。

第四节　电路的基本定理

电路分析中经常利用一些基本定理对电路进行简化分析计算。本节介绍最常用的叠加定理和戴维南定理。

一、叠加定理

在任何线性电路中,任何一支路的电压或电流可以看成是每一个独立电源单独作用于电路时,在该支路上产生的电压或电流的代数和,这个定理称为叠加定理。应用叠加定理时应注意:考虑任一独立源单独作用时,其他独立源应视为零,即独立电压源短路,独立电流源开路。

【例题 1-3】　如图 1-16(a)所示的电路,试分别用基尔霍夫定理和叠加定理计算电流 I_2 和电压 U_1。

解 （1）根据基尔霍夫定律对图 1-16 列出电流和电压方程：

$$I_S + I_1 = I_2$$

$$U_S = I_1 R_1 + I_2 R_2$$

整理解得

$$I_2 = \frac{U_S}{R_1 + R_2} + \frac{R_1}{R_1 + R_2} I_S$$

$$U_1 = U_S - I_2 R_2 = U_S - R_2 \left(\frac{U_S}{R_1 + R_2} + \frac{R_1}{R_1 + R_2} I_S \right) = \frac{R_1}{R_1 + R_2} U_S - \frac{R_1 R_2}{R_1 + R_2} I_S$$

（2）应用叠加定理，首先画出图 1-16(a) 中电压源和电流源单独作用时的等效电路，如图 1-16(b) 和图 1-16(a) 所示。

从图 1-16(b) 中可得

$$I_2' = \frac{U_S}{R_1 + R_2}, \quad U_1' = \frac{R_1}{R_1 + R_2} U_S$$

从图 1-16(c) 中可得

$$I_2'' = \frac{R_1}{R_1 + R_2} I_S, \quad U_2'' = -\frac{R_1 R_2}{R_1 + R_2} I_S$$

由此可见，$I_2 = I_2' + I_2''$，$U_1 = U_1' + U_1''$，即叠加定理得到验证。

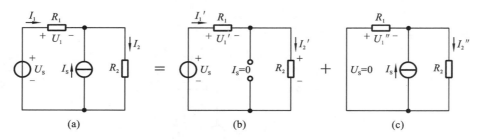

图 1-16 例题 1-3 电路图

应用叠加定理的步骤：

（1）画出每个电源单独作用时的等效电路（电流源不起作用等效为开路，电压源不起作用等效为短路）；

（2）求出各等效电路中待求电压或电流的分量；

（3）将各电压或电流分量进行代数和，得出待求的电压或电流。

二、戴维南定理

戴维南定理指出，任一含源线性二端网络 N，就其端口特性而言，总可以等效为一个电压源（一个电压源和一个电阻串联的模型），如图 1-17(b) 所示。电压源的电压等于二端网络的开路电压 U_{OC}，如图 1-17(c) 所示；电阻等于二端网络内部电源为零时网络 N_0 的入端电阻 R_0，如图 1-17(d) 所示。

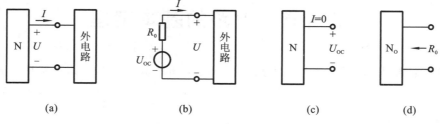

图 1-17 戴维南定理

【**例题 1-4**】 如图 1-18 所示的电路，已知 $R_1 = 6\ \Omega$，$R_2 = 3\ \Omega$，$R_3 = 6\ \Omega$，$U_S = 12\ V$，$I_S = 4\ A$，$R_L = 8\ \Omega$。试用戴维南定理求通过 R_L 的电流 I。

解 应用戴维南定理计算某支路电流时，首先应将除该支路以外的电路用戴维南等效电路代替，如图 1-18(b) 所示。

计算等效电压和等效电阻时,可先将待求支路断开,求出断开处的电压(U_{OC})和断开处看进去的入端电阻(R_0),如图 1-18(c)和图 1-18(d)所示。

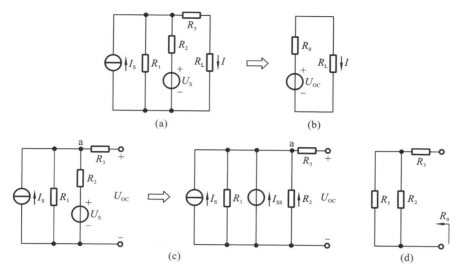

图 1-18　例题 1-4 电路图

在图 1-18(c)中应用电源等效变换原理,将 R_2 看做 U_{S} 的内阻,则 U_{S} 等效为电流源,$I_{\text{SS}} = \dfrac{U_{\text{S}}}{R_2} = \dfrac{12}{3}$ A $= 4$ A,I_{SS} 与 I_{S} 并联,则 a 点的电位为

$$U_{\text{a}}\left(\frac{1}{R_1} + \frac{1}{R_2}\right) = I_{\text{S}} + \frac{U_{\text{S}}}{R_2}$$

$$U_{\text{a}} = (I_{\text{S}} + I_{\text{SS}})\frac{R_1 R_2}{R_1 + R_2} = 8 \times 2 \text{ V} = 16 \text{ V}$$

得
$$U_{\text{OC}} = U_{\text{a}} = 16 \text{ V}$$

由图 1-18(c)可求出等效电阻为

$$R_0 = \frac{R_1 R_2}{R_1 + R_2} + R_3 = \left(\frac{6 \times 3}{6 + 3} + 6\right) \Omega = 8 \ \Omega$$

由此,可得图 1-18(a)所示电路的戴维南等效电路,如图 1-18(d)所示。从而可计算出通过 R_{L} 的电流为

$$I = \frac{U_{\text{OC}}}{R_0 + R_{\text{L}}} = \frac{16}{8 + 8} \text{ A} = 1 \text{ A}$$

由此可见,当只要计算某一支路的电流或某一段电压时,采用戴维南定理来求解较为方便。

 ## 第五节　电容器及其电容充放电电路

一、电容器及电容

1. 电容器

由两个彼此靠近、中间用绝缘材料隔开的导体构成的装置称为电容器。两个导体就是电容器的两个电极。如果在两个电极上加上一定的电压,两电极上就会出现等量异号的电荷,从而在两电极间建立起一个电场,并储存了电能。因此,电容器具有储存电荷的能力,是在各种电工设备及电子仪器中广泛使用的电器元件之一。

理论和实践证明,电容器每个极板上储存的电荷 Q 与两极板间的电压 U 成正比,即

$$Q = CU \quad \text{或} \quad C = \frac{Q}{U}$$

式中:C 为比例系数,其大小反映了电容器储存电荷的能力,称为电容器的电容,简称电容。

电容器上的电压是由电容极板上的电荷的逐步积累或释放而形成的,这样电容器上的电压只能渐变而不能跃变。如果电荷的单位为库仑(C),电压的单位为伏特(V),则电容的单位规定为法(拉),符号为F。实际应用中法拉这一单位太大,通常还有微法和皮法,它们之间的换算关系为

$$1 \text{ F} = 10^6 \text{ } \mu\text{F} = 10^{12} \text{ pF}$$

电容器的种类很多,按其电容值的变化情况,可分为固定电容器、可调电容器和微调电容器三类;按其介质的不同,又可分为纸质、陶瓷、云母、电解和油质电容器等。

2. 电容器的串联和并联

电容器在使用过程中常会遇到单个电容器的电容值或耐压值不能满足要求的情况,这就需要把几个电容器按一定方式连接起来组合使用,即电容器的串联和并联,图 1-19 所示的是电容器的串联和并联。

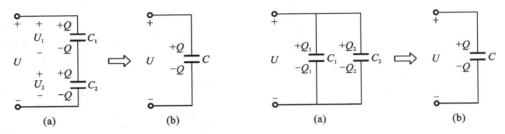

图 1-19 电容器的串联和并联

1)电容器的串联

几个电容器的首尾相接的连接方式称为电容器串联。电容器串联有以下的特点:

(1)电容器串联时电容器各极板上所带的电量都相等,即

$$Q = Q_1 = Q_2$$

(2)与电阻串联一样,总电压等于各电容器上的分压之和,即

$$U = U_1 + U_2$$

(3)电容器串联时总电容的倒数等于各个电容器的电容倒数之和,即

$$\frac{1}{C} = \frac{1}{C_1} + \frac{1}{C_2}$$

2)电容器的并联

几个电容器的两端分别相接的连接方式称为电容器并联。电容器并联有以下的特点:

(1)各电容器两端的电压都相等,为同一个电压,即

$$U = U_1 = U_2$$

(2)电容器所带的电量等于各电容器上的电量之和,即

$$Q = Q_1 + Q_2$$

(3)总电容的倒数等于各个电容器的电容倒数之和,即

$$C = C_1 + C_2$$

3. 电容器使用注意事项

电容器在使用时要注意:一是电解电容器有正负极之分,极性不能接反,正极应接在电位较高的一端;二是要注意电容器的电容量和耐压值,耐压值是指电容器正常工作中允许加在两极上的最大瞬时电压,使用时要选择合适电容值和耐压值的电容器;三是要注意几个不同耐压值的电容器并联时,总的耐压值应以耐压值最小的分电容为准。

二、电容器的充电和放电

1. 电容器的充电过程

图 1-20 所示的电路称为 RC 电路,在此电路中,若把开关扳向 1 位置,则由电容 C、电阻 R_1 和电源 E 组成一个回路,接通开关后,电源 E 就通过电阻 R_1 向电容 C 充电,这个过程称为电容器的充电。

由基尔霍夫第二定律可以列出：

$$E = i_C R_1 + u_C$$

由 $C = \dfrac{q}{u_C}$，可知 $i_C = \dfrac{dq}{dt} = C\dfrac{du_C}{dt}$，代入上式，得

$$E = R_1 C\frac{du_C}{dt} + u_C$$

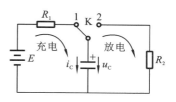

图 1-20　电容充放电电路

这是一个 u_C 对时间 t 一阶微分方程，根据初始条件 $t=0$ 时 $u_C = 0$，这个微分方程的解是

$$u_C = E - Ee^{-\frac{t}{RC}}$$

而充电电流为

$$i_C = \frac{E - u_C}{R_1} = \frac{E}{R_1}e^{-\frac{t}{RC}}$$

可见，在充电过程中电容器两端的电压随时间呈指数规律上升；而充电电流随时间呈指数规律下降，充电曲线如图 1-21 所示。

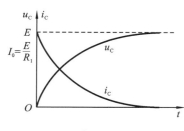

图 1-21　电容器充电曲线

在电路接通的瞬间 $t=0$ 时，由于电容器上没有电荷，电容器两端的电压 u_C 等于零，电路中的电流 $i_C = \dfrac{E - u_C}{R_1} = \dfrac{E}{R_1}$，为电流的最大值。随着充电时间的延续，电容器上积累的电荷逐渐增加，u_C 也逐渐增大，充电电流 i_C 则随着 u_C 增大而减小。当 $u_C = E$ 时，$i_C = 0$，充电过程结束。可见在充电过程中，充电电流由开始的最大值 E/R_1 逐渐降到零，而电容器两端的电压 u_C 则由开始时的零上升到最大值 E。

2. 电容器的放电过程

在图 1-20 所示的电路中，充电结束后将开关扳向 2 位置，电容器 C 的两个极板通过电阻 R_2 接通，两极板上的等量异号电荷就会通过电阻 R_2 中和，这个过程称为电容器的放电。

在放电过程时，由基尔霍夫定律可知

$$u_C = i_C R_2$$

由于电容器放电过程中极板上的电荷逐渐减少，故电荷变化率为负，因此有

$$i_C = -\frac{dq}{dt} = -C\frac{du_C}{dt}$$

代入上式得

$$\frac{du_C}{dt} + \frac{u_C}{R_2 C} = 0$$

根据初始条件 $t=0$ 时，$u_C = E$，这个一阶微分方程的解是

$$u_C = Ee^{-\frac{t}{RC}}$$

而放电电流 i_C 为

$$i_C = \frac{u_C}{R_2} = \frac{E}{R_2}e^{-\frac{t}{RC}}$$

由以上两式可知，在 RC 电路放电的过程中，电容器两端的电压和流过电容的放电电流呈指数规律下降，放电曲线如图 1-22 所示。

在电路接通的瞬间 $t=0$ 时，由于 $u_C = E$，所以电路中有最大的放电电流，其方向与充电电流相反。其后的放电过程中电容器两端电压 u_C、放电电流 i_C 都逐渐减小，直至 $u_C = 0$，$i_C = 0$ 时，放电结束。

3. 时间常数

从电容的充电和放电过程可以看出，无论电容器是充电还是放电，其过程的快慢都与 R 和 C 乘积的大小有关，RC 越小，充、放电过程越快，RC 越大，充、放电过程越慢。我们定义 $\tau = RC$，称为充放电电路的时间常数。τ 是描述 RC 电路充放电快慢的物理量，R 的单位为欧姆，C 的单位为法拉，τ 的单位为秒（s）。

充电时，当 $t=\tau$ 时，有

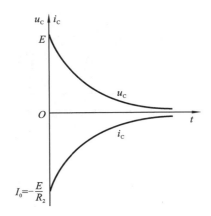

图1-22 电容器放电曲线

$$u_C = E - E \cdot e^{-1} = 0.63E$$

从这里,我们可以理解时间常数的物理意义,即RC电路充电时电容器上的电压从零上升到E的63%所经历的时间。τ越大,充电过程越慢,τ越小,充电过程越快。从式$u_C = E - Ee^{-\frac{t}{RC}}$可知,当$t = +\infty$时,$u_C = E$,表明只有充电时间足够长时电容器两端的电压才能与电源电动势相等。但实际上,$t = 4\tau$时,$u_C = 0.982E$,当$t = 5\tau$时,$u_C = 0.993E$,这时u_C与E已经很接近了,因此,一般经过4τ至5τ的时间,就认为充电过程已基本结束。

同理,在放电过程中,u_C、i_C衰减的快慢同样取决于时间常数$\tau = RC$,τ越大衰减过程越慢。当$t = \tau$时,$u_C = 0.37E$,从理论上看,只有$\tau = +\infty$时,$u_C = 0$放电才结束。但在实际过程中,当放电时间经过4τ至5τ时,电容器两端的电压或电流已衰减为初始值的0.7%～1.8%,此时,便可认为放电过程基本结束。

当电容器充电或放电结束后,$i_C = 0$,相当于电路开路,此时直流电不能通过电容器,我们通常所说的电容器有隔直流作用就是指这种状态而言。

从上面分析可知,不论是在充电还是在放电过程中,电容器上的电压都不能突变,只能逐渐变化,这就是RC电路暂态过程的特性,这一特性在电子技术特别在数字电路中有着广泛的应用。

本章小结

1. 电路是电源和电器设备通过导线按一定方式连接而成。电路通常是由电源、中间环节、负载(用电器)这三部分组成的。电路一般有两个方面的作用:一是实现电能的输送和转换;二是进行信号的传递与转换。

2. 电路模型由电路元件按照支路和节点方式连接。

3. 电流 电荷的定向移动形成电流。电流的大小用电流强度来表示,用大写字母I表示。单位时间内通过导体横截面的电荷量称为电流强度。

4. 电路中两点间的电压等于将单位正电荷从一点移动到另一点时电场力所做的功。在电路中任选一点为参考点,规定参考点的电位为零,则某点到参考点之间的电压就是这一点的电位。

5. 电流所做的功与导体两端的电压、导体中的电流及电流通过的时间成正比,即$W = UIt$。

6. 欧姆定律和基尔霍夫定律是电路理论中最基本的定律。假设有一段电路的电阻为R,加在其两端的电压为U,则该段电路中的电流为$I = \dfrac{U}{R}$;基尔霍夫定律又分为节点电流定律$\sum I = 0$和回路电压定律$\sum u = 0$。

7. 在任何线性电路中,任何一支路的电压或电流,可以看成是每一个独立电源单独作用于电路时,在该支路上产生的电压或电流的代数和,这个定理称为叠加定理。

8. 任一含源线性二端网络,就其端口特性而言,总可以等效为一个电压源和电阻串联的模型,这个定理称为戴维南定理。

9. 电容器具有储存电荷的能力,是在各种电工及电子仪器中广泛使用的电器元件之一。$Q = CU$或$C = \dfrac{Q}{U}$。

10. 电容器充电时,电容器两端的电压呈指数规律上升,$u_C = E - Ee^{-\frac{t}{RC}}$,而充电电流呈指数规律上升,$i_C = \dfrac{E - u_C}{R} = \dfrac{E}{R}e^{-\frac{t}{RC}}$;电容器放电时,电容器两端的电压呈指数规律下降,$u_C = Ee^{-\frac{t}{RC}}$,而放电电流呈指数规律下降,$i_C = \dfrac{u_C}{R} = \dfrac{E}{R}e^{-\frac{t}{RC}}$。

11. 充放电的时间常数为 $\tau = RC$。时间常数的物理意义是,RC 电路充电时电容器上的电压从零上升到 E 的 63% 所经历的时间,或者 RC 电路放电时电容器上的电压下降到 E 的 37% 所经历的时间。

习题

1-1 电路通常是由_____、_____、_____这三部分组成的。

1-2 _____的流动方向规定为电流的方向,_____的方向规定为电压的方向。

1-3 基尔霍夫电流定律阐明了电路中任一节点各支路_____之间的关系。根据电流连续性原理可知,在任一时刻,_____节点的电流之和恒等于_____该节点的电流之和。

1-4 沿任何闭合回路绕行一周时,回路中各电阻的_____的代数和等于回路中各电源的代数和。

1-5 在图 1-23(a)所示的电路中,电流 $I =$_____,ab 两点间的电压_____;在图 1-23(b)所示的电路中,电流 $I =$_____,ab 两点间的电压_____。

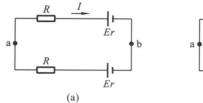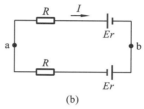

（a）　　　　　　　　　　　（b）

图 1-23　题 1-5 图

1-6 对于一个有 n 个节点和 m 个支路的电路,总共有_____个独立的节点电流方程和_____个独立的回路电压方程。

1-7 电容器串联时总电容的倒数等于各个电容器的_____之和。电容器并联时总电容等于各个电容器的_____之和。

1-8 电容器充电时,电容器两端的电压呈_____上升,而充电电流呈_____上升;电容器放电时,电容器两端的电压呈_____下降,而放电电流呈_____下降。

1-9 充放电的时间常数 $\tau = RC$ 的物理意义是,RC 电路充电时电容器上的电压从零上升到 E 的_____所经历的时间,或者 RC 电路放电时电容器上的电压下降到 E 的_____所经历的时间。

1-10 如图 1-24 所示的电路,分别以 c、d 为参考点,计算各点的电位及 ab、bd 间的电压。

1-11 如图 1-25 所示的电路,已知 $E_1 = 24$ V,$r_1 = 2$ Ω,$E_2 = 6$ V,$r_2 = 1$ Ω,$R_1 = 2$ Ω,$R_2 = 1$ Ω,$R_3 = 3$ Ω,求:(1)电路中的电流;(2)a、b 两点的电势;(3)U_{ad} 和 U_{cd}。

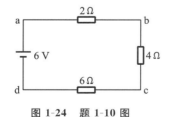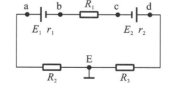

图 1-24　题 1-10 图　　　　　　图 1-25　题 1-11 图

第二章 交流电路

正弦交流电路,是指在含有正弦交流电源激励下,各支路电压与电流都按正弦规律变化的电路。正弦交流电的应用非常广泛。本章主要讨论正弦交流电的基本概念、正弦交流电表示方法、单相正弦交流电路、三相电源、三相负载的连接及安全用电常识等内容。

第一节 正弦交流电的基本概念

大小和方向随时间作周期性变化的电压与电流称为交流电。交流电的形式很多,当电压与电流的大小和方向都随时间呈正弦规律变化时,该电压或电流就称为正弦交流电。在正弦交流电源激励下的电路称为正弦交流电路。

一、正弦交流电的三要素

图 2-1 所示的为正弦交流电的波形图。其物理量均呈正弦规律变化,故统称为正弦量。正弦量的一般表达式为

$$x = X_{\mathrm{m}}\sin(\omega t + \varphi_x) \tag{2-1}$$

式中:x 为正弦量的瞬时值;X_{m} 为正弦量的最大值;ω 为正弦量的角频率;$\omega t + \varphi_x$ 为正弦量的相位角或相位;φ_x 为正弦量的初相位。

具体描述电压、电流表达式为

$$u = U_{\mathrm{m}}\sin(\omega t + \varphi_u) \tag{2-2}$$

$$i = I_{\mathrm{m}}\sin(\omega t + \varphi_i) \tag{2-3}$$

正弦量的特征表现在变化的快慢、大小及初始值三个方面,它们分别由角频率、最大值和初相位来确定,因此,角频率、最大值、初相位为描述正弦量的三要素。

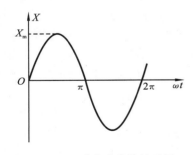

图 2-1 正弦交流电的波形图

1. 频率与周期

(1) 周期:波形再次出现所需的最短时间称为周期,用 T 表示,单位为秒(s)。

(2) 频率:波形在单位时间内重复出现的次数(或称周期数)称为频率,用 f 表示,单位为赫兹(Hz)。显然

$$f = \frac{1}{T} \tag{2-4}$$

我国工业和民用电的频率为 $f = 50$ Hz,习惯上称为工频。

(3) 角频率:单位时间内波形走过的弧度称为角频率,用 ω 表示,单位为弧度/秒(rad/s)。因为一个周期内正弦波经历了 2π 弧度,因此有

$$\omega = 2\pi f = \frac{2\pi}{T} \tag{2-5}$$

周期、频率和角频率都表示正弦量变化的快慢。由式(2-5)可知,它们之间可以互相表示,只要知道其中的一个量,其余均可求出。

2. 瞬时值、最大值与有效值

1)瞬时值

正弦量在任一瞬间的值称为瞬时值,用小写符号表示,如瞬时电动势 e、瞬时电压 u、瞬时电流 i。瞬时值是随时间变化的,因此在电路分析中不便用它来表示正弦量的大小,通常我们用最大值或有效值表示。

2)最大值

瞬时值中最大的值称为最大值或振幅,用带下标 m 的大写符号表示,如用 ε_m、U_m、I_m 分别表示电动势、电压、电流的最大值。

3)有效值

正弦电压、电流的大小通常不是用它的最大值表示,而是用有效值来表示。有效值是从交流电流的热效应来规定的。如果一个交流电流和一个直流电流在相等的时间内通过同一个电阻时,所消耗的电能相同,则这个直流电流的大小就定义为交流电流的有效值。有效值用大写符号表示,如用 ε、U、I 表示电动势 e、电压 u 和电流 i 的有效值。

理论证明,正弦交流电的有效值与最大值之间有如下关系:

$$U = \frac{U_m}{\sqrt{2}} = 0.707 U_m, \quad I = \frac{I_m}{\sqrt{2}} = 0.707 I_m$$

日常生活中我们所指的工频交流电压 220 V,正是指电压的有效值,即 $U = 220$ V,此时交流电压最大值为 $U_m = 311$ V。

3. 相位与初相位

正弦量是随时间作周期性变化的,对于不同的时间起点,正弦量的初始值不同,到达最大值或某一数值的时间就不同,要确定一个正弦量,必须给它规定一个时间起点。

正弦量的一般表达式为

$$x = X_m \sin(\omega t + \varphi_x)$$

前面提到,$\omega t + \varphi_x$ 为正弦量的相位,单位为弧度(rad)或度(°),它是一个随时间变化的角度,对不同的时刻 t,$\omega t + \varphi_x$ 的数值不同,正弦量大小也就不同,因此相位反映出正弦量的变化进程。

φ_x 为 $t = 0$ 时的相位,即初相位。对于不同的计时起始时刻,初相位不同,正弦量的初始值也不同,到达最大值或某一数值的时间也就不同。因此,要确定一个正弦量,必须规定计时起始时刻,就是确定正弦量的初相位。图 2-1 所示的为初相位为零的正弦量,而图 2-2 所示的为当 $t = 0$ 时,瞬时值 $x > 0$,初相位 $\varphi_x > 0$ 的波形图。

在正弦交流电路中,通常要对两个相同频率的正弦量进行比较,除了进行幅值间比较外,两个正弦量的相位比较尤为重要。设两个同频率正弦电流为

$$i_1 = I_{1m} \sin(\omega t + \varphi_1)$$
$$i_2 = I_{2m} \sin(\omega t + \varphi_2)$$

它们之间的相位之差称为相位差,即

$$\Delta\varphi = (\omega t + \varphi_1) - (\omega t + \varphi_2) = \varphi_1 - \varphi_2$$

可见,两个同频率正弦量在任何时刻的相位差就是初相位之差,两者的相位关系由初始状态决定,它与时间无关。

图 2-3 所示的为 i_1、i_2 的波形图,由于两个电流的初相位不同,其初相位 $\varphi_{i_1} = 0$,$\varphi_{i_2} = \varphi_2$,相位差 $\Delta\varphi = \varphi_{i_1} - \varphi_{i_2} = -\varphi_2$。它们到达最大值或零值的时间不同。由于初相位不同,i_1、i_2 达到最大值或零值的时间就不相同,因此,我们可以利用相位差来判断两个波形到达最大值或零值的先后顺序。

如图 2-4 所示,两个同频率正弦电流 i_1、i_2 的波形,规定其相位差为:$\Delta\varphi = \varphi_{i_1} - \varphi_{i_2}$,且 $|\Delta\varphi| \leqslant 180°$,根据不同的相位关系,两个波形有以下几种关系:

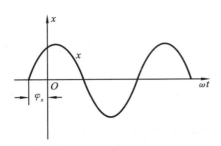

图 2-2　初相不为零的正弦波形

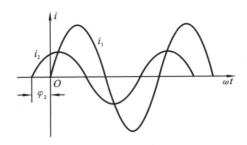

图 2-3　两个不同初相位的电流波形

（1）如果 $\Delta\varphi > 0$，则 i_1 超前 $i_2\Delta\varphi$，i_1 比 i_2 先到达最大值，波形如图 2-4（a）所示。如果 $\Delta\varphi < 0$，则 i_1 滞后 $i_2\Delta\varphi$，i_1 比 i_2 后到达最大值。

（2）如果 $\Delta\varphi = 0$，则 i_1 与 i_2 同相，i_1 与 i_2 同时到达最大值，波形如图 2-4（b）所示。

（3）如果 $\Delta\varphi = \pi$，则 i_1 与 i_2 反相，当一个为最大值时，另一个为最小值，波形如图 2-4（c）所示。

（4）如果 $\Delta\varphi = \pm\pi/2$，则 i_1 与 i_2 正交，当一个为最大值（或最小值）时，另一个为零，波形如图 2-4（d）所示。

当两个同频率正弦量的计时起点不同时，它们的相位和初相角不同，但两者之间的相位差是不变的。

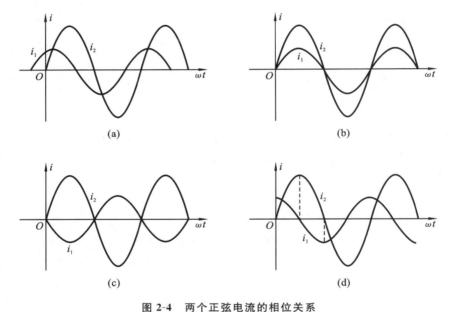

图 2-4　两个正弦电流的相位关系

（a）i_1 超前 i_2；（b）i_1 与 i_2 同相；（c）i_1 与 i_2 反相；（d）i_1 与 i_2 正交

二、正弦交流电的表示方法

正弦交流电有最大值、角频率和初相位这三个特征，体现了三个要素就是表达了正弦量，从而可以方便地进行正弦量的分析和计算。正弦交流电的表示方法有三种：三角函数式（解析式）、波形图和相量表示法。

1. 三角函数式表示法

正弦量的一般表达式为

$$x = X_{\mathrm{m}}\sin(\omega t + \varphi_x)$$

对于正弦交流电电动势、电压和电流的三角函数表达式为

$$e = \varepsilon_{\mathrm{m}}\sin(\omega t + \varphi_e)$$

$$u = U_{\mathrm{m}}\sin(\omega t + \varphi_u)$$

$$i = I_{\mathrm{m}}\sin(\omega t + \varphi_i)$$

这种表示方式都明确地表示了正弦量的三要素：最大值、角频率和初相位。根据三角函数表达式，可

以计算交流电任意时刻瞬时值的数值。

2. 波形图表示法

图 2-5 所示的为正弦交流电的波形图,横坐标表示电角度,纵坐标表示交流电的瞬时值。从波形图上可看出交流电的三要素:最大值、角频率和初相位。

3. 相量表示法

正弦量经常使用相量来表示。相量法相对简单,是分析和计算正弦量常用的一种方法。

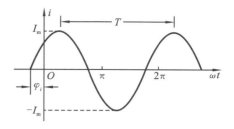

图 2-5　正弦电流的波形表示法

所谓相量表示法就是用一个在直角坐标中绕圆点不断旋转的有向线段来表示正弦量。利用相量法可以相对简便地对同频率的正弦量进行分析和计算。

如图 2-6 所示,在以坐标原点 O 为中心的 x-y 平面内有一个矢量 OA,矢量 OA 的长度为正弦量的最大值。当 $t=0$ 时,矢量 OA 与 x 轴方向间的夹角等于交流电的初相位角 φ,矢量 OA 以正弦量的角速度 ω 作逆时针旋转。这样矢量 OA 便具有了正弦量的三个要素,并且在任何时刻它在 y 轴上的投影即为该时刻正弦量的瞬时值,因此正弦量 $u = U_m \sin(\omega t + \varphi_u)$ 可以用旋转的有向线段来表示。如正弦量的相量用大写字母加黑点表示,如电动势、电压和电流的相量可以分别用 $\dot{E}_m$、$\dot{U}_m$ 和 $\dot{I}_m$ 来表示。

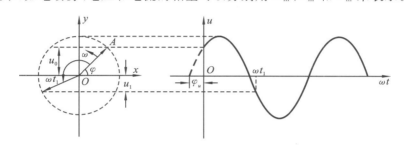

图 2-6　旋转有向线段及其在 Y 轴的投影

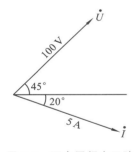

图 2-7　两个同频率正弦量的相量图

前面提到,同频率的正弦量的相位差是一个常数,不随时间改变,因此,同频率正弦量的各相量的相对位置也不随相量的旋转而改变。在作多个同频率正弦量的相量图时,只需在同一个坐标系中作出 $t=0$ 时正弦量的相量,就可以清晰地看出各正弦量间的大小和位置关系,而不必把正弦量在每一时刻的位置和坐标轴都画出来,这样形成的图形就称为相量图。

在实际问题中,往往以有效值来反映正弦量大小。因此,我们常将有向线段的长度以正弦量的有效值表示,所作出的相量称为有效值相量,用 $\dot{E}$、$\dot{U}$ 和 $\dot{I}$ 来表示。

如图 2-7 所示的相量图中,正弦量 $i = 5\sqrt{2}\sin(\omega t - 20°)$ A 和 $u = 100\sqrt{2}\sin(\omega t + 45°)$ V 的有效值相量 $\dot{I}$ 和 $\dot{U}$,它们同时以角速度 ω 逆时针旋转,相对位置不变,其相位差为 $\varphi = \varphi_u - \varphi_i = 65°$,也就是说电压比电流超前 $65°$。

第二节　单一元件的交流电路

电阻 R、电感 L、电容 C 是交流电路中常用的三个基本元件。分析各种正弦交流电路,主要是确定电路中电压与电流之间的大小和相位关系。掌握了单一参数元件电路中电压与电流之间的关系,就为分析计算几个参数元件组合而成的复杂电路奠定了基础。

一、纯电阻电路

1. 电压和电流的关系

图 2-8(a)所示的是一个纯电阻电路。设交流电源电压 $u=U_\mathrm{m}\sin\omega t$，在交流电的作用下，将有交流电流 i 通过电阻 R，其参考方向如图 2-8(a)所示。根据欧姆定律可得电流的瞬时值为

$$i = \frac{u}{R} = \frac{U_\mathrm{m}}{R}\sin\omega t = I_\mathrm{m}\sin\omega t$$

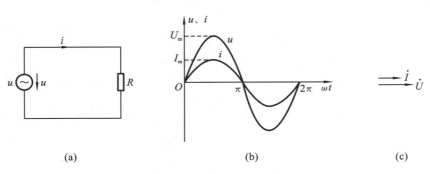

图 2-8　纯电阻交流电路
（a）电路结构；（b）波形图；（c）相量图

电阻上电压和电流波形如图 2-8(b)所示，相量图如图 2-8(c)所示。可见，在纯电阻电路中，通过电阻 R 的电流 i 和电阻 R 两端的电压 u 的频率相同，相位相同，大小关系为

$$I_\mathrm{m} = \frac{U_\mathrm{m}}{R} \quad \text{或} \quad I = \frac{U}{R}$$

上式表明，在纯电阻交流电路中，电阻两端的电压与流过它的电流的最大值和有效值满足欧姆定律，它们之间为线性关系。

2. 电路的功率

（1）瞬时功率：在交流电路中，电器元件在任意时刻消耗的功率称为瞬时功率，用小写字母 p 表示。在电阻元件消耗的瞬时功率为

$$p = ui = 2UI\sin^2\omega t = UI(1-\cos^2\omega t)$$

上式表明 $p\geqslant 0$，电阻元件在任意时刻均吸收电能，电阻是一个耗能元件，因此电阻吸收的功率总是正的，它将电能全部转换为其他形式的非电能，并且这一转换过程是不可逆的。

（2）平均功率：由于瞬时功率随时间变化，实际应用意义不大，在电子技术中常采用平均功率来计量元件做功大小。所谓平均功率就是瞬时功率在一个周期内的平均值，用大写字母 P 表示，即

$$P = \frac{1}{T}\int_0^T p\mathrm{d}t = \frac{1}{T}\int_0^T (UI - UI\cos^2\omega t)\mathrm{d}t = UI$$

或

$$P = UI = I^2 R = \frac{U^2}{R}$$

上式表明，纯电阻元件在交流电路中的平均功率是电压、电流的乘积，与直流电路中的形式相同。

二、纯电感电路

1. 电流和电压的关系

图 2-9(a)所示的是一个忽略了电阻的空心线圈和交流电源组成的纯电感电路。u、i 取关联参考方向，线圈的自感电动势 e 的参考方向与电流方向一致.

为克服线圈的自感电动势，每一瞬间线圈两端的电压都与自感电动势 e_L 相反，即

$$u = -e_\mathrm{L}$$

$$e_\mathrm{L} = -L\frac{\mathrm{d}i}{\mathrm{d}t}$$

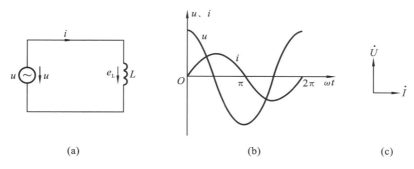

(a)　　　　　　　　　　　(b)　　　　　　(c)

图 2-9　纯电感交流电路

(a)电路结构;(b)波形图;(c)相量图

所以

$$u = L \frac{\mathrm{d}i}{\mathrm{d}t}$$

设电路中的电流为 $i = I_{\mathrm{m}} \sin \omega t$,则

$$u = L \frac{\mathrm{d}i}{\mathrm{d}t} = L \frac{\mathrm{d}(I_{\mathrm{m}} \sin \omega t)}{\mathrm{d}t} = I_{\mathrm{m}} L \omega \cos \omega t = U_{\mathrm{m}} \sin\left(\omega t + \frac{\pi}{2}\right) \tag{2-6}$$

可见,在纯电感电路中,通过电感 L 的电流 i 和电感两端的电压 u 的频率相同,电压的相位比电流相位超前 $\frac{\pi}{2}$。纯电感电路中的电压和电流波形如图 2-9(b)所示,相量图如图 2-9(c)所示。

由式(2-6)可知:

$$U_{\mathrm{m}} = I_{\mathrm{m}} \omega L \quad \text{或} \quad \frac{U_{\mathrm{m}}}{I_{\mathrm{m}}} = \frac{U}{I} = \omega L \tag{2-7}$$

式(2-7)表明,在纯电感电路中,电压峰值(或有效值)与电流峰值(或有效值)之比为 ωL,单位是欧姆(Ω)。当电压一定时,ωL 越大,电流越小。说明 ωL 具有对交流电流起阻碍作用的性质,称为感抗,用 X_{L} 表示,即

$$X_{\mathrm{L}} = \omega L = 2\pi f L \tag{2-8}$$

由式(2-8)可知,感抗 X_{L} 与电感 L 和频率 f 成正比。频率越高,感抗越大。当 $f = 0$ 时,$X_{\mathrm{L}} = 0$,此时电感相当于短路。所以电感元件在交流电路中具有"通直流,阻交流"和"通低频,阻高频"的作用,根据这个原理可制成各种扼流圈。

2. 电路的功率

(1)瞬时功率:纯电感元件在交流电路中的瞬时功率为

$$p = ui = U_{\mathrm{m}} I_{\mathrm{m}} \sin\left(\omega t + \frac{\pi}{2}\right)\sin \omega t = \frac{U_{\mathrm{m}} I_{\mathrm{m}}}{2}\sin^2 \omega t = UI \sin^2 \omega t \tag{2-9}$$

式(2-9)说明,纯电感元件的瞬时功率是一个幅值为 UI,角频率为 2ω 的正弦量,在交流电的第一个和第三个四分之一周期内 $p \geqslant 0$,电感吸收电能,建立磁场;在交流电的第二个和第四个四分之一周期内 $p \leqslant 0$,电感释放电能;所以电感是一种储能元件,它与电源进行着储存与释放能量的交换。

(2)平均功率:纯电感元件在交流电路中的平均功率为

$$P = \frac{1}{T}\int_0^T p\,\mathrm{d}t = \frac{1}{T}\int_0^T UI \sin 2\omega t\,\mathrm{d}t = 0$$

上式再一次说明,忽略内阻的电感元件不消耗电能,是储能元件。

(3)无功功率:电感元件在交流电路中虽然不消耗电能,但在储存与释放能量的过程中与电源进行能量交换。为衡量电感元件与电源能量交换的规模,引入无功功率的概念,其大小定义为瞬时功率的最大值,用大写字母 Q 表示,即

$$Q = UI = I^2 X_{\mathrm{L}} = \frac{U_{\mathrm{L}}^2}{X_{\mathrm{L}}} \tag{2-10}$$

需要指出,无功的含义是"交换"而不是"消耗",相对而言,平均功率是消耗功率,因此也称为有功功率,无功功率是相对"有功"而言的,不能理解为"无用"。在国际单位中,无功功率的单位为乏(var)或千乏(Kvar)。

三、纯电容电路

1. 电压和电流的关系

图 2-10(a)所示的是一个由电容器和交流电源组成的纯电容电路。

设电源电压 $u = U_m\sin\omega t$，这个电压加到电容器上，电容器极板上的电量也随着电压发生变化，若电容器消耗的电能忽略不计，则电路中的电流

$$i = \frac{dq}{dt} = C\frac{du}{dt} = C\frac{d(U_m\sin\omega t)}{dt} = U_m\omega C\cos\omega t = I_m\cos\omega t = I_m\sin(\omega t + 90°) \qquad (2-11)$$

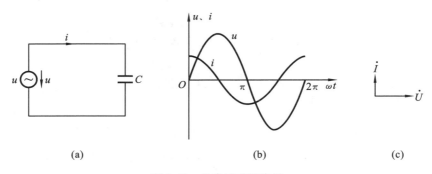

(a)   (b)   (c)

图 2-10 纯电感交流电路

(a) 电路结构；(b) 波形图；(c) 相量图

可见，在纯电容电路中，通过电容 C 的电流 i 和电容器两端的电压 u 的频率相同，电流的相位超前电压相位 90°。纯电容电路中的电压和电流波形如图 2-10(b)所示，相量图如图 2-10(c)所示。

由上式可知，

$$I_m = U_m\omega C \quad 或 \quad \frac{U_m}{I_m} = \frac{U}{I} = \frac{1}{\omega C} = \frac{1}{2\pi fC}$$

上式说明，在纯电容电路中，电压峰值（或有效值）与电流峰值（或有效值）之比为 $\frac{1}{\omega C}$，单位是欧姆（Ω）。当电压一定时，$\frac{1}{\omega C}$ 越大，电流越小。说明 $\frac{1}{\omega C}$ 具有对交流电流起阻碍作用的物理性质，把它称为容抗，用 X_C 表示，即

$$X_C = \frac{1}{\omega C} = \frac{1}{2\pi fC} \qquad (2-12)$$

由式(2-12)可知，容抗 X_C 与电容 C、频率 f 成反比。频率越高，容抗越小。当 $f=0$ 时，$X_C \rightarrow +\infty$。所以电容元件在交流电路中具有"隔直流，通交流""阻低频，通高频"的作用。

2. 电路的功率

(1) 瞬时功率：纯电容元件在交流电路中的瞬时功率为

$$p = ui = U_mI_m\sin\left(\omega t + \frac{\pi}{2}\right)\sin\omega t = \frac{U_mI_m}{2}\sin2\omega t = UI\sin2\omega t \qquad (2-13)$$

式(2-13)说明，纯电容元件的瞬时功率也是一个幅值为 UI，角频率为 2ω 的正弦量，在交流电的一个周期内与电源进行着储存与释放能量的交换，储存电能建立内电场。

(2) 平均功率：同理，纯电容元件在交流电路中的平均功率为

$$P = \frac{1}{T}\int_0^T p\,dt = \frac{1}{T}\int_0^T UI\sin2\omega t\,dt = 0$$

因此，忽略内阻的电容元件不消耗电能，也是储能元件。

(3) 无功功率：与纯电感电路一样，虽然电容元件不消耗电能，但在储存与释放能量的过程中与电源进行能量交换，其交换的规模也用无功功率表示，即

$$Q = UI = I^2X_L = \frac{U_L^2}{X_L} \qquad (2-14)$$

第三节 RLC 串并联交流电路及其谐振

实际交流电路往往不是由单一参数组成,而是由二个或三个参数组成。例如,电动机和继电器这类电感性电路,当其线圈内阻不可忽视时,线圈的电感 L 和内阻 R 便同时存在;很多电子设备都含有电阻、电感和电容。电阻 R、电感 L 和电容 C 串联或并联接在交流电源上,就组成 RLC 串联或并联电路。

一、RLC 串联交流电路

1. 电压和电流的关系

图 2-11 所示的为 R、L、C 串联的交流电路。电路中各元件通过同一电流,电流与各元件电压的参考方向如图 2-11(a)所示。设电流为

$$i = I_\mathrm{m} \sin\omega t$$

则电阻元件上的电压与电流同相,有

$$u_\mathrm{R} = I_\mathrm{m} R \sin\omega t = U_\mathrm{Rm} \sin\omega t$$

电感元件上电压的相位比电流的相位超前 90°,即

$$u_\mathrm{L} = I_\mathrm{m} \omega L \sin(\omega t + 90°) = U_\mathrm{Lm} \sin(\omega t + 90°)$$

电容元件上电压的相位比电流的相位滞后 90°,即

$$u_\mathrm{C} = \frac{I_\mathrm{m}}{\omega C} \sin(\omega t - 90°) = U_\mathrm{Cm} \sin(\omega t - 90°)$$

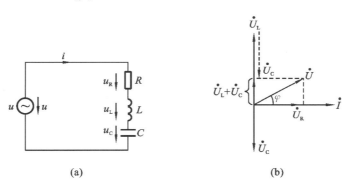

图 2-11 RLC 串联交流电路
(a) 电路结构;(b) 相量图

u_R、u_L 与 u_C 都是同频率的正弦量,相加后仍为同频率的正弦量。根据基尔霍夫电压定律,总电压为

$$u = u_\mathrm{R} + u_\mathrm{L} + u_\mathrm{C} = U_\mathrm{m} \sin(\omega t + \varphi)$$

式中:U_m 为总电压的峰值;φ 为总电压 u 与电流 i 的相位差。

由于 u_R、u_L 与 u_C 是频率相同而峰值和相位不同的正弦量,利用相量图法求 U_m 和 φ 最为简便。如图 2-11(b)所示,选电流 $\dot{I}$ 作为参考相量,然后画 U_R 与 I 同相,U_L 比 I 相位超前 90°,U_C 比 I 相位滞后 90°,由电压矢量 U、U_R 及 $(U_\mathrm{L} - U_\mathrm{C})$ 所组成的直角三角形,称为电压三角形,利用它可求得总电压的有效值为

$$U = \sqrt{U_\mathrm{R}^2 + (U_\mathrm{L} - U_\mathrm{C})^2} = I\sqrt{R^2 + (X_\mathrm{L} - X_\mathrm{C})^2} = IZ$$

式中:

$$Z = \sqrt{R^2 + (X_\mathrm{L} - X_\mathrm{C})^2} = \sqrt{R^2 + \left(\omega L - \frac{1}{\omega C}\right)^2}$$

Z 称为电路的阻抗,单位是欧姆(Ω)。$X_\mathrm{L} - X_\mathrm{C}$ 称为电抗,用 X 表示,即

$$X = X_\mathrm{L} - X_\mathrm{C} = \omega L - \frac{1}{\omega C}$$

阻抗和电抗的大小都与频率有关。

利用电压三角形,可求得总电压的有效值和电流的有效值之间的相位差为

$$\varphi = \arctan \frac{U_L - U_C}{U_R} = \arctan \frac{X_L - X_C}{R} \tag{2-15}$$

式(2-15)表明,在频率一定时,电流是超前还是滞后电压,由感抗和容抗的大小来决定。若 $X_L > X_C$,则 $\varphi > 0$,在相位上电流滞后于电压 φ,电路呈电感性;若 $X_L < X_C$,则 $\varphi < 0$,在相位上电流超前于电压 φ,电路呈电容性;若 $X_L = X_C$,则 $\varphi = 0$,在相位上电压与电流同相,电路呈电阻性。

【例题 2-1】 如图 2-11(a)所示的电路,已知 $R = 15\ \Omega$,$L = 127\ \mathrm{mH}$,$C = 160\ \mu\mathrm{F}$。$U = 220\ \mathrm{V}$,$f = 50\ \mathrm{Hz}$。

求:(1)电路总阻抗 Z;(2)电流有效值;(3)各元件上电压的有效值;(4)总电压与电流间的相位差;(5)画出相量图。

解 (1) $X_L = 2\pi f L = 2 \times 3.14 \times 50 \times 127 \times 10^{-3}\ \Omega = 40\ \Omega$

$$X_C = \frac{1}{2\pi f C} = \frac{1}{2 \times 3.14 \times 50 \times 160 \times 10^{-6}}\ \Omega = 20\ \Omega$$

$$Z = \sqrt{R^2 + (X_L - X_C)^2} = \sqrt{15^2 + (40 - 20)^2}\ \Omega = 25\ \Omega$$

(2) $I = \dfrac{U}{Z} = \dfrac{220}{25}\ \mathrm{A} = 8.8\ \mathrm{A}$

(3) $U_R = IR = 8.8 \times 15\ \mathrm{V} = 132\ \mathrm{V}$

$U_L = IX_L = 8.8 \times 40\ \mathrm{V} = 352\ \mathrm{V}$

$U_C = IX_C = 8.8 \times 20\ \mathrm{V} = 176\ \mathrm{V}$

(4) $\varphi = \arctan \dfrac{X_L - X_C}{R} = \arctan \dfrac{40 - 20}{15} = 53°$

(5) 画出的相量图如图 2-12 所示。

2. 电路的功率

由于串联电路的电流相等,所以将电压三角形的各边都乘以电流 I 就可以得到功率三角形。功率三角形与电压三角形相似,如图 2-13 所示。

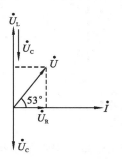
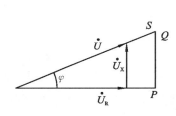

图 2-12 相量图   图 2-13 功率三角形

(1)有功功率:在电阻 R 上消耗的功率为

$$p = U_R I = UI\cos\varphi \tag{2-16}$$

式中:$\cos\varphi$ 称为功率因数。

式(2-16)说明电路的有功功率不仅与电压、电流的乘积有关,而且还与电压、电流之间的相位有关。

(2)无功功率:在 RLC 串联电路中,电感元件和电容元件要同时不断地与电源进行能量交换,由于 $\dot{U}_L$ 和 $\dot{U}_C$ 的相位相反,所以电路的无功功率为电感和电容上的无功功率之差,即

$$Q = Q_L - Q_C = I(U_L - U_C) = I^2 X = UI\sin\varphi$$

(3)视在功率:总电压与电流的乘积称为视在功率,用 S 表示,即

$$S = UI$$

视在功率的单位是伏安(V·A)或千伏安(kV·A),它反映电源可能输出的最大有功功率。

从功率三角形可知,视在功率、有功功率和无功功率三者之间存在如下关系:

$$S = \sqrt{P^2 + Q^2}$$

上式再一次说明,忽略内阻的电感元件不消耗电能,是储能元件。

3. RLC 串联谐振

如图 2-11(a)所示的 RLC 串联电路,当 $X_L = X_C$ 时,$\varphi = 0$,总电压与电流同相,整个电路呈电阻性,这时我们说电路发生了谐振现象,由于谐振发生在串联电路中,故称为 RLC 串联谐振。发生串联谐振的条件为:$X_L = X_C$。

$$\omega_0 L = \frac{1}{\omega_0 C} \quad 或 \quad \omega_0 = \frac{1}{\sqrt{LC}}$$

串联谐振频率为

$$f_0 = \frac{1}{2\pi \sqrt{LC}} \tag{2-17}$$

式(2-17)表明,串联谐振频率 f_0 只与电路参数 L 和 C 有关。调整电源频率、电感和电容的参数,都可以使电路发生谐振。

串联谐振电路具有下列特征:

(1)电路中的阻抗最小,总阻抗等于电路的电阻,$Z = R$。电路呈电阻性,总电压和电流同相。

(2)在电源电压不变的情况下,电路中的电流最大,即

$$I = I_0 = \frac{U}{R}$$

电流随频率变化的曲线如图 2-14 所示。

(3)电感端电压与电容端电压的大小相等、相位相反,互相抵消,因此电阻两端的电压等于电源电压。

谐振时电感电压 U_L 或电容电压 U_C 与电源电压 U 的比值称为电路的品质因数(quality factor),用 Q 表示,即

$$Q = \frac{U_L}{U} = \frac{U_C}{U} = \frac{\omega_0 L}{R} = \frac{1}{\omega_0 CR}$$

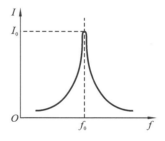

图 2-14　电流谐振曲线

上式表明,当 $X_L = X_C > R$ 时,电感的 U_L 和电容的 U_C 都高于电源电压 U,甚至达到电源电压的几十倍或几百倍。因此,在电子技术中常利用串联谐振以获得较高的输出电压,故串联谐振也成为电压谐振。但电压过高时,将引起电气设备的损坏,危及电力系统的正常工作。因此,在电力工程中一般应避免发生串联谐振。

【例题 2-2】 如图 2-11(a)所示的 RLC 串联电路,已知 $L = 4.0$ mH,$R = 50\ \Omega$,$C = 160$ pF。电源电压的有效值 $U = 25$ V。求:(1)电路的谐振频率 f_0;(2)谐振时电流和电容器两端的电压;(3)电路的品质因数 Q。

解　(1)谐振频率为

$$f_0 = \frac{1}{2\pi \sqrt{LC}} = \frac{1}{2 \times 3.14 \times \sqrt{4.0 \times 10^{-3} \times 160 \times 10^{-12}}}\ Hz = 2.0 \times 10^5\ Hz$$

(2)谐振时,电路中的电流为

$$I_0 = \frac{U}{R} = \frac{25}{50}\ A = 0.50\ A$$

$$X_C = \frac{1}{2\pi f_0 C} = \frac{1}{2 \times 3.14 \times 2.0 \times 10^5 \times 160 \times 10^{-12}}\ \Omega = 5.0 \times 10^3\ \Omega$$

电容器两端的电压为

$$U_C = I_0 X_C = 0.50 \times 5.0 \times 10^3\ V = 2.5 \times 10^3\ V$$

(3)电路的品质因数为

$$Q = \frac{U_C}{U} = \frac{2.5 \times 10^3}{25} = 100$$

从计算结果可见,电容器两端的电压为电源电压的 100 倍。这样高的电压可能将电容器的介质击穿,从而引起事故。因此在电力工程中,电路谐振是要避免的。

二、LC 并联交流电路及谐振

LC 串联电路在谐振频率及其附近,电流很大,即阻抗很小,因此,这种电路适宜于与低内阻信号源相连。但在无线电技术中,常使用高内阻的信号源,与这种信号源相连时,需要采用在谐振频率及其附近呈现高阻抗的 LC 并联电路。

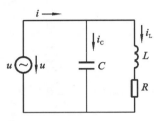

图 2-15　LC 并联交流电路

电感 L 和电容 C 并联的交流电路如图 2-15 所示,R 是电感线圈 L 的电阻,阻值一般较小,可忽略不计。由于是并联电路,加在电感支路和电容支路两端电压相同,但支路电流不同。

设电源电压为

$$u = U_m \sin\omega t$$

电路中各支路电流为 i、i_L、i_C,由电路并联特点可知:

$$i = i_L + i_C \quad 或 \quad \dot{I} = \dot{I}_L + \dot{I}_C$$

由于 i_L、i_C 的相位相反,当 $I_L < I_C$ 时,总电流在相位上超前电源电压,电路的总阻抗呈电容性。当 $I_L > I_C$ 时,总电流在相位上滞后电源电压,电路的总阻抗呈电感性。当 $I_L = I_C$ 时,总电流与电源电压同相,电路呈电阻性,电路发生了并联谐振现象。并联谐振时,总电流几乎为零,电路的总阻抗趋于无穷大。所以电路发生并联谐振的条件为

$$I_L = I_C$$

即

$$X_L = X_C$$

推导整理后可得,电路的并联谐振频率为

$$f_0 = \frac{1}{2\pi\sqrt{LC}}$$

可见,并联谐振频率 f_0 只与电路参数 L 和 C 有关,与串联谐振频率的计算公式一样。

在实际电路中,电路总会有电阻存在,回路也一定有能量损耗,所以并联谐振时,两条支路电流不会完全相等,总电流也总有一定数值,阻抗也不会是无穷大。图 2-16 所示的为 LC 并联谐振电路总阻抗和总电流与频率的关系曲线。

综上所述,LC 电路并联谐振具有下列特征:

(1) 电路中总阻抗最大,$Z_0 = \dfrac{R^2 + (\omega_0 L)^2}{R} = \dfrac{L}{RC} \approx \dfrac{(\omega_0 L)^2}{R}$,电路呈电阻性,总电流和电源电压是同相位的。

(2) 在电源电压不变的情况下,电路的总电流最小,即

$$I = I_0 = \frac{U}{Z_0} = U \cdot \frac{R}{(\omega_0 L)^2} = \frac{1}{Q} \cdot \frac{U}{\omega_0 L}$$

式中:$Q = \dfrac{\omega_0 L}{R} = \dfrac{1}{R\omega_0 C}$,为品质因数。

电流随频率变化的曲线如图 2-16 所示。

(3) 因为电感线圈的内阻很小可忽略不计,所以电感和电容支路上的电流相等,并且等于总电流的 Q 倍,即

$$I_C = I_L = \frac{U}{\omega_0 L} = U\omega_0 C = QI_0$$

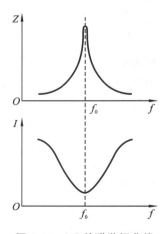

图 2-16　LC 并联谐振曲线

因此,并联谐振时,支路电流是总电流的 Q 倍,所以并联谐振又称为电流谐振。

这种现象在直流电路是不会发生的。在直流电路中并联电路的总电阻一定小于任一支路的电阻,而总电流总是大于任一支路的电流。在交流电路中,并联谐振时总阻抗最大,总电流比支路电流小得多。这是因为交流电路之间还有相位关系,I_L 和 I_C 的相位几乎相反,互相补偿而不必经过电源的缘故。从能量的角度来看,在并联谐振时,线圈内磁场能量正好等于电容器在这段时间内建立电场所需的能量;反之

亦然。因此,电感和电容并没有与电源进行能量交换,而是电感与电容之间相互进行着能量的互换,电源只补偿电阻所消耗的能量。

利用并联谐振时电路的总阻抗最大和总电流最小这一特点,可以达到选频目的。并联谐振电路在电子技术中应用很广泛,如利用其选频特性组成滤波器、LC 正弦振荡器和选频放大器等。

第四节　三相交流电路

三相交流电与单相交流电相比具有传输效率高、输电经济等优点,在电能的生产、输送和分配等生产中得到了广泛应用。三相交流电是由三相交流发电机产生的。它将作为电源组成三相交流电路。

一、三相交流电动势的产生

图 2-17 为三相交流发电机的原理图,主要由定子和转子两部分组成。在三相发电机的定子中嵌有匝数相同的三个绕组 U_1U_2、V_1V_2、W_1W_2,每个绕组相当于一个独立的电源,称为一相,三个绕组在空间中彼此相差 120°。转子是发电机的转动部分,它产生的磁场在空间按正弦规律分布。当转子以匀角速度逆时针方向转动时,在每一绕组中就感应出频率相同、最大值相同、相位彼此相差 120°的三个正弦电动势,这种三相电动势称为对称三相电动势。其瞬时值表达式为

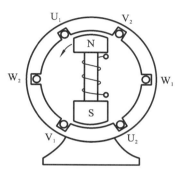

图 2-17　三相交流发电机的原理图

$$e_U = E_m \sin \omega t$$
$$e_V = E_m \sin(\omega t - 120°)$$
$$e_W = E_m \sin(\omega t + 120°)$$

波形图和相量图如图 2-18(a)、(b)所示。由于三相电动势具有同幅、同频,且相位差相同的特点,故称为三相对称电动势。从图 2-18(b)可以看出,它们的瞬时值(或相量)之和为零。

$$e_U + e_V + e_W = 0 \quad 或 \quad \dot{E}_U + \dot{E}_V + \dot{E}_W = 0$$

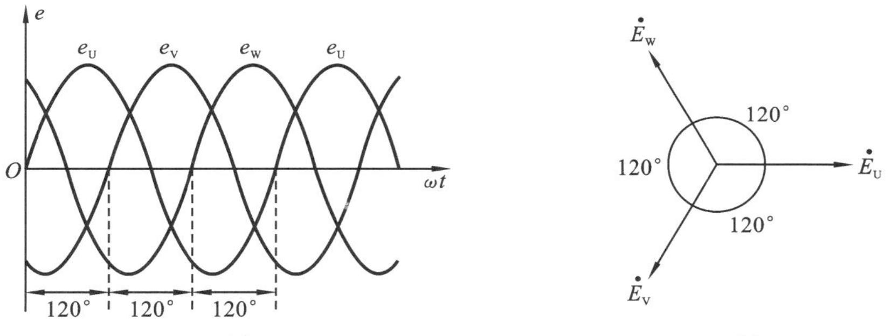

(a)

(b)

图 2-18　三相电动势的波形图及相量图

二、三相交流电源的连接

若将发电机每个绕组的末端(U_2、V_2、W_2)连接在一个中性点 N 上,从中性点和每个绕组的另一端各引出一根导线,这种连接方式称为星形连接,简称 Y 形连接,如图 2-19(a)所示。

在 Y 形连接中,从中性点上引出的导线称为中性线或零线;从每个绕组的另一端引出的导线称为端线或相线。这就是三相四线制电源。

在三相四线制电源中,相线与中性线之间的电压称为相电压,用 U_P 表示,分别为 U_U、U_V 和 U_W;任意两根相线之间的电压称为线电压,其有效值一般用 U_L 表示,分别为 U_{UV}、U_{VW} 和 U_{WU}。

三相电源星形连接时,线电压与相电压间的关系是

$$\dot{U}_{UV} = \dot{U}_U - \dot{U}_V$$

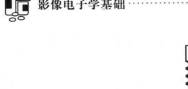

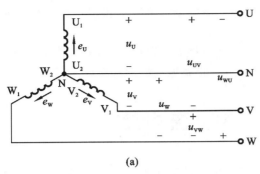
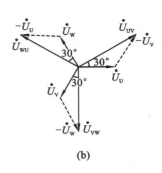

图 2-19 三相电动势的 Y 形连接

$$\dot{U}_{VW} = \dot{U}_V - \dot{U}_W$$

$$\dot{U}_{WU} = \dot{U}_W - \dot{U}_U$$

其对应的相量图如图 2-19(b)所示。从相量图中可得出各对应的线电压与相电压的有效值分别为

$$U_{UV} = 2U_U\cos30° = \sqrt{3}U_U$$

$$U_{VW} = 2U_V\cos30° = \sqrt{3}U_V$$

$$U_{WU} = 2U_W\cos30° = \sqrt{3}U_W$$

上式表明,在 Y 形连接中,若三个相电压对称,则三个线电压也对称。而且线电压的有效值等于相电压有效值的$\sqrt{3}$倍,即 $U_L = \sqrt{3}U_P$,线电压在相位上超前相电压30°。

三相四线制电源可为负载提供两种电压,当线电压 $U_P = 220$ V 时,相电压 $U_L = \sqrt{3} \times 220$ V $= 380$ V。这是三相四线制电源供电的优点之一。

三、三相电路的负载连接

在三相电路中,如果各相负载的电阻或电抗相等且性质相同,这样的三相负载称为三相对称负载,如三相电动机;否则称为三相不对称负载,如三相照明电路。三相负载连接方法有星形和三角形两种。

1. 负载的星形连接

如图 2-20 所示,把三相负载分别连接在三相电源的相线和中性线之间,这种接法称为三相负载的星形连接,用符号"Y"表示。图中 Z_U、Z_V、Z_W 分别为负载阻抗。三相负载的公共连接点称为负载中性点,用 N′表示。

三相交流电路中,通过各相负载的电流称为相电流 I_P,通过各条相线的电流称为线电流 I_L,流过中线的电流称为中性线电流 I_N。显然,在图 2-20 所示的三相四线制电路中,线电流和相电流相等,即 $I_P = I_L$。

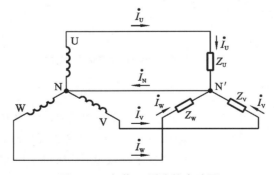

图 2-20 负载 Y 型连接电路图

三相负载的电压称为负载的相电压,正好等于电源的相电压,即 $U_P = U_L$,所以负载的相电压也是三相对称的。

对于节点 N′,根据基尔霍夫定律得出

$$\dot{I}_{N'} = \dot{I}_U + \dot{I}_V + \dot{I}_W$$

若三相负载阻抗对称,则 $\dot{I}_U$、$\dot{I}_V$、$\dot{I}_W$ 也对称,这时中性线电流等于零,即

$$\dot{I}_{N'} = \dot{I}_U + \dot{I}_V + \dot{I}_W = 0$$

这样,中性线既然没有电流通过,就可以省略中性线了,这就是星形连接中的三相三线制电路。此时,只要计算其中一相电路参数,其他两相可以根据数据相等、相位互差 120° 的对称条件直接写出。

若三相负载阻抗不对称,尽管负载的相电压是对称的,但电流 $\dot{I}_U$、$\dot{I}_V$、$\dot{I}_W$ 也不再对称,这时中性线电流就不等于零,中性线中必定有电流通过,就必须有中性线存在。因此,从这个意义考虑,中性线上不允许接熔断器等类似的装置。中性线的存在,保证了负载的相电压仍保持三相对称,保证了负载的正常工作。

2. 负载的三角形连接

如图 2-21(a)所示,把三相负载分别连接在三相电源每两根相线之间的接法称为三相负载的三角形连接,常用符号"△"表示。图中 Z_{UV}、Z_{VW}、Z_{WU} 为三相负载阻抗。

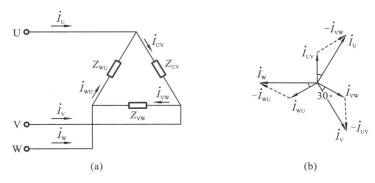

图 2-21 负载 △ 形连接电路图及电流的相量图

从图中可以看出,负载的相电压就是电源的线电压,因此,不论负载对称与否,其相电压总是对称的,负载的相电流为

$$\dot{I}_{UV} = \frac{\dot{U}_{UV}}{Z_{UV}}$$

$$\dot{I}_{VW} = \frac{\dot{U}_{VW}}{Z_{VW}}$$

$$\dot{I}_{WU} = \frac{\dot{U}_{WU}}{Z_{WU}}$$

负载的线电流可以用基尔霍夫电流定律进行计算,即

$$\dot{I}_U = \dot{I}_{UV} - \dot{I}_{WU}$$

$$\dot{I}_V = \dot{I}_{VW} - \dot{I}_{UV}$$

$$\dot{I}_W = \dot{I}_{WU} - \dot{I}_{VW}$$

$$I_L = 2I_P\cos 30° = \sqrt{3}I_P$$

上式表明,在三角形连接中,如果负载对称,则负载的相电流和线电流也是对称的,线电流和相电流在大小上的关系,可由图 2-21(b)所示的相量关系计算得出,即

$$I_L = \sqrt{3}I_P$$

线电流的相位比相电流滞后 30°。需要指出的是,若三相负载阻抗不对称,则上述关系就不存在,在电路分析计算时,需要对每相单独计算。

3. 三相对称负载的功率

在三相交流电路中,不论负载如何连接,有功功率应等于各相负载上的有功功率之和,即

$$P = P_U + P_V + P_W = U_U I_U \cos\varphi_U + U_V I_V \cos\varphi_V + U_W I_W \cos\varphi_W$$

若三相负载对称,各相因有功功率相等,因此

$$P = 3U_P I_P \cos\varphi$$

式中:φ 为每相负载相电压与相电流的相位差。

当负载是星形连接时,因为 $I_P = I_L$,$U_L = \sqrt{3}U_P$,因而有

$$P = \sqrt{3}U_L I_L \cos\varphi$$

当负载是三角形连接时,因为 $U_P = U_L$,$I_L = \sqrt{3}I_P$,因而也有

$$P = \sqrt{3}U_L I_L \cos\varphi$$

由此可见,无论是三相对称负载怎么连接,有功功率都是一样的。

同理,三相对称负载的无功功率和视在功率的计算公式分别为

$$Q = \sqrt{3}U_L I_L \sin\varphi$$

$$S = \sqrt{3}U_L I_L = \sqrt{P^2 + Q^2}$$

 # 第五节　安全用电常识

安全用电是指在使用电器设备的过程中如何保证人身和设备的安全。伴随电气化的发展,人身触电事故、设备事故和电气火灾时有发生,给人民生命财产和国民经济带来损失,电气事故多种多样,一般可分为人为事故和自然事故。人为事故是指违反安全操作规程而引起的人身和设备事故;自然事故是指非人为原因所引起的事故。多数事故是因缺乏安全用电常识或电气设备的安装不符合安全要求以及没有推广安全工作制度造成的。因此,学习安全用电知识,建立完善的安全工作制度并严格遵守操作规程是保证安全用电的根本。

一、常见触电形式

按照人体及带电体和电流流过人体的途径,触电可分为两相触电、单相触电和跨步电压触电。

1. 两相触电

两相触电就是人体不同部位同时触及两根相线,人体承受电源线电压,由于电压较大,很大的电流直接通过人体,对人体造成伤害,这是最严重的触电形式,如图 2-22 所示。

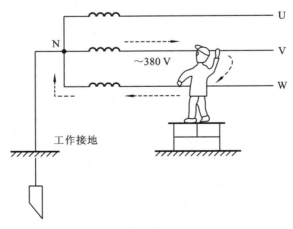

图 2-22　两相触电示意图

2. 单相触电

人体的某一部位触及一根相线或与相线相连接的其他带电体上就形成单相触电。单相触电的危险程度与电源中性点是否接地有关,如图 2-23 所示。

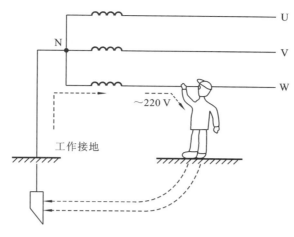

图 2-23 单相触电示意图

3. 跨步电压触电

在高压输电线路落地时,有强大的电流流入大地,以电线接地点为圆心形成电位分布。当人体接近电线落地时,两脚之间形成电位差,这样引起的人体触电称为跨步电压触电,跨步电压的大小与人和电线接地点间距离、两脚之间的跨距、接地电流大小等因素有关。

二、安全措施

为了防止触电事故,常采用的措施有两种:当电源中性点不接地时,采用保护接地;当电源中性点接地时,采用保护接零。

1. 保护接地

在正常情况下,将电气设备不带电的金属外壳或构架,通过接地装置与大地做良好的连接称为保护接地。

当电气设备外壳因绝缘不好而带电时,操作人员即使接触到机壳,由于外壳的接地,人体与接地电阻并联,而人体电阻远远大于接地电阻,因此通过人体的电流极其微弱,对人体影响很小,起到了保护作用。

2. 保护接零

当电源中性点接地时,将电气设备需要接地的外露部分与电源的中性线直接相连。它相当于电气设备的外壳与中性线相连接。在外壳接中性线后,如果一相线损坏而接触设备外壳时,则该相线短路,立即熔断或使其他保护电器动作,迅速切断电源,消除触电危险。

三、触电急救与防护措施

1. 触电急救

发生触电事故时,必须及时对触电者进行急救,未及时或延误救护会对触电者造成不堪设想的后果。

急救的首要措施是迅速切断电源。若事故发生地点离电源开关较远,应想方设法让触电者尽快脱离电源,救护人员应持绝缘物体,脚踩绝缘物将触电者与带电体分离。救护者千万不要徒手直接接触触电者的身体,以免自己同样触电。

其次是检查触电者的受伤情况,当触电者有电伤出血等情况,但神志清楚,呼吸正常,可就地采取止血、包扎措施后,送医院治疗。如果触电者处于昏迷、虚脱、呼吸困难或假死等严重症状时,应立即通知医生前来抢救,同时应立即就地对触电者实行人工呼吸和心脏按压等急救措施。对触电者抢救是否及时得当,对触电者的救治起至关重要的作用。

2. 防护措施

发生触电事故的原因很多,但都是触电者接触到带电体引起的,因此,预防触电事故除加强安全教育外,必须有完善的安全措施,做到防患于未然。

(1)加强安全用电教育,制定安全操作规程和电器设备的定期保养、维护制度,在工作过程中严格执行。

（2）对高压系统应设围栏,悬挂明显的警告牌,非工作人员不得接近。工作人员对高压系统操作时须持有操作证明,并有监护人员进行安全监护。

（3）严禁带电操作。如必须带电操作,应采取必要的安全措施,正确使用安全用具。

（4）为了防止意外触电事故,对各种电气设备应采取保护接地、保护接零及安装漏电保护器等措施。

本章小结

1. 相位差定义为两个同频率正弦量的相位之差,等于初相位之差。相位差表明了两个频率相同的正弦量的演进关系,频率不同的两个正弦量不能进行相位比较。

2. 正弦量表示的三种方法:三角函数式、正弦(或余弦)波形和相量法。

3. 单一元件的交流电路中,电阻电路的电压与电流关系为 $I = \dfrac{U}{R}$,电压和电流同相,电阻为耗能元件。电感电路的感抗为 $X_L = \omega L = 2\pi f L$,电压超前电流 $90°$,电感存储磁场能量。电容电路的容抗为 $X_C = \dfrac{1}{\omega C} = \dfrac{1}{2\pi f C}$,电压滞后电流 $90°$,电容存储电场能量。

4. 电阻、电感和电容元件串联构成的电路,当电路中电压和电流同相时,电路发生谐振。RLC 串联电路的谐振频率为 $f_0 = \dfrac{1}{2\pi\sqrt{LC}}$,谐振时串联电路的阻抗最小,电流最大,电感电压与电容电压有效值相等,相位相反。

5. 电感和电容元件并联构成的电路,当电路中总电流和电源电压同相时,电路发生谐振。LC 并联电路的谐振频率为 $f_0 = \dfrac{1}{2\pi\sqrt{\dfrac{1}{LC} - \dfrac{R^2}{L^2}}}$,谐振时并联电路的阻抗最大,电流最小,电感电流与电容电流有效值相等,相位相同。

6. 三相交流电是由三相交流发电机产生的。三相电动势的瞬时值表达式为
$$e_U = E_m\sin\omega t, \quad e_V = E_m\sin(\omega t - 120°), \quad e_W = E_m\sin(\omega t + 120°)$$
它们频率相同、最大值相同、相位彼此相差 $120°$。

7. 三相负载可接成 Y 形连接或 △ 形连接两种方式,当负载的阻抗完全相同时,负载为对称负载,此时,线电流等于相电流,线电压等于相电压的 $\sqrt{3}$ 倍。△ 形连接线电压等于相电压,线电流等于相电流的 $\sqrt{3}$ 倍。

习题

2-1 正弦交流电的三要素是 _____、_____ 和 _____,角频率的单位是 _____,相位的单位是 _____ 或 _____。

2-2 用万用表的交流挡测得电源插座中的电压为 220 V,则这一电压的有效值为 _____。

2-3 在纯电阻电路中,电流相位 _____、电压相位 _____。在纯电感电路中,电流相位 _____、电压相位 _____。在纯电容电路中,电流相位 _____、电压相位 _____。

2-4 电感在正弦交流电路中,具有通 _____、阻 _____,通 _____、阻 _____ 的特性。电容在正弦交流电路中,具有通 _____、阻 _____,通 _____、阻 _____ 的特性。

2-5 $u = [U_{1m}\sin(314t + 30°) + U_{2m}\sin(314t - 60°)]$ V,试用相量图计算 u 的有效值为 _____。

2-6 在三相四线制供电系统中,相电压是指 _____ 与 _____ 之间的电压;线电压是指 _____ 与 _____ 之间的电压,且 $U_L =$ _____ U_P,各线电压比相应的相电压在相位上要超前 _____。

2-7　正弦电流 $i = 100\sin(314t - 60°)$ A。(1)它的频率、周期、幅值、有效值、初相位各是多少?(2)画出 i 的波形图;(3)如果 i' 与 i 反相,写出 i' 的三角函数式。

2-8　某电感元件的 $L = 25.4$ mH,接于电压为 $u = 220\sqrt{2}\sin(314t + 60°)$ V 的电源上,试求感抗 X_L 和电流 i 各是多少? 当电源的频率增大一倍时,电流是多少?

2-9　如图 2-24 所示的电路,$R = 4$ Ω,$\omega = 10^5$ rad/s,$U = 10$ mV 的正弦交流电,若电流表的读数为 3 mA,试求电容 C 是多少?

2-10　如图 2-25 所示的电路,u 为正弦交流,已知电压的有效值 $U_1 = 100$ V,$U_2 = 80$ V,电流 $i = 10\sqrt{2}\sin 200t$ A,且电流和电压总是同相。求总电压 u 及 R、X_L、X_C。写出总电压 U 的表达式。

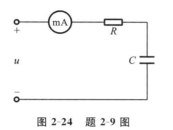

图 2-24　题 2-9 图

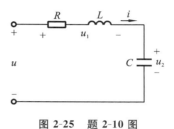

图 2-25　题 2-10 图

第三章 变 压 器

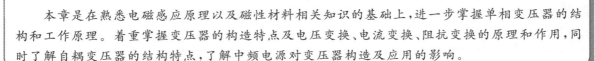

学习目标

本章是在熟悉电磁感应原理以及磁性材料相关知识的基础上,进一步掌握单相变压器的结构和工作原理。着重掌握变压器的构造特点及电压变换、电流变换、阻抗变换的原理和作用,同时了解自耦变压器的结构特点,了解中频电源对变压器构造及应用的影响。

第一节 变压器的基本结构

变压器是一种利用电磁感应的互感原理来改变交变电压、电流的常见电气设备。在电力系统中,变压器可用于实现远距离输电;在电子设备中,变压器可以用于实现信号传递、阻抗匹配等。变压器用途极为广泛,种类多种多样。但它们的基本结构都相同,通常是由一个公共铁芯和两个或两个以上的线圈组成。绕在闭合铁芯上的线圈又称为绕组,按照铁芯和绕组的结构形式不同,变压器可以分为芯式和壳式两类。图 3-1 所示的为变压器基本结构。

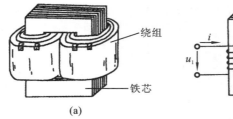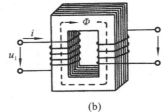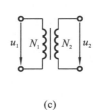

（a） （b） （c）

图 3-1 变压器的结构

（a）外形；（b）结构示意图；（c）符号

一、变压器的铁芯

由高导磁性材料制成的铁芯是变压器的磁路部分,既是磁通的主要通路,又是变压器绕组的机械骨架。为了提高导磁性能和减小能量损耗,变压器的铁芯一般由 0.35 mm 或 0.5 mm 厚彼此绝缘的硅钢片叠合而成。

铁芯按形状可以分为"口"形和"日"形,按结构形式可以分为芯式和壳式。芯式变压器的结构特点是绕组包围铁芯,如图 3-1（a）所示,大容量变压器多采用芯式变压器,如远距离输电用的电力变压器就是采用这种结构形式。壳式变压器的结构特点是铁芯包围绕组,如图 3-2 所示,小容量变压器多采用壳式结构,如电子仪器设备中的变压器。此外,还有铁芯由硅钢片无缝卷制而成的环形变压器等,如图 3-3所示。

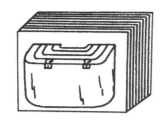

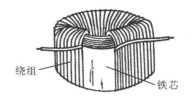

图 3-2   壳式变压器   图 3-3   环形变压器

二、变压器绕组

绕在铁芯上的线圈称为绕组,一般有两个,与电源相接的绕组称为原绕组(或初级绕组),与负载相接的绕组称为副绕组(或次级绕组),并习惯上把电压高的绕组称为高压绕组,电压低的绕组称为低压绕组。变压器的两个绕组各自独立,并通过同一铁芯中的磁通耦合起来。

绕组都是用绝缘性能良好的漆包线绕制而成的,大型变压器还采用纱包铜线或丝包铜线绕制。绝缘对于变压器的制造很重要,为了提高绕组与铁芯间的绝缘性能,通常将低压绕组组装在里面,高压绕组组装在外面,如图 3-4 所示。高压绕组与低压绕组之间、绕组与铁芯之间以及绕组线圈的层与层之间都要有良好的材料相隔,既要耐压又要安全。

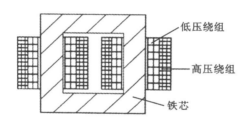

图 3-4   变压器绕组安装示意图

容量大的变压器除铁芯和绕组之外,还有一些附属设备。变压器在运行时铁芯和绕组总是要发热的,为了防止变压器的过热而烧毁,必须采用适当的冷却方式。小容量变压器多采用自冷式,通过空气的自然对流和辐射,将铁芯和绕组的热量散失到周围空气中去。大容量的变压器,则要采用油冷式,将变压器的绕组和铁芯全部浸在油箱内的变压器油中,使绕组和铁芯产生的热量通过油传给箱壁散失到周围空气中去。图 3-5 是一台油冷式变压器的外形图。

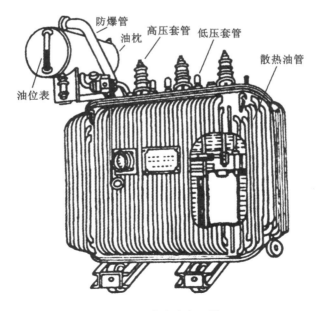

图 3-5   油冷式变压器

第二节　变压器的工作原理

变压器的工作原理涉及电路和磁路,以电磁感应原理为基础。电源输出的电能在初级绕组端转换为磁场能,通过铁芯耦合,在次级绕组端再转换成所需要的电能,实现电能和信号的传输。通过电、磁能的两次转换,变压器能实现以下变换:电压变换、电流变换和阻抗变换。

一、电压变换

变压器的工作原理如图 3-6 所示,原、副绕组的匝数分别用 N_1、N_2 表示。

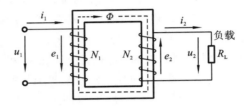

图 3-6　变压器工作原理

当交流电源电压 u_1 作用于原绕组后,原绕组中有电流 i_1 通过,电流产生的磁通绝大部分通过铁芯而闭合。根据电磁感应原理,在变压器的副绕组里产生感应电动势,如果接通负载,副绕组中便有电流 i_2 通过,又在副绕组中产生磁通,绝大部分通过铁芯闭合。实际上这时变压器铁芯中的磁通是由原、副绕组互感产生的,称为主磁通,用 Φ 来表示。主磁通通过原、副绕组产生的感应电动势分别表示为 e_1 和 e_2,其有效值可表示为 E_1 和 E_2,由电磁感应定律可导出:

$$E_1 = 4.44 f N_1 \Phi_m$$
$$E_2 = 4.44 f N_2 \Phi_m$$

式中:Φ_m 为主磁通的最大值;f 为交流电源的频率。

变压器运行时,因原绕组的导线电阻和漏磁一般很小,可以忽略不计,所以,变压器原边电压在数值上有:

$$u_1 \approx e_1$$

其有效值为

$$U_1 \approx E_1 = 4.44 f N_1 \Phi_m$$

当变压器副边开路不接负载时,$i_2 = 0$,称为变压器空载。空载电压为

$$u_2 = e_2$$

其有效值为

$$U_2 = E_2 = 4.44 f N_2 \Phi_m$$

故原、副绕组电压有效值之比为

$$U_1 / U_2 \approx E_1 / E_2 = N_1 / N_2 = K$$

式中:K 称为变压器的变压比或变比。

上式说明,变压器原边电压与空载时副边电压之比等于变压器原、副绕组匝数之比。因此,只要改变两绕组匝数比就可以达到改变电压大小的目的。当 $K > 1$ 时,为降压变压器;当 $K < 1$ 时,为升压变压器。这就是变压器变换电压的基本原理。

二、电流变换

在变压器的原绕组上接通电压为 U_1 的交流电源,副绕组与负载 R_L 相接,这种状态称为变压器负载运行。

当变压器负载运行时,副绕组中就有电流 i_2 产生,原绕组中的电流从 i_0 增大到 i_1,副绕组向负载输出

能量,而这能量正是原绕组从电源"吸取"的,如果忽略这一过程中变压器上的能量损耗,认为电源提供的电能全部在负载上消耗,这种变压器称为理想变压器;那么变压器的输入功率就等于输出功率,即

$$I_1 U_1 = I_2 U_2$$

所以
$$I_1/I_2 = U_2/U_1 = N_2/N_1 = 1/K$$

上式表明负载运行的变压器,原、副绕组通过的电流与匝数成反比。匝数多的高压绕组通过的电流小,匝数少的低压绕组通过的电流大,绕制时,高压绕组用较细的导线,低压绕组用较粗的导线。

可见只要改变变压器原、副绕组的匝数比,就可以改变电流的比值。

三、阻抗变换

在电子电路中,往往对负载阻抗的数值有一定的要求,才能获得最大的功率输出。但是在一般情况下,负载阻抗的数值是不允许任意改变的(如扬声器的线圈阻抗)。为此,采用变压器来解决这个矛盾,以实现阻抗的匹配。

图 3-7(a)是理想变压器的示意图,负载阻抗 Z_2 接在变压器的副边,原绕组接电源 U_1,副绕组产生电压 U_2 和电流 I_2,原绕组产生电流 I_1。假如电源直接接入负载阻抗 Z_1,如图 3-7(b)所示,在同样的原边电压 U_1 作用下,在电路中产生与变压器原绕组电流 I_1 相等的电流,则这两个电路对 U_1 来说是等效的。所谓等效,就是从电源的输入到电路的电压、电流和功率都不变,也就是说直接接入电源的负载阻抗 Z_1 和接在变压器副边回路的负载阻抗 Z_2 是等效的。

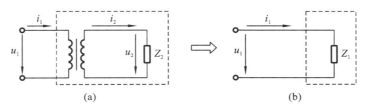

(a)   (b)

图 3-7 变压器负载阻抗的等效变换

由于
$$Z_1 = U_1/I_1$$
$$U_1 = K U_2$$
$$I_1 = I_2/K$$
所以
$$Z_1 = K^2 Z_2$$

Z_1 称为 Z_2 折算到变压器原边的等效负载阻抗。变压器的匝数比不同,负载阻抗 Z_2 折算到原边的等效阻抗也不同。采用适当的匝数比,就可以把负载阻抗变换为电源所需要的数值,这种做法通常称为"阻抗匹配"。由此可见,变压器不但有变换电压和变换电流的作用,还有变换阻抗的功能。

四、自耦变压器

变压器的种类较多。前面分析的为单相变压器,是将各个绕组相互绝缘又绕到同一铁芯上,各绕组之间只有磁的耦合而无电的直接联系,除此之外还有自耦变压器、三相变压器等。

1. 自耦变压器原理

原、副绕组有一部分共用的变压器称为自耦变压器。如图 3-8 所示的自耦变压器原、副边只有一个公共绕组,其中,副绕组是公共绕组的一部分。

这种变压器的绕组总匝数为 N_1,作为原绕组接电源。匝数为 N_2 的部分作为副绕组接负载。因此,自耦变压器原、副绕组之间不仅有磁的耦合,还有电的直接联系。其工作原理和电压、电流变换关系与普通单相变压器的相同,也有

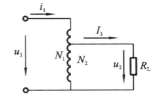

图 3-8 自耦变压器原理图

$$U_1/U_2 = N_1/N_2 = K, \quad i_1/i_2 = N_2/N_1 = 1/K$$

2. 调压器

根据输出电压是否可以调节,自耦变压器可以分为可调式和不可调式。只要将副绕组的固定抽头改为

可滑动的触头,使输出电压随 K 值的改变而改变,以实现电压调节,自耦变压器就变成自耦调压器,如图 3-9 所示。由于与普通变压器相比,自耦变压器用料省、成本低、效率高,因而广泛应用于工业生产和实验中。

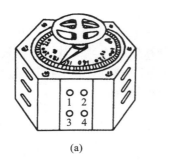
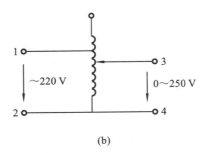

(a)　　　　　　　　　　　　　　(b)

图 3-9　自耦调压器

(a) 外形;(b) 示意图

使用调压器时,要注意原、副边不能错接,电源不允许接在滑动触头一侧;使用自耦变压器之前,必须将滑动触头旋至零点位置,接上电源后再转动滑动触头调节电压。

中、小型 X 线机控制台的电源变压器多采用自耦调压器的形式,且有抽头、滑动和混合三种方式来实现电压调节,如图 3-10 所示。

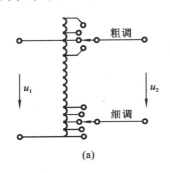
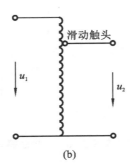
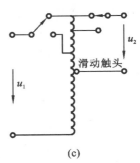

(a)　　　　　　　　　　(b)　　　　　　　　　　(c)

图 3-10　X 线机控制台的电源变压器

(a) 抽头式;(b) 滑动式;(c) 混合式

第三节　中频原理简介

变压器能实现交变电流、电压等参量的改变,但其本身并不能改变交流电的频率,而交流电频率对某些机器的性能有很大影响。近代电子技术中,中频技术的应用发展就很迅速。

相对 50 Hz 的工频而言,通常将工作频率在数十赫兹至数十千赫兹频段称为中频。其过程是先将工频电压转变为直流电压,再将直流电压逆变为中频交流电压。如医用 X 线设备中的中高频 X 线机采用该技术后,性能就得到了大幅度提升。原理如下:

理想变压器绕组两端电压 U 与铁芯中磁通最大值 Φ_m 的关系为

$$U = 4.44 fN\Phi_m$$

式中:$\Phi_m = B_m S$,其中 B_m 为磁感应强度的最大值,只由铁芯材料决定,对于给定的变压器,其值基本不变,所以

$$U/(fNS) \approx 常数$$

上式表明,在变压器绕组电压 U 一定时,提高电压频率 f,可以使绕组的匝数 N 和铁芯的截面积 S 减小,从而使变压器的体积大大减小,获得"瘦身"。

同时,对于 X 线机(见图 3-11)而言,工作电压频率的提高,使变压器输出的交流电压经整流后的脉动程度减小,机器输出的 X 线质量大大提高,并且有利于对 X 线机相关参数进行实时自动控制。

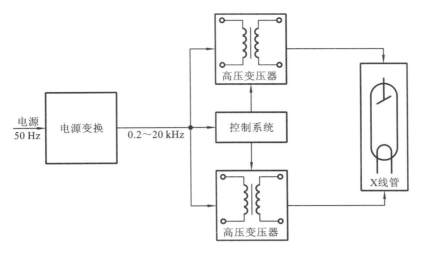

图 3-11　中频 X 线机主电路方框图

中频 X 线机由于具有体积小、X 线质量高、输出稳定、图像清晰、控制精度高等优点而得以发展和普及。

本章小结

1. 变压器是利用互感原理来改变交流电压、电流的一种常见电气设备。它由闭合铁芯、原绕组、副绕组构成。

2. 变压器具有电压变换、电流变换、阻抗变换的作用，分别为
$$U_1/U_2 = N_1/N_2 = K$$
$$I_1/I_2 = N_2/N_1 = 1/K$$
$$Z_1 = K^2 Z_2$$

3. 自耦变压器原、副边共用一个绕组，既有磁的耦合，又有电的直接联系。其原理与普通变压器的相同，可作为调压器使用。

4. 中频变压器由于工作电源频率的提高而使得其绕组和铁芯截面积减小，因而体积较一般变压器大为减小，还可以使得其相关应用的设备性能得以提高。

习题

3-1　变压器能否改变直流电压？为什么？

3-2　为什么变压器铁芯要用薄硅钢片叠压而成？可以用整块的铁芯吗？

3-3　某变压器原边电压有效值为 220 V，绕组匝数为 $N_1 = 1000$，副边电压有效值为 110 V，绕组匝数为 $N_2 = 500$。为了节约，准备将绕组匝数减为 $N_1 = 200$，$N_2 = 100$。这种做法是否可行？为什么？

3-4　某一空载变压器原边加额定电压 220 V，并测得原绕组电阻 $R_1 = 10\ \Omega$，请问原边电流等于 22 A 吗？

3-5　若误将一台额定电压为 220 V/110 V 单相变压器的原、副绕组接错，则将产生怎样的后果？

3-6　自耦变压器与普通单相变压器相比有何特点？什么叫调压器？

3-7　为什么中频变压器的体积可以相对较小？

3-8　某变压器原绕组额定电压为 220 V，副绕组有两个，额定电压和额定电流分别为 440 V、0.5 A 和 110 V、2 A。求原绕组的额定电流和功率是多少？

3-9　某功率放大电路匹配阻抗为 200 Ω，若要使阻抗为 8 Ω 的扬声器获得最大输出功率，要接入变压器的变比为多大？如果该变压器的原绕组为 380 匝，其副绕组的匝数为多少？

第四章　常用控制电器与电动机

学习目标

　　本章在已有电路知识的基础上,进一步学习一些电工学基础知识,主要介绍常用的低压控制部件的结构、工作原理及使用方法;三相异步电动机、单相异步电动机、直流电动机的结构、工作原理及使用等,为学习后续专业课程打下必要的基础。

第一节　常用控制电器

　　控制电器是根据工作需要对电路进行通断、控制、保护和调节的电工器械。常用的控制电器属于低压电器,它们的工作电压在交流 1000 V 以下,直流 1200 V 以下。

　　低压电器主要包括十三大类:刀开关、转换开关、熔断器、主令电器、电磁铁、低压断路器、接触器、控制器、启动器、控制继电器、电阻器、变阻器、调整器等。下面介绍几种主要的控制电器。

一、组合开关

　　组合开关又称转换开关,是一种转动式的闸刀开关,由分别装在多层绝缘件内的动、静接触片组成,在空间静止不动的,称为静接触片,在空间随着电器的动作而移动的,称为动接触片。图 4-1 为三极组合开关的结构和符号示意图。

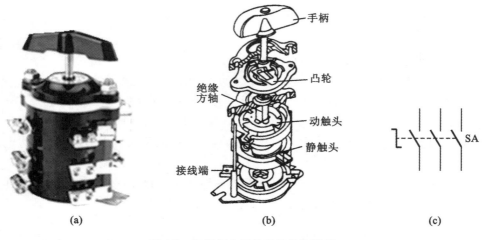

图 4-1　三极组合开关的结构和符号

（a）外形；（b）结构；（c）符号

　　如图 4-1 所示,这种转换开关由三对静接触片和三个动接触片组成。每个静接触片的一端固定在胶木盒内的绝缘垫板上,另一端伸出盒外,并附有接线柱,以便与电源和负载相连。三个动接触片装在附有手柄的绝缘转轴上,手柄可向左或向右转动,带动三个动接触片分别与三对静接触片接通或断开。

组合开关由于具有结构紧凑、操作方便等优点,被广泛应用于各种低压电器设备中,通常用于交流 380 V、直流 220 V、电流 100 A 以下的电路中做电源开关。作为电源开关,可以用来控制小容量电动机的启动、停车和反转,也可以用于控制机床照明灯等。

在工频 X 线机中使用的转换开关,其层数多为 3～5 层,每层有 6～24 个静接点,主要用于 X 线摄影时检查方式选择、管电流选择和曝光时间选择等。

二、按钮开关

按钮是一种按下即动作、释放即复位的短时接通的小电流开关。图 4-2 为按钮开关的结构和符号示意图。按钮开关一般由按钮、桥式动触点、静触点、复位弹簧及外壳等组成,有的按钮在按钮帽顶部装有小指示灯,以作提示信号使用。

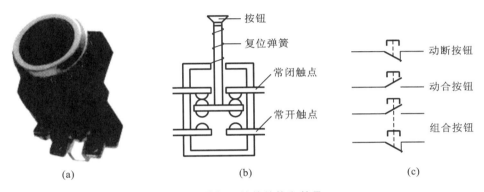

图 4-2 按钮开关的结构和符号

按钮开关按用途和触点的不同可分为动合按钮、动断按钮和组合按钮,在 X 线机中习惯称为通按钮、断按钮和通断按钮。

动合按钮:触点通常处于断开状态,即常开触点。当按下按钮时固定于组件上的接触桥将两触点闭合,使被控电路接通。松手后组件在复位弹簧的作用下复位,触点断开,切断电路。

动断按钮:触点通常处于闭合状态,即常闭触点。按钮未按下前触点闭合接通电路,当按下按钮时触点断开,切断电路。松手后组件靠复位弹簧的作用复位,将触点重新闭合,被控电路重新接通。

组合按钮:触点同时具有常开触点和常闭触点,又称复合按钮。其触对数不等,有一对常开和一对常闭的,也有两对常开和两对常闭的,多者有六对常开和六对常闭的或更多,如 LA-66×2 型按钮。组合按钮既可作动合按钮用,也可作动断按钮用,可同时接通和切断多条电路。

按钮开关通常适用于交流 500 V、直流 44 V、电流 5 A 以下的电路中。一般情况下,它不直接操纵主电路的通断,而是在控制电路中发出指令,通过接触器、继电器等电器去控制主电路。在 X 线机中多用于中型以上的机器,作电源的通断、电动诊视床的直立与水平运转和透视荧光屏架上的点片装置移动等。

三、接触器

接触器是一种远距离操作的自动控制电器,它利用线圈通电产生电磁吸力来带动触点闭合或断开,从而接通或切断交、直流电路。接触器不仅能接通或切断电路,而且具有欠压保护、零压保护、频繁操作、工作可靠、寿命长等优点,因此,在自动控制系统和电力拖动系统中有着广泛应用,也是各种类型 X 线机中常用的控制部件。

根据接触器线圈通过的电流是交流电还是直流电,接触器可以分为交流接触器和直流接触器两大类。

1. 交流接触器

交流接触器主要由电磁系统、触点系统和灭弧装置三部分组成,如图 4-3 所示。

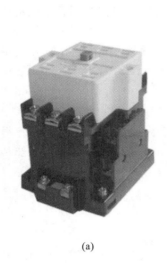
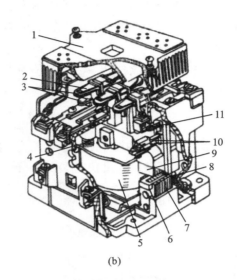
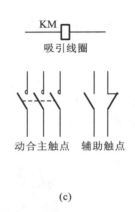

(a)　　　　　　　　　　　　　　　(b)　　　　　　　　　　　　(c)

图 4-3　接触器的结构和符号

(a) 外形;(b) 结构;(c) 符号

1—灭弧罩;2—触点压力弹簧片;3—主触点;4—反作用弹簧;

5—线圈;6—短路环;7—静铁芯;8—弹簧;

9—动铁芯;10—辅助常开触点;11—辅助常闭触点

(1) 电磁系统:它是接触器的关键部件,由铁芯、线圈和静铁芯三部分组成。当线圈中通以交流电时,电磁感应使铁芯磁化产生电磁吸力,固定的静铁芯吸引动铁芯,带动动触点与静触点接触,从而接通电路。当线圈断电时,动铁芯在复位弹簧的作用下被释放,触点断开。

(2) 触点系统:其作用是接通或断开所控电路。

按触点的动作,触点可以分为静触点和动触点,静触点保持在原位置不动,而动触点受电磁铁带动发生位置的移动,与静触点接触与断开,从而控制电路的通断。

按触点的工作状态,触点可以分为常开触点和常闭触点两种。当接触器线圈不得电时处于断开状态,当线圈得电时闭合的触点称为常开触点。反之,当线圈不得电时处于闭合状态,当线圈得电时断开的触点称为常闭触点。

根据触点允许通过电流的大小,触点又可以分为主触点和辅助触点。主触点体积大,允许通过的电流也较大,主要用来接通或断开主电路。辅助触点一般比较小,允许通过的电流小,常接在辅助电路中。交流接触器一般有三对常开主触点及若干个常开和常闭辅助触点构成。

(3) 灭弧装置:当接触器用于大电流、大功率电路时,触点接通或断开的瞬间,在动、静触点间会形成很大的电弧。电弧的温度很高,一方面容易烧坏触点,另一方面会使电路的断开时间延长。因此,为避免影响接触器的正常使用,主触点额定电流在 20 A 以上的交流接触器都设置有灭弧装置。

2. 直流接触器

直流接触器的结构和工作原理与交流接触器的基本相同。其不足之处在于,直流接触器线圈中通过的是直流电,不会产生涡流和磁滞损耗,因此,不发热,也无振动。

3. 交流接触器技术数据

交流接触器主触点分断电路的电压即额定电压可达 500 V,电流有 10 A、20 A、40 A 等,辅助触点的额定电流为 5 A,线圈的额定电压有 36 V、110 V、220 V、380 V。表 4-1 列出了常用的 CJ10 系列交流接触器的参数。

表 4-1　CJ10 系列交流接触器参数表

型号	主 触 点			副 触 点		线 圈		负载最大功率/kW		额定操作频率/(次/小时)
	对数	额定电流/A	额定电压/V	对数	额定电流/A	电压/V	消耗功率/(V·A)	220 V	380 V	
CJ10-10	3	2	500	2	5		11	2.2	4	≤600
CJ10-20	3	10	500	2	5		22	5.5	10	≤600
CJ10-40	3	40	500	2	5	36/110/220/380	30	11	20	≤600
CJ10-60	3	60	500	2	5		95	17	30	≤600
CJ10-100	3	100	500	2	5		105	29	50	≤600
CJ10-150	3	150	500	2	5		116	43	75	≤600

四、继电器

继电器是一种根据电量(如电压、电流等)或非电量(如时间、转速、压力、热量等)的变化来接通或断开电路的自动控制装置。继电器的工作原理与接触器的基本相同,都是利用线圈通电产生电磁吸力来带动触点闭合或断开,控制电路的工作状态。它们的不同之处在于结构上,继电器工作在小功率电路中,触点通过的电流小,没有灭弧装置;而接触器一般工作在大功率电路中,触点通过的电流大,有灭弧装置。

随着技术的不断发展,继电器的种类越来越多,结构形式也呈现多样化。根据不同的用途,继电器可以分为电磁式继电器、中间继电器、时间继电器、热继电器和干簧管式继电器等;根据通过线圈的电流可以分为直流继电器和交流继电器等。

五、热继电器

热继电器是一种利用电流的热效应(电流通过导体时导体发热的现象)来推动动作机构动作,使触点闭合或断开的控制电器,在电路中主要用于电动机的过载保护、断相保护等。热继电器的结构及符号如图 4-4 所示。

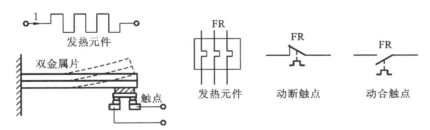

图 4-4　热继电器的结构和符号图

热继电器主要由热元件、触点系统、动作机构、复位按钮、整定电流装置等组成。

热元件由双金属片和绕在双金属片上的电阻丝组成。双金属片是由两种膨胀系数不同的金属片压制而成,其一端固定在支架上,另一端自由。电阻丝串接在电动机的电源电路中,常闭触点串接在电动机的控制电路中。当电动机过载时,电阻丝中有大电流流过,产生较大热量,使双金属片受热膨胀弯曲,推动触点连杆,使动、静触点分离,常闭触点断开,从而使电动机控制线路中的接触器断电释放,切断电动机电源,实现过载保护。要使电动机恢复工作,需待热继电器冷却复位后,重新启动电动机。

热继电器动作后有两种复位方式:手动复位和自动复位。

自动复位:切断电源后,热继电器开始冷却,一段时间后双金属片恢复原状,动触点在复位弹簧的作用下自动复位,静触点闭合。

手动复位:当双金属片冷却后,动触点不能自动复位,需按下复位按钮使动触点复位,静触点闭合。

热继电器的整定电流是指热继电器长期不动作的最大电流,超过该值即动作。过载电流越大,热继电器的动作时间越短,一般过载电流超过整定电流的 1.2 倍时热继电器就要动作。

六、熔断器

熔断器是低压电路及电动机控制线路中主要用于短路保护的电器,它串联在被保护的线路中。当线路或电器设备发生短路或严重过载时,熔断器熔断,切断线路或电器设备电源,起到保护作用。

1. 熔断器的结构和工作原理

熔断器主要由熔体、熔管和熔座三部分组成。熔体又称熔丝,是熔断器的核心部件,常用电阻率较高的易熔合金制成,如铅锡合金等;或用截面积很小的导体,如铜、银等组成。熔管是熔体的保护外壳,在熔体熔断时兼有灭弧的作用。熔座是安装固定熔体、熔管的部分。

熔断器是根据电流热效应的原理制成的。正常电流情况下,熔体发热温度低于其熔点,熔体相当于一条导线;当电路中电流超过规定值一定时间后,熔体自身产生的热量使其熔断从而断开电路,起到保护作用。

常用的熔断器有瓷插式和螺旋式两种。瓷插式熔断器由瓷盖、瓷座、熔丝、空腔、静触头、动触头等组成,其结构如图 4-5 所示。

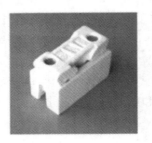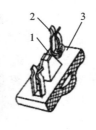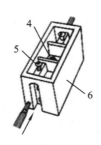

图 4-5　瓷插式熔断器结构示意图

1—熔丝;2—动触头;3—瓷盖;4—空腔;5—静触头;6—瓷座

瓷盖和瓷座均用电工磁制成,电源线和负载线分别接在瓷座两端的静触头上。熔丝接在两个动触头上,使用时,将瓷盖插入瓷座即可。瓷座中的空腔起到灭弧作用。瓷插式熔断器由于结构简单、价格低廉、更换方便等优点,广泛应用于额定电压 380 V 以下、额定电流 5~200 A 的电路中,作线路和用电设备的短路保护。

螺旋式熔断器主要由磁帽、熔断管、瓷套、瓷座、上接线端和下接线端等组成。其外形与结构如图 4-6 所示。

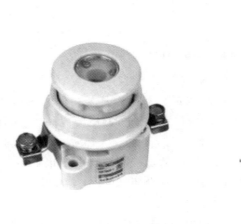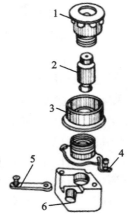

图 4-6　螺旋式熔断器结构示意图

1—瓷帽;2—熔断管;3—瓷套;4—上接线板;5—下接线板;6—底座

使用时,将熔断管插入瓷座,然后旋上瓷帽,熔丝便接通电路。用电设备的连接线接到上接线端,电源线接到下接线端,这样保证更换熔断管时,旋出瓷帽后,螺纹壳上不带电。

2. 熔断器的规格参数与选择

熔断器主要有额定电流和熔断电流两个参数。

额定电流是指长时间通过熔体而不熔断的电流值。熔断电流一般是额定电流的 2 倍。通过熔体的电流越大,熔体熔断越快。当通过熔体的电流是额定电流的 1.3 倍时,熔体在 1 个小时以上熔断;通过熔体的电流是额定电流的 1.6 倍时,熔体在 1 个小时以下熔断;通过熔体的电流是额定电流的 2 倍时,熔体在 30~40 s 内熔断;通过熔体的电流是额定电流的 6~10 倍时,熔体在瞬间熔断。

熔断器只有选择正确,才能起到保护作用。一般应根据被保护电路的需要,先选择熔体的额定电流,再选择熔断器。熔体的额定电流选择过大,过载时不易烧断,失去保护意义;熔体的额定电流选择过小,会经常熔断而影响正常工作。其选择原则是:电器设备正常工作过电流时(如电动机启动),熔体不应熔断;出现故障的过电流时,熔体应熔断。其选择方法因保护对象不同而不同。

(1) 对于工作电流稳定的电路(如照明、电热等电路)的短路保护或过载保护,熔体的额定电流应等于或稍大于负载的额定电流。

(2) 对于电动机的短路保护,考虑到电动机的启动电流较大这个因素,熔体的额定电流选择较大。

单台电动机:熔体额定电流不小于电动机额定电流的 1.5~2.5 倍。

多台电动机:熔体额定电流不小于容量最大电动机额定电流与其余电动机额定电流之和的 1.5~2.5 倍。

七、自动空气断路器

自动空气断路器又称自动空气开关或自动开关,它是一种既能接通分断电路,又能对负荷电路进行自动保护的低压电器。当电路发生短路、过载及欠压等故障时,能够自动切断故障电路(俗称自动跳闸),保护电路和用电设备的安全。自动空气断路器由于具有工作可靠、应用安全、操作方便、断流能力大等优点,得到了广泛应用。

虽然自动空气断路器的种类很多,但其结构基本相同,如图 4-7 所示,主要由动触点、静触点、电磁脱扣器、热脱扣器、欠压脱扣器、操作机构以及外壳等组成。

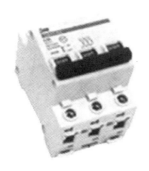
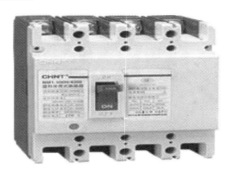

图 4-7 自动空气开关外形图

自动空气开关的原理和符号如图 4-8 所示。

电磁脱扣器是一个电磁铁,其电磁线圈串联在主电路中,正常工作时电磁脱扣器的铁芯和线圈产生的吸力较小,不能将衔铁吸合。当电路故障短路时,有大电流流过线圈,电磁脱扣器吸力增大,将衔铁吸合,带动杠杆使搭钩脱钩切断主触点,起到保护作用。

热脱扣器是一种双金属片热继电器,热元件串接在主电路中,当电路发生过载时,双金属片受热弯曲,操作机构动作,断开主触点。

欠电压脱扣器也是一个电磁铁,如果线路上电压下降或失去电压时,欠电压脱扣器的吸力减小或消失,衔铁在弹簧作用下被拉开,同样可以带动杠杆使搭钩脱钩切断主触点,断开电路。

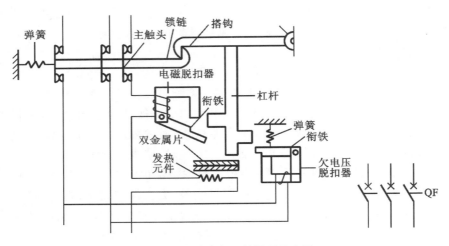

图4-8　自动空气开关原理示意图

 # 第二节　三相异步电动机

电动机是将电能转换为机械能的装置。电动机分为交流电动机和直流电动机两大类。交流电动机又分为三相异步电动机和单相异步电动机两种。三相异步电动机因为具有结构简单、价格低廉、工作可靠、易于控制以及使用维修方便等优点,在现代生产生活中得到了广泛应用。

一、三相异步电动机的结构

如图4-9所示,三相异步电动机主要由定子和转子两大部分组成。此外,还有端盖、接线盒、风冷装置等。

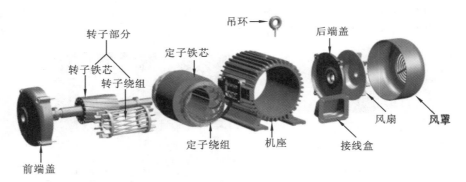

图4-9　三相异步电动机的结构

1. 定子

定子是电动机的固定部分,由机座和装在机座内的圆筒形定子铁芯以及嵌放在铁芯槽内的定子绕组组成。其结构如图4-10所示。

定子铁芯是电动机磁路的一部分,用彼此绝缘厚0.5 mm的硅钢片叠制而成,以减少铁芯损耗,叠片内圆冲有槽,以嵌放定子(电枢)绕组,定子铁芯压装在机座内。机座用铸铁或铸钢制成。

2. 转子

转子是电动机的转动部分,主要由转子铁芯和转子绕组组成。转子铁芯也是由硅钢片叠制而成,外表面上冲有凹槽,用于放置转子绕组,外形为圆柱状。转子铁芯装在转轴上,通过转轴来传递机械力。

三相异步电动机的转子根据结构不同可分为鼠笼式和绕线式两种。

图4-11为鼠笼式电动机转子结构示意图。鼠笼式转子中,铁芯的每个凹槽中有一根导条,在铁芯两

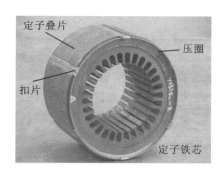
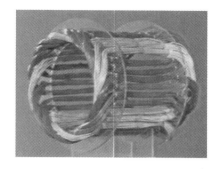

图 4-10 三相异步电动机的定子铁芯及定子绕组结构

端用短路环短接,形成一个多相对称短路绕组(一个槽为一相)。如果去掉转子铁芯,整个绕组犹如一个"松鼠笼子",由此得名。大型电动机多用铜导条和铜端环组成,中、小型电动机采用铸铝导条,连同端环、冷却用的风叶一次浇铸成型。

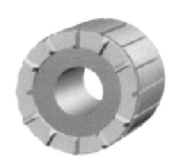
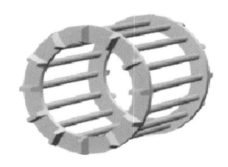

图 4-11 鼠笼式电动机转子结构示意图

图 4-12 为绕线式异步电动机转子结构示意图。在转子铁芯凹槽中放置三相对称绕组,三相绕组一般采用星形联结,三相绕组的末端接在一起,三相绕组的首端分别接至转轴上三个彼此绝缘的铜制滑环上,经电刷引出,再经串联电阻后短接起来。转子回路串接电阻,可以改善电动机的启动性能或实现电动机调速。

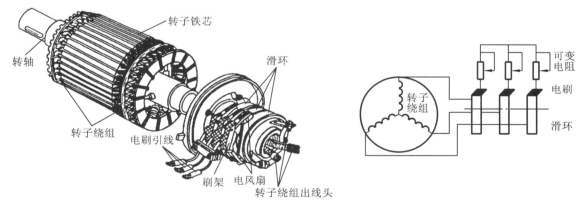

图 4-12 绕线式电动机转子结构示意图

绕线式电动机和鼠笼式电动机虽然转子结构不同,但工作原理基本相同。电动机的定子和转子,一动一静。转子通过转轴在轴承的支撑下旋转,转轴装在端盖上,两端盖用螺栓紧固在电动机机座外壳上,轴承上涂有适量的润滑油并用轴承盖盖着,以减小摩擦及防止灰尘进入。定子和转子之间应留有适当大小的空隙,空隙太小容易引起转子与定子相碰;空隙太大则会增加磁阻。一般小型电动机的间隙为0.35~0.5 mm,大型电动机的间隙为1~1.5 mm。

鼠笼式电动机结构简单、价格低廉、工作可靠,但是不能人为改变电动机的机械特性。绕线式电动机虽然结构复杂、价格较贵、维护工作量大,但是转子外接电阻可以人为改变电动机的机械特性。

二、三相异步电动机的工作原理

为了更好地说明三相异步电动机的工作原理,我们首先来做一个实验。如图 4-13 所示,将一个可以绕轴旋转的铝框放置在马蹄型磁铁的两极之间,磁铁架装在固定支架上,并装有手柄。转动手柄,磁铁在手柄的带动下绕铝框旋转,这时,我们会观察到铝框也随着磁铁的转动而转动起来,并且转动方向相同。由此说明,在旋转的磁场作用下,闭合导体切割磁感线产生感应电动势形成感应电流,从而成为磁场中的通电导体,进而受到磁场力的作用而顺着磁场的方向旋转。

1. 旋转磁场的产生

三相异步电动机采用三相电源供电,在三相对称定子绕组中通入三相对称交流电,产生旋转磁场。图 4-14 为电动机三相绕组的排列示意图。三相定子绕组 U_1U_2、V_1V_2、W_1W_2 嵌放在定子铁芯的凹槽内呈对称分布,彼此相差120°。三相绕组采用星型连接方法,尾端 U_2、V_2、W_2 连在一起,首端 U_1、V_1、W_1 接三相交流电。

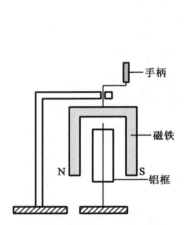

图 4-13　磁铁转动对铝框的影响

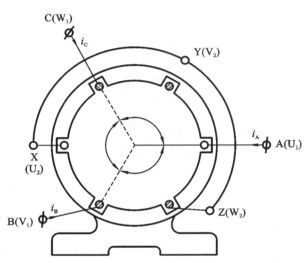

图 4-14　电动机三相绕组的排列示意图

图 4-15 为三相交流电产生旋转磁场的示意图。当电流为正时,电流从线圈的首端流入,尾端流出;当电流为负时,电流从线圈的尾端流入,首端流出。将三相交流电 i_A、i_B、i_C 分别通入三相对称定子绕组 AX、BY、CZ,便产生一个旋转磁场。

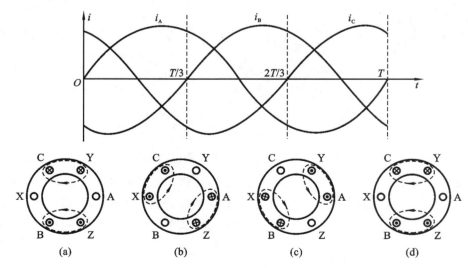

图 4-15　三相交流电产生旋转磁场的示意图

当 $\omega t = 0°$ 时,A 相电流 $i_A = 0$;C 相电流 $i_C > 0$,电流从首端 C 流入,尾端 Z 流出;B 相电流 $i_B < 0$,电流

从首端 B 流出,尾端 Y 流入。根据右手螺旋法则,可判断出此时电流产生的合成磁场方向如图 4-15(a)所示。

当 $\omega t = 120°$ 时,B 相电流 $i_B = 0$;A 相电流 $i_A > 0$,电流从首端 A 流入,尾端 X 流出;C 相电流 $i_C < 0$,电流从首端 C 流出,尾端 Z 流入。根据右手螺旋法则,可判断出此时电流产生的合成磁场方向如图 4-15(b)所示。与 $\omega t = 0°$ 时相比,磁场方向沿顺时针旋转了 120°。

同理,可判断出 $\omega t = 240°$、$\omega t = 360°$ 时合成磁场的方向,如图 4-15(c)、(d)所示。$\omega t = 240°$ 时磁场方向较 $\omega t = 120°$ 时相比,又顺时针旋转了 120°。$\omega t = 360°$ 时磁场方向较 $\omega t = 240°$ 时相比,又顺时针旋转了 120°。综上所述,随着电流的周期性变化,磁场也在不断地旋转,这就是旋转磁场。这个旋转磁场与马蹄型磁铁的旋转作用相同。

旋转磁场的转向:磁场的旋转方向与三相交流电的相序一致。所谓三相交流电的相序即三相交流电出现正最大值的顺序,图 4-15 所示的三相交流电的相序为 A、B、C,此时,磁场顺时针旋转。如果改变通入三相定子绕组的三相交流电的相序,即将三相电源的任意两相对调,则旋转磁场的方向改变。如将三相电源的 B 相和 C 相对调,三相交流电的相序为 A、C、B,磁场逆时针旋转。

旋转磁场的转速:旋转磁场的转速称为电动机的同步转速,用 n_0 表示,单位是"转/分",符号为"r/min"。它的大小由电源频率和磁极对数决定,即

$$n_0 = \frac{60f}{p} \tag{4-1}$$

式中:f 为交流电的频率,工频交流电 $f = 50$ Hz;p 是定子绕组产生的磁极对数,取决于定子线圈的分布方式。

如图 4-16 所示的电动机,线圈数目较图 4-14 所示的增加了 1 倍,每两个相隔 180° 的线圈串联组成一个绕组。图中,U 相绕组由 U_1U_2 和 U_3U_4 串联组成,W 相绕组由 W_1W_2 和 W_3W_4 串联组成,V 相绕组由 V_1V_2 和 V_3V_4 串联组成,将三相绕组的尾端 U_4、W_4、V_4 连在一起,首端 U_1、W_1、V_1 接三相电源,形成星型连接方法,便能产生两对磁极的旋转磁场。其产生的旋转磁场如图 4-17 所示,当电流变化一个周期时,磁场只旋转了 180°,即转了 1/2 转。而对于一对磁极($p = 1$)的电动机,电流变化一个周期时,磁场旋转了 360°,即转了一圈。依此类推,对于 P 对磁极的电动机,当电流变化一个周期时,磁场在空间就旋转 $1/p$ 转。表 4-2 列出了对于使用工频交流电频率 $f = 50$ Hz 的电动机,不同磁极对数时的同步转速。

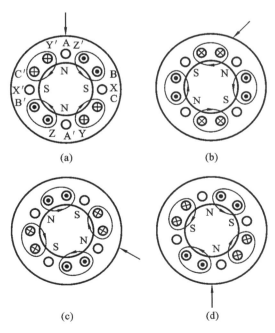

(a) (b)

(c) (d)

图 4-17 两对磁极的旋转磁场的转速

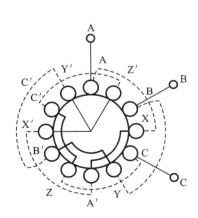

图 4-16 两对磁极电动机的定子绕组

表 4-2　$f=50$ Hz 时电动机的同步转速

磁极对数 p	1	2	3	4	5	6
$n_0/(\text{r/min})$	3000	1500	1000	750	600	500

2. 电动机转子的转动

图 4-18 为电动机转子转动原理图。三相异步电动机的转子绕组处在定子绕组所产生的旋转磁场中，当旋转磁场转动时,静止的转子和旋转磁场间有相对运动,转子切割磁感线产生感应电动势,并在闭合的转子绕组中形成感应电流,其方向由右手定则判定。载有电流的转子绕组在旋转磁场中受到磁场力 F 的作用,F 的方向由左手定则来确定。电磁力在转轴上形成电磁转矩,于是转子绕着转轴转动起来。由图 4-18 可见,转子的转动方向与旋转磁场的转动方向一致,即转子跟着磁场转动。

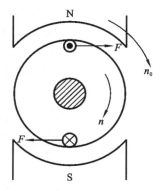

图 4-18　电动机转子转动原理图

转子的转速即为电动机的转速,用 n 表示。虽然转子的转动方向和旋转磁场的转动方向一致,但转子的转速 n 始终小于旋转磁场的转速 n_0。这是因为如果两者的转速相等,则意味着它们之间无相对运动,这样,转子绕组就不做切割磁感线运动,转子绕组中就没有感应电流,就不会受到磁场力作用,转子就不会旋转。所以,转子的转速总是小于旋转磁场的转速,即电动机的转速总是小于电动机的同步转速,因此,称为异步电动机。

异步电动机同步转速和转子转速的差值与同步转速之比称为转差率,用 S 表示,即

$$S = \frac{n_0 - n}{n_0} \tag{4-2}$$

转差率是异步电动机的一个重要参数,通过转差率能够反映电动机的运行状况。电动机启动时,转速为零,转差率 $S=1$;转子转速越接近同步转速,转差率就越小;一般三相异步电动机的转速接近同步转速。通常异步电动机在额定负载运行时的转差率为 $1\%\sim 9\%$。

【例题 4-1】　有一台 4 极三相异步电动机,电源频率为 50 Hz,转速为 1440 r/min,试求这台三相异步电动机的转差率。

解　因为磁极对数 $p=2$,所以同步转速为

$$n_0 = \frac{60f}{p} = \frac{60\times 50}{2}\ \text{r/min} = 1500\ \text{r/min}$$

转差率为

$$S = \frac{n_0 - n}{n_0} \times 100\% = \frac{1500-1440}{1500}\times 100\% = 4\%$$

三、三相异步电动机的使用

1. 电动机的正确选用

每台三相异步电动机在出厂时,机壳上都有一块铭牌,如表 4-3 所示。铭牌上标注了电动机的型号、额定值和额定运行情况下的有关技术数据,额定运行指电动机按铭牌上所规定的额定值和工作条件运行。它是我们正确使用电动机的依据。

表 4-3　三相异步电动机铭牌

型号　Y132M-4	功率　7.5 kW	频率　50 Hz
电压　380 V	电流　15.4 A	接法　△
转速　1440 r/min	绝缘等级　B	工作方式　连续
年　　月	编号	××电机厂

（1）型号:用字母及数字来表示电动机的种类、结构特点及磁极对数等。如表 4-3 中型号为 Y132M-4 的电动机,Y 表示三相异步电动机,132 表示机座中心高度为 132 mm,M 为机座长度代号,4 为磁极对数。

（2）功率：电动机在额定运行时，转子轴上输出的机械功率，单位为 W 或 kW。

（3）频率：电动机在正常工作时，定子所接电源的频率，单位为 Hz，中国电网 $f=50$ Hz。

（4）电压：电动机在额定运行时，加在定子绕组上的线电压值。

（5）电流：电动机在额定运行时，定子绕组的线电流值。

（6）接法：电动机有星型和三角形两种连接方法。

（7）转速：电动机在额定运行时，转子的转速。

（8）绝缘等级：在电动机中，绕组与铁芯、绕组与绕组之间都必须用绝缘材料分割。绝缘等级是按这些绝缘材料在使用时允许的极限温度来分级的。绝缘等级分为 A、E、B、F、H、C 六级。目前，电动机一般多采用 E 级和 B 级。

（9）工作方式：电动机的运转状态，分为连续、短时和断续三种。连续表示电动机可在规定条件下连续运行；短时表示只能在规定的时间内短时运行；断续表示只能短时运行，但可多次断续运行。

2. 电动机的接线方法

三相异步电动机的定子绕组有星形和三角形两种连接方法，采用哪种连接取决于电动机的铭牌规定。电动机的连接方法如图 4-19 所示。将三相定子绕组的尾端 U_2、W_2、V_2 连在一起，首端 U_1、W_1、V_1 分别接三相电源 U 相、W 相、V 相，这种连接方法称为星型连接；将三相定子绕组依次首尾相连，即将 W_2U_1 连接，U_2V_1 连接，V_2W_1 连接，接三相交流电源的连接方法称为三角形连接。

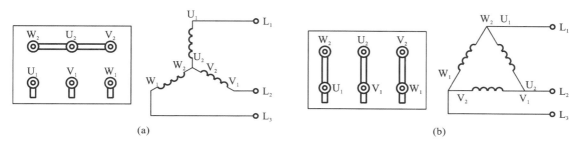

图 4-19 异步电动机的星形、三角形连接

（a）Y 连接；（b）△连接

要想改变电动机的转向，只需改变通入三相定子绕组的三相交流电的相序即可，即将三相电源的任意两相交换，电动机就改变转向。

3. 三相异步电动机的启动

电动机从开始启动到匀速转动的过程称为电动机的启动过程。由于启动时旋转磁场的额定转速和转子的转速相差很大，因此转子线圈中感应电流即启动电流很大，为额定电流的 4～7 倍。特别是当电动机的功率较大时，它的启动将引起电网上电压的严重下降，影响电网上其他电器设备的正常使用。为了减小启动电流，缩短启动时间，电动机常采用以下启动方式。

（1）直接启动：直接启动也称为全压启动，一般小容量的电动机可采用此种启动方法。即将三相交流电源直接接入三相定子绕组。

（2）降压启动：将接在电动机定子绕组上的电压降低的一种启动方法。降压启动可以有效地减小启动电流。常用的降压启动方法有星型-三角形启动、自耦变压器降压启动等。

星型-三角形启动：电动机三相定子绕组启动时采用星型连接法，当转速升高到一定程度时，再改变为三角形连接，电动机进入额定运行状态。这样，启动时加在定子绕组每相上的电压只有额定电压的1/3。

自耦变压器降压启动：该方法是利用三相自耦变压器的降压作用，将电动机启动过程中的电压降到一定数值，启动完毕，再将自耦变压器切除。电动机进入全压运行。

4. 三相异步电动机的调速

所谓调速就是在同一负载下能得到不同的转速，以满足生产机械对转速的不同需要。常用的调速方法有以下几种。

（1）变频调速：随着科技的进步，变频调速技术也飞速发展。变频装置主要由整流器和逆变器两大部分组成。整流器的主要功能是将频率为 50 Hz 的工频交流电转变为直流电；逆变器的主要作用是将直流电转换成频率可调、电压可调的三相交流电,供给三相交流电动机。频率可调范围一般为 0.5～320 Hz。此种方法可以得到无极调速,具有较硬的机械特性,应用比较广泛。

(2)变极调速:由同步转速 $n_0 = \dfrac{60f}{p}$ 可知,如果磁极对数 p 小一半,则旋转磁场的转速 n_0 便提高一倍。因此,改变 p 可以得到不同的转速。而磁极对数则取决于定子绕组的连接方法。变极调速在机床上应用较多。

(3)变转差率调速:绕线式电动机常采用这种调速方法。在电动机的转子电路中接入一个调速电阻,改变电阻的大小,可以得到平滑调速。例如,减小调速电阻时,转差率下降,转速 n 上升。该调速方法的优点是设备简单、投资小,但能量损耗较大,一般用在起重设备中。

 # 第三节　单相异步电动机

单相异步电动机是使用单相交流电源供电的电动机,一般市电 220 V 的地方都可以使用。相比于同容量的三相异步电动机,单相电动机体积大、效率低、运行性能差,因此,在工农业生产中应用较少。但由于单相异步电动机具有结构简单、成本低、噪声小、不需要三相电源、运行可靠等优点,在家用电器、自动控制和医疗器械中有着广泛应用。

单相异步电动机的结构及工作原理与三相异步电动机的类似,也由定子和转子组成,在定子绕组产生的旋转磁场作用下,形成电磁转矩而使电动机工作。

在三相异步电动机的三相定子绕组中通入三相对称交流电即可产生旋转磁场。但是,如果简单地在单相异步电动机的定子绕组通入单相交流电,是不能产生旋转磁场的。随着单相电流的周期性变化,电动机内将产生一个大小及方向随时间变化的磁场,称为脉动磁场,如图 4-20 所示。

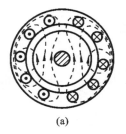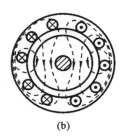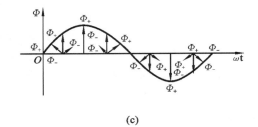

(a)　　　　　　　　(b)　　　　　　　　　　(c)

图 4-20　单相异步电动机的脉动磁场

(a)正半周;(b)负半周;(c)脉振磁势变化曲线

原来静止的转子处于这样的脉动磁场中是不会启动运转的,其原因可以通过图 4-21 来说明。图中,圆圈代表转子线圈,假设此时脉动磁场 Φ 的方向向下,并按正弦规律由小到大,根据楞次定律,感应电流产生的磁场 Φ' 阻碍脉动磁场 Φ 的增强,即 Φ' 的方向向上,因此转子线圈在左右两侧所受到的磁场力相互抵消,故合成电磁转矩为零。对脉动磁场在任意时刻的状态加以分析,均可得到同样的结论,即脉动磁场不能对转子产生启动转矩而使之转动。

要想使单相异步电动机按预期方向启动运转,必须采取一些启动措施。根据启动方法,单相异步电动机可以分为剖相式和罩极式。下面分别叙述。

1. 剖相式异步电动机

剖相式电动机包括分相式、电容式和电容运转式三种,这里主要介绍电容运转式电动机。

电容运转式电动机的定子槽中嵌有两个绕组,分别称为主绕组(AX)和副绕组(BY),主绕组和副绕组空间上互隔 90°,主绕组和副绕组由同一单相交流电源供电(220 V),主绕组直接与电源相连,副绕组与电容 C 串联后再接入电源,电容称为移相(剖相)电容,如图 4-22 所示。

由于电容的作用,使两绕组的电流相位不同。如果选择恰当,可使副绕组电流超前主绕组电流 90°,如图 4-23 所示。

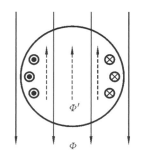

图 4-21 脉动磁场中的转子导体

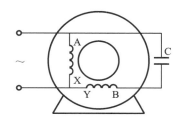

图 4-22 电容运转式电动机接线图

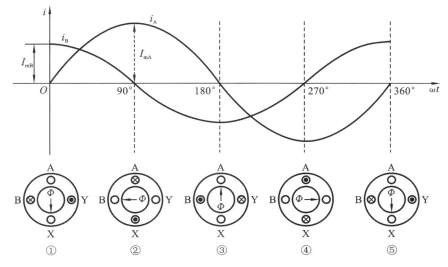

图 4-23 单相异步电动机旋转磁场的产生

图中,AX、BY 分别表示主、副绕组的首、尾端,假设电流大于零时电流由绕组的首端流向尾端,参考三相异步电动机旋转磁场的分析方法,可分析得到一个周期内的几个不同时刻两相电流产生的磁场。由图可知,随着电流的周期性变化,磁场方向也随之改变,从而得到旋转磁场。

转向:旋转磁场的方向与两个绕组中电流的相位有关,改变两个绕组中电流的相位关系,就能实现电动机转向的改变。在具体电路中,可以通过将两绕组的任一始、末端对调或调换电容器串联的位置来实现,如图 4-24 所示。洗衣机中电动机的正、反转,通常就是利用定时器中的自动转换开关来进行切换的。

调速:剖相式异步电动机的电磁转矩与外加电压的高、低有关。故电动机的调速可通过串联有抽头的扼流圈来实现,如图 4-25 所示。选择扼流圈抽头可以改变定子绕组上的电压,从而改变电动机的转速。一般电风扇的调速多采用这种方式。医院 X 线机中旋转阳极的控制也采用这种调速方式。

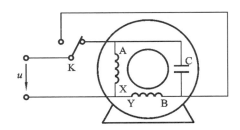

图 4-24 剖相式电动机正、反转控制电路

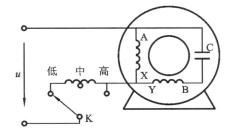

图 4-25 电动机调速接线图

2. 罩极式异步电动机

罩极式异步电动机的定子用硅钢片叠压而成,内缘具有凸出的磁极。主绕组绕在磁极上。每个磁极的一侧开有小槽,用来嵌放副绕组——罩极端路磁环,如图 4-26 所示。当主绕组中接通电源后,在磁极中产生磁通,磁通的一部分穿过罩极端路磁环,在环中产生感应电流。根据楞次定律,感应电流产生的磁通

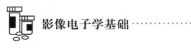

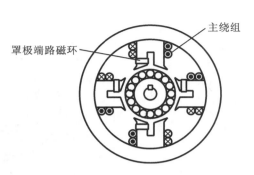

图 4-26 罩极式电动机结构

将阻碍有罩极端路磁环的那部分磁极中磁通的变化。

当主绕组中正弦电流随时间增大时,磁极上无环部分的磁通也增大,而有环部分由于感应电流产生的磁通的阻碍,磁场被削弱,故此时在磁极下面的磁场分布是不均匀的,无环部分较强,有环部分较弱。当主绕组中正弦电流随时间减小时,磁极的无环部分磁通也随之减小,有环部分磁通则由于感应电流产生磁通的影响而使其增强。此时,磁极下面磁场的分布也是不均匀的,无环部分较弱,有环部分较强。综上所述,当主绕组中电流随时间变化时,磁极下面磁场的强弱也随之在无环部分与有环部分之间变化,这相当于在定子空间内有一个连续移动的磁场,其作用与旋转磁场作用相似,因此,可以使转子获得启动转矩而转动。

由于主绕组和副绕组的空间位置不可改变,因此,罩极式电动机的旋转方向是不可改变的,它的旋转方向总是从同磁极的无环部分转向有环部分。罩极式电动机结构简单,工作可靠,但是转矩很小,功率一般只有几瓦至十几瓦,常用于小型仪器中。

 # 第四节　直流电动机

直流电动机与交流电动机相比,虽然有结构复杂、价格较贵、故障较多等缺点,但在调速性能和启动转矩方面明显优于交流电动机,因此,对调速要求较高的生产机械(如龙门刨床、轧钢机等)或需要较大启动转矩的生产机械(如起重设备等)常采用直流电动机。

一、直流电动机的结构

直流电动机主要由静止部分和转动部分组成。

(1)静止部分:也称定子,如图 4-27(a)所示,由机壳和磁极两部分组成。磁极的作用是在电动机中产生磁场,由极掌和极芯组成。极芯上放置励磁绕组,极掌用来使电动机空气隙中磁感应强度的分布最为合适。另外,它也可用于阻挡励磁绕组。

(2)转动部分:又称电枢,如图 4-27(b)所示,呈圆柱形,电枢铁芯由硅钢片叠制而成,表面凹槽放置由结构、形状相同的线圈组成的电枢绕组。

(3)换向器:是直流电动机的特殊结构,如图 4-27(c)所示,由楔形铜片组成,铜片间用云母绝缘。表面有用弹簧压紧的固定的电刷,完成直流到交流的转换。

二、直流电动机的工作原理

直流电动机也是基于电磁感应的原理而工作的。其工作原理可以通过图 4-28 来说明。图中,N、S 是主磁极,采用的是直流励磁,建立恒定磁场。电枢绕组中有一个线圈,两个引出端分别连在两个换向片上,换向片和电枢绕组随转子转动,电刷 A、B 固定不动,分别接在两个换向片上,通过电刷和换向片的接触将电枢绕组和外电路接通。

当直流电从 A、B 两电刷流过时,A 接电源正极,B 接电源负极,电枢电流方向如图 4-28 所示。电枢绕组的 ab、cd 两边处在磁场中,受磁场力作用如图 4-28 所示(左手定则可判断),这对力产生电磁转矩,使

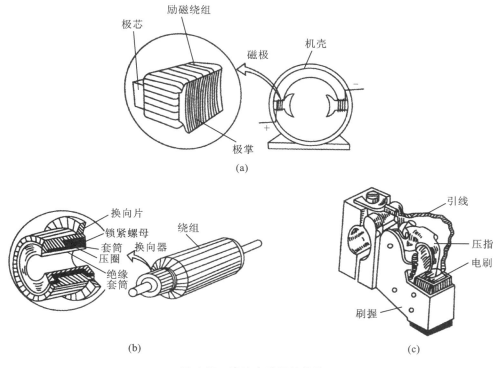

图 4-27 直流电动机的构造

(a) 定子;(b) 电枢;(c) 换向器

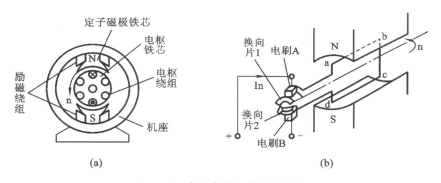

图 4-28 直流电动机的工作原理

电动机电枢逆时针旋转。

当电枢转过 $180°$ 后,线圈 ab 边转到磁极 S 下,而线圈 cd 边转到磁极 N 下,换向片 1 与电刷 B 接触,换向片 2 与电刷 A 接触,线圈 ab、cd 中电流方向也随之改变,如图 4-28 所示。由左手定则可判断此时电动机电枢绕组所受电磁转矩仍然是电动机逆时针方向旋转。

综上所述,换向器的作用是将电源的直流电变换成电枢绕组的交流电,以保持电磁转矩方向不变,使电动机转子能按一定方向连续旋转。

三、直流电动机的启动

直流电动机作为驱动机械,也有对启动的性能要求:一方面要求有足够大的启动转矩,启动时间短;另一方面要求启动电流限制在允许范围内,通常为额定电流的 $1.5 \sim 2.5$ 倍。下面以并励直流电动机为例,介绍直流电动机的启动。

1. 直接启动

所谓直接启动就是在不采用任何限流措施的情况下,电枢绕组直接接额定电压启动。启动瞬间转子转速 $n=0$,电枢绕组的电动势为 0,加额定电压时,电枢的启动电流为

$$I_{st} = \frac{U - E}{R_a} = \frac{U}{R_a}$$

由于电枢绕组的电阻 R_a 很小,启动电流可达额定电流的 $10 \sim 20$ 倍,这样大的启动电流,一方面可能在换向器上产生火花,损坏换向器,这是不允许的;另一方面,由于启动转矩正比于启动电流,故启动转矩也很大,启动转矩过大可能造成生产机械的机械性损伤。因此,直接启动只允许用于容量较小的电动机中。

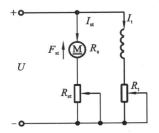

图 4-29 电枢回路串电阻启动

2. 电枢回路串入电阻启动

为了限制启动电流,可以在电枢绕组回路中串入适量的限流电阻 R_{st},如图 4-29 所示。启动瞬间转子转速 $n = 0$,电枢绕组的电动势为 0,启动电流为

$$I_{st} = \frac{U}{R_a + R_{st}}$$

R_{st} 是启动电阻,启动时接入,随着电动机转速的升高,逐渐切除启动电阻。

四、直流电动机的调速

调速就是在一定的负载下获得不同的转速,以满足生产的不同需求。直流电动机有两种调速方法,即改变磁通调速和改变电压调速。他励电动机常采用变电压调速,并励电动机常采用变磁通调速。

他励电动机中,在负载转矩保持不变,额定励磁不变,电枢回路电阻不变的情况下,降低电枢电压,转速降低。在并励电动机中,当电动机端电压一定,电枢回路电阻不变时,减小励磁电流可使磁通减少,转速增高。

习题

4-1 名词解释:转差率。

4-2 三相电动机的转子主要是由转子铁芯、_____和转轴组成。

A. 开关   B. 磁铁   C. 绕组   D. 鼠笼转子或者绕线型转子

4-3 三相异步电动机工作时需要接_____。

A. 两根火线和一根零线   B. 两根火线

C. 三根火线   D. 一根火线和一根零线

4-4 单相异步电动机工作时需要接_____。

A. 两根火线和一根零线   B. 两根火线

C. 三根火线   D. 一根火线和一根零线

4-5 若三相电机的磁极对数为 2,接 50 Hz 的交流电,则磁场转速为_____。

A. 3000 r/min   B. 1500 r/min   C. 1500 r/s   D. 3000 r/s

4-6 如图 4-30 所示,电路中的单相异步电动机_____状态下转速更快。

A. 第一个   B. 第二个   C. 一样快   D. 不能确定

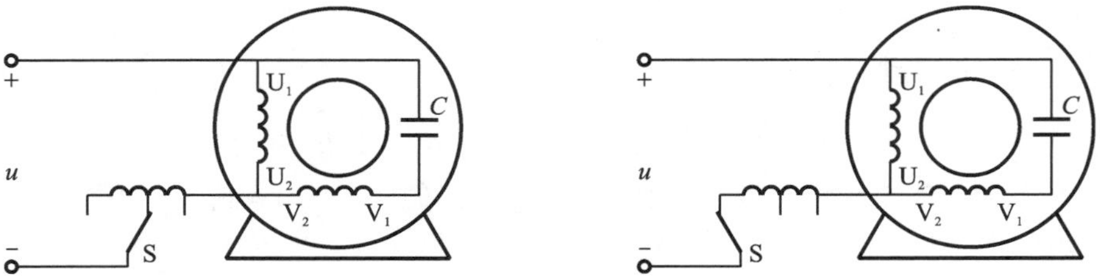

图 4-30 题 4-6 图

4-7 要想使电容分相式单相异步电动机反转,应采取的正确措施是_____。

A. 将两根电源线对调   B. 将主绕组或副绕组的首末端对调

C. 将主绕组或副绕组的首末端同时对调　　D. 以上三种方法都行

4-8　一台三相四极异步电动机的额定频率为 50 Hz,额定转速为 1464 r/min,问同步转速和转差率各为多少?

4-9　简述直流电动机换向器的作用。

4-10　什么是低压电器? 低压电器中动触点、静触点、动合触点、动断触点的含义是什么?

4-11　在控制线路中短路保护和过载保护一般分别采用什么电器来实现?

第五章　半导体及器件

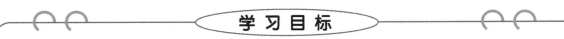

学习目标

　　了解半导体材料特性，掌握半导体二极管和晶体三极管基本结构、工作特性和伏安关系，掌握整流、滤波和硅稳压管稳压电路的基本结构和工作原理。

　　用半导体材料制成的器件统称为半导体器件，它们是构成各种电子电路的关键元件，是学习电子技术和分析电子电路必不可少的基础。本章首先介绍半导体的基础知识，然后介绍半导体二极管和三极管的结构、特性和基本应用。其他半导体器件将在后续各章节中介绍。

第一节　半导体基础知识

　　导电能力介于导体与绝缘体之间的物质称为半导体。常见的半导体有硅、锗、硒以及大多数金属氧化物等。半导体之所以得到广泛应用，是因为其具有热敏性、光敏性和掺杂性等特殊性能。

一、本征半导体

　　本征半导体是一种纯净的、具有晶体结构的半导体。常用的有单晶硅和单晶锗。它们都是 4 价元素，每个原子的 4 个价电子分别与相邻的 4 个原子的价电子组成共价键，使每个原子的最外层形成 8 个电子的较稳定结构。由于热运动，少量能够获得足够的能量而挣脱原子核束缚的价电子称为自由电子，在原共价键上留下了一个空位，称为空穴。可见，由此形成的自由电子和空穴总是成对出现的，故又称为电子空穴对，如图 5-1 所示。带有空穴的原子因为少了一个电子而显正电性，可以把空穴看作带一个单位的正电荷。邻近原子的价电子很容易被空穴吸引过来，填补这个空穴，这种现象称为复合。同时，在失去价电子的原子共价键中出现了一个新的空穴，相当于空穴从原共价键移动到附近共价键上，因此，可以认为空穴也是能够移动的。

　　在本征半导体中存在着自由电子和空穴两种载流子，都可以自由移动而形成电流。当有外电场存在时，自由电子将逆电场方向移动而形成电子电流；空穴沿电场方向移动形成空穴电流。自由电子和空穴的运动方向相反，形成电流的方向相同，总电流为两者之和。

　　本征半导体中电子空穴对不断产生与复合，并在一定的外部条件下达到动态平衡，载流子维持一定数目。在通常情况下，本征半导体中所激发出的电子空穴对数目很少，所以半导体的导电能力远不及导体；当温度升高或受光照时，电子空穴对数目增加，导电能力增强。这就是半导体的热敏性和光敏性。

二、杂质半导体

　　光照和提高温度对改善半导体的导电能力极为有限。为了更有效地提高半导体的导电性能，通常采用掺杂的方法来实现。

　　在本征半导体中有意识地掺入微量的某些杂质元素，就会使其导电能力大大增强。根据掺入杂质元

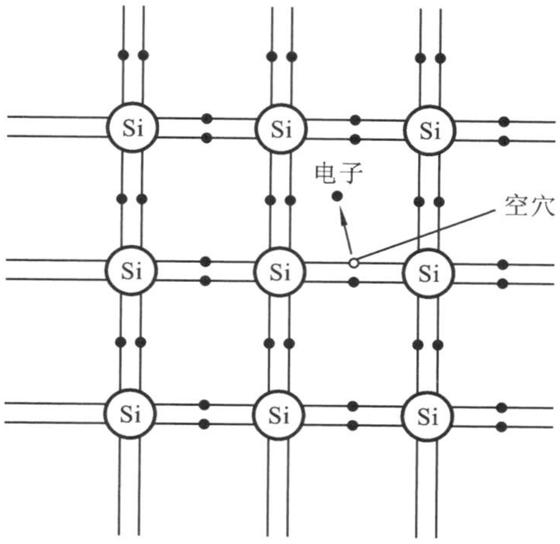

图 5-1 硅晶体中电子空穴对的形成

素的性质不同,杂质半导体可分为 P 型半导体和 N 型半导体两种类型。

1. N 型半导体

如果在本征半导体硅(或锗)中掺入微量元素的 5 价磷(或砷、锑等),某些硅原子的位置被磷原子所取代,如图 5-2 所示。由于磷原子有 5 个价电子,与周围硅原子形成共价键时,就多出一个电子,这个电子很容易挣脱磷原子的束缚而成为一个自由电子,同时磷原子因失去一个电子而成为一个正离子,它固定在晶体中不能移动,因而不能参与导电。可见,每掺入一个磷原子,就能提供一个自由电子,故杂质半导体的导电能力急剧增大。

此种半导体中,原来的晶体仍会产生电子空穴对,但由于杂质的掺入,使得自由电子的数目远大于空穴的数目。掺入微量 5 价元素的半导体的导电能力主要靠电子,这种半导体称为电子导电型(N 型)半导体。其中电子称为多数载流子(简称多子),空穴称为少数载流子(简称少子)。

2. P 型半导体

如果在本征半导体硅(或锗)中掺入微量的 3 价元素硼(或铝、铟等),由于硼原子只有 3 个价电子,如图 5-3 所示,这个空穴很容易从邻近硅原子的共价键中获得一个电子而使硅原子出现一个空穴,同时硼原子因得到一个电子而成为一个带负电的离子。可见,每掺入一个硼原子,就能提供一个空穴,故杂质半导体的导电能力急剧增大。

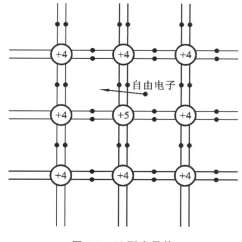

图 5-2 N 型半导体

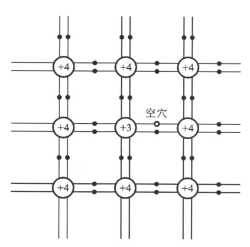

图 5-3 P 型半导体

此种半导体中,空穴的数目远大于自由电子的数目,主要靠空穴导电,多数载流子是空穴,少数载流子是电子。这种半导体称为空穴导电型(P 型)半导体。

三、PN 结的形成及特性

1. PN 结的形成

将 N 型半导体和 P 型半导体采用一定的工艺结合在一起,在两者的交界面附近便形成一个 PN 结。其形成过程如图 5-4 所示。

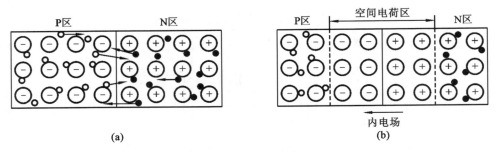

图 5-4　PN 结的形成
(a) 多子扩散示意图;(b) PN 结的形成

由图 5-4(a)可见,界面两侧存在着明显的载流子浓度差,N 区的多子(自由电子)必然向 P 区扩散;同样,P 区的多子(空穴)向 N 区扩散。这种因浓度差引起的载流子从高浓度区向低浓度区的运动称为扩散运动,所形成的电流称为扩散电流。

在扩散过程中,自由电子与空穴相遇而复合,在 N 区和 P 区分别留下一层不能移动的正离子和负离子薄层,称为空间电荷区,如图 5-4(b)所示。

空间电荷区形成一个由 N 区指向 P 区的内电场。内电场的存在阻碍了扩散运动,故空间电荷区也叫阻挡层。P 区的少子(电子)向 N 区漂移,N 区的少子(空穴)向 P 区漂移,这种运动称为漂移运动。扩散运动和漂移运动的方向相反,多子扩散运动使空间电荷区加厚,内电场增强,从而使少子的漂移运动增强。当扩散与漂移达到动态平衡时,便形成一定厚度的空间电荷区,称其为 PN 结。在 PN 结中,可以移动的载流子数目极少,故又称为耗尽层。

2. PN 结的单向导电性

(1) PN 结正向偏置:给 PN 结加上电压,使电压的正极接 P 区,负极接 N 区,称为 PN 结正向偏置(或正向连接),如图 5-5(a)所示。由于外加电场与内电场方向相反,削弱了内电场的作用,使空间电荷区变窄了,打破了原来的动态平衡,多数载流子的扩散运动大大增强,形成较大的扩散电流(正向电流)。电源则不断提供电荷,使电流得以维持。

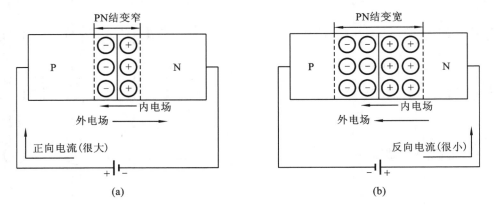

图 5-5　PN 结的单向导电性
(a) PN 结正向偏置;(b) PN 结反向偏置

当 PN 结外加正向电压稍有增大,就能引起正向电流显著增大,相当于 PN 结正向电阻很小,处于正向导通状态。

(2) PN 结反向偏置:将 PN 结按图 5-5(b)所示的方式连接,即 PN 结反向偏置(或反向连接)。这时外加电场与内电场方向一致,空间电荷区变宽,打破了原来的动态平衡,使扩散运动减弱,漂移运动增强,形成漂移电流。由于漂移运动是少子运动,因而反向漂移电流很小。若忽略漂移电流,则可以认为 PN 结处于截止状态。

综上所述,PN 结正向偏置时,处于导通状态,其正向电流较大,正向电阻很小,可视为短路;PN 结反向偏置时,处于截止状态,其反向电流很小,可忽略,反向电阻很大,可视为开路,这就是 PN 结的单向导电特性。

第二节 半导体二极管

一、基本结构

1. 结构、符号及类型

给 PN 结加上相应的电极引线和管壳,就成为半导体二极管(也称晶体二极管,简称二极管)。

二极管按其结构可以分为点接触型和面接触型两类。点接触型二极管如图 5-6(a)所示,它由一根含 3 价镓的金属丝压在 N 型硅或锗晶片上,然后通以瞬时大电流,产生大量的热,使触丝尖端镓原子掺入 N 型硅或锗晶片上,触丝尖端附近的 N 型半导体转变成 P 型半导体,从而形成 PN 结。这类管子不能承受较高的反向电压和较大的电流,但其高频性能好,故适用于高频和小功率的工作,如高频检波、脉冲数字电路中的开关元件和小电流的整流。面接触型二极管如图 5-6(b)所示。将 3 价元素铝球置于 N 型硅片上,加热使铝球与硅片接触部分熔化,互相渗透,形成合金。重新结晶的固体硅中含有大量的铝元素,从而使铝球接触的那部分硅片转化为 P 型,与下面的 N 型硅形成 PN 结。这类二极管允许通过较大的电流,能承受较大的反向电压和功率表,但其工作频率较低,适用于低频电路及整流电路。

图 5-6(c)是硅工艺平面型二极管的结构图,是集成电路中常见的一种形式。图 5-6(d)是二极管的图形符号。

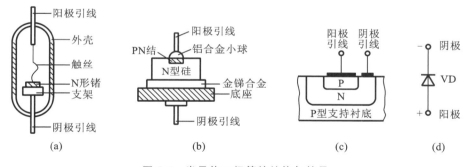

图 5-6 半导体二极管的结构与符号
(a)点接触型;(b)面接触型;(c)平面型;(d)图形符号

2. 命名方法

二极管的种类很多,必须用一定的命名方法加以区分。国内外的命名方法有所不同。我国国家标准(GB/T 249—89)规定,半导体器件的型号由五部分组成,如图 5-7 所示,其命名规则如下。

第一部分:2 表示二极管。

第二部分:用英文字母表示器件的材料。

A——N 型锗材料;B——P 型锗材料;C——N 型硅材料;D——P 型硅材料。

第三部分:用英文字母表示器件的类型。

P——普通管;V——微波管;W——稳压管;C——参量管;Z——整流管;L——整流堆;S——隧道管;N——阻尼管;U——光电器件;K——开关管。

第四部分:用数字表示器件序号。

第五部分:用英文字母表示规格的区别代号。

A、B、C、D、E 表示耐压档次,如 A 是 25 V 耐压,B 是 50 V 耐压,C 是 100 V 耐压。

如 2CP10A,"2"表示电极数为 2,即二极管,"C"表示 N 型硅材料,"P"表示普通管,"10"表示序号,"A"表示 25 V 耐压。

二、伏安特性

二极管两端的电压和通过它的电流之间的关系曲线,称为二极管的伏安特性曲线。它形象地描述了二极管的单向导电性,如图 5-8 所示。图中实线为硅管的伏安特性,虚线为锗管的伏安特性。

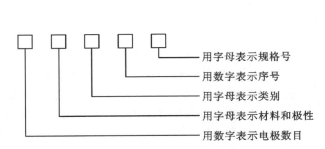

图 5-7　半导体器件的型号组成

用字母表示规格号
用数字表示序号
用字母表示类别
用字母表示材料和极性
用数字表示电极数目

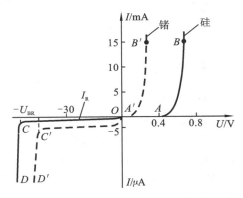

图 5-8　二极管的伏安特性曲线

1. 正向特性

二极管正向偏置时,就产生正向电流。当正向电压较小时,外电场不足以抵消内电场的作用,正向电流极小,近似为零,二极管呈现较大的电阻(OA、OA'段),通常称这一段为死区,相应的 $A(A')$ 点的电压称为死区电压。死区电压的数值随管子的材料和环境温度的变化而不同,在室温下硅管约为 0.5 V,锗管约为 0.1 V。当正向电压超过死区电压时,正向电流就会急剧增大,二极管呈现很小的电阻而处于导通状态,所对应的电压称为正向压降。一般硅管的正向压降约为 0.7 V,锗管约为 0.3 V,如图中 $AB(A'B')$ 段。

2. 反向特性

二极管反向偏置时,形成很小的反向电流。当反向电压很小时,反向电流随反向电压的增加略有增加,但在随后反向电压的很大范围内,二极管相当于非常大的电阻,反向电流很小,且不再随反向电压变化。此时的电流称为反向饱和电流 I_R,如图中 $OC(OC')$ 段。在室温下,硅管 I_R 约为 0.1 μA,锗管 I_R 小于 1 mA。

3. 反向击穿特性

当反向电压增加到一定数值时,反向电流突然剧增,这种现象称为反向击穿。二极管被击穿后,一般不能恢复原来的性能,即失效了。电流开始剧增时所对应的电压称为反向击穿电压,用 U_{BR} 表示,如图中 $CD(C'D')$ 段。U_{BR} 一般在几十伏以上,高者可达几千伏。

三、主要参数

二极管的特性除用伏安特性曲线表示外,还可以用一些数据参数来说明,它是选择与使用二极管的重要依据。二极管的参数主要有以下几个。

1. 最大整流电流 I_F

最大整流电流是指二极管长时间工作时,允许通过的最大正向平均电流。点接触型二极管的 I_F 在几十毫安以下,面接触型二极管的 I_F 较大。当电流超过允许值时,将由于 PN 结过热而使管子损坏。

2. 最大反向工作电压 U_{RM}

最大反向工作电压是指二极管正常工作时,所承受的最高反向峰值电压。通常手册上给出的最大反向工作电压是击穿电压的一半或三分之二,以保证二极管不被击穿。点接触型二极管的 U_{RM} 一般为数十伏,面接触型二极管的 U_{RM} 可达数百伏。

3. 反向峰值电流 I_{RM}

反向峰值电流是指二极管加最高反向电压时的反向电流。此值越大,说明二极管的单向导电性越差,并且受温度的影响也越大。硅管的反向电流较小,一般在几十微安以下。锗管的反向电流较大,为硅管的几十到几百倍。

此外二极管还有结电容、最高结温、最高工作频率等参数,可从半导体参数手册上查到。

四、特殊二极管

除了普通二极管,一些特殊用途的二极管也已得到广泛的应用,下面作一些简单介绍。

1. 稳压二极管

稳压二极管简称稳压管,它实际上是工作在反向击穿状态的一种特殊的面接触型半导体硅二极管。由于它在电路中与适当阻值的电阻配合后能起稳定电压的作用,故称为稳压管。其伏安特性曲线和符号如图 5-9 所示。

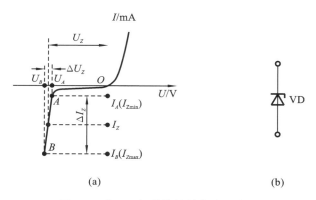

图 5-9 稳压二极管的特性曲线及符号

稳压管的伏安特性曲线与普通二极管的类似,但它的反向击穿特性较陡,反向击穿电压 U_{BR} 较低(一般硅稳压管为数伏至数十伏),允许通过的电流也较大,稳压管工作在反向击穿区,当反向击穿电流在较大范围内变化时,其两端电压变化很小,因而从它两端可获得一个稳定的电压。稳压管的反向击穿是可逆的,当去掉反向电流后,稳压管又恢复正常。但是,如果反向电流超过允许范围,稳压管将可能损坏。

稳压管的主要参数有以下几个。

(1)稳定电压 U_Z:是指稳压管在正常工作时管子两端的电压。由于工艺等方面的原因,即使是同一型号的稳压管,稳压值也有一定的分散性,因此手册中只能给出某一型号稳压管的稳压范围。但对于某一只稳压管,U_Z 是确定的值。

(2)稳定电流 I_Z:是指稳压管端电压在稳压状态时流过的电流。它只是一个参考电流值。

(3)动态电阻 r_Z:是指稳压管端电压的变化量与相应的电流变化量的比值,即

$$r_Z = \frac{\Delta U_Z}{\Delta I_Z} \tag{5-1}$$

(4)最大稳定电流 I_{Zmax}:是指稳压管长期工作时允许通过的最大反向电流,其工作电流应小于 I_{Zmax}。

(5)最小稳定电流 I_{Zmin}:是指稳压管进入反向击穿区时的转折点电流。稳压管工作时,反向电流必须大于 I_{Zmin},否则失去稳压作用。

(6)最大耗散功率 P_{ZM}:是指管子工作时允许承受的最大功率 P_{ZM},$P_{ZM} = U_Z I_{Zmax}$。

2. 发光二极管

发光二极管不仅具有普通二极管的正反向特性,而且当二极管正向导通时还会发光,所以它是一种能把电能转化为光能的特殊半导体器件。图形符号如图 5-10(a)所示。由于构成材料、封装形式、外形等不同,它的类型有普通发光二极管、红外发光二极管、激光二极管等。目前常用的有红、黄、绿、蓝、紫等颜色的发光二极管。一般其发光亮度随流入电流的增大而增高。此外,还有变色发光二极管,当通过二极管的电流改变时,发光颜色也随之改变。

发光二极管常用来作为显示器件。由于工作电压低（1.5～3 V）、工作电流小（5～10 mA），所以用发光二极管作为显示器件，具有体积小、功耗小、显示快和寿命长等优点。发光二极管的另一个重要用途是将电信号变为光信号，从而实现光缆传输。

3. 光电二极管

光电二极管的管壳上有一个玻璃窗口，使它的 PN 结能接受外部光照。光电二极管工作在反偏状态，其反向电流随光照强度的增加而上升，从而实现光电转换功能。图形符号如图 5-10(b)所示。

光电二极管广泛应用于遥控接收器、激光头中。大面积的光电二极管能将光能直接转换成电能，可作为一种能源器件，即光电池。

4. 变容二极管

变容二极管是利用 PN 结电容可变原理制成的半导体器件。图形符号如图 5-10(c)所示。变容二极管也工作在反偏状态，当外加的反向偏置电压变化时，其结电容也随之变化，电路中可作为可变电容器使用，被广泛应用于彩电调谐器中。

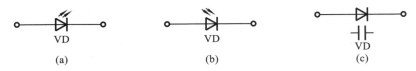

(a)　　　　　　　　(b)　　　　　　　　(c)

图 5-10　几种特殊二极管的符号

第三节　二极管的基本应用

整流和稳压电路是直流稳压电源的重要组成部分，它们都可以用二极管来实现。本节将介绍直流稳压电源中的整流、滤波和硅稳压电路。

一、整流电路

将交流电转换成脉动直流电的过程称为整流，能实现整流的电路称为整流电路，利用二极管的单向导电性即可实现整流。

1. 单相半波整流电路

1）电路组成及工作原理

如图 5-11(a)所示，单相半波整流电路由变压器 VT、二极管 VD 和负载 R_L 组成。

设整流电路输入电压 $u_2 = \sqrt{2}U_2\sin\omega t$，其中 u_2 为副绕组电压有效值。在 u_2 的正半周内，VD 因正偏而导通，此时输出电压 $u_0 = u_2$；在 u_2 的负半周内，VD 因反偏而截止，$u_0 = 0$，如图 5-11(b)所示。流过负载电阻的电流波形与输出电压波形相似。

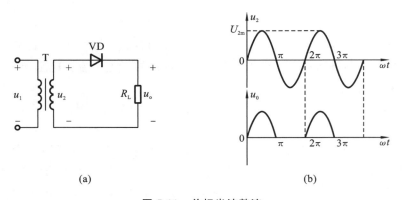

(a)　　　　　　　　　　　　　　　(b)

图 5-11　单相半波整流

（a）电路图；（b）波形图

从图中可以看出,由于二极管的单向导电作用,变压器副边的交流电压已变成负载两端的单相脉冲电压,达到了整流的目的。这种电路只在交流电的半轴内才有电流流过负载,故称为半波整流电路。

2)负载上直流电压的计算

整流后负载电阻 R_L 上的电压,即输出电压为

$$u_0 = \begin{cases} \sqrt{2}U_2\sin\omega t, & 0 < \omega t < \pi \\ 0, & \pi < \omega t < 2\pi \end{cases}$$

它在一个周期内的平均值,就是输出电压的直流分量,因此输出电压的平均值(直流电压)为

$$U_0 = \frac{1}{2\pi}\int_0^{2\pi} u_0 \,\mathrm{d}\omega t = \frac{1}{2\pi}\int_0^{\pi}\sqrt{2}U_2\sin\omega t\,\mathrm{d}\omega t = \frac{\sqrt{2}}{\pi}U_2 \approx 0.45U_2 \tag{5-2}$$

3)整流二极管的选择

流过整流二极管的平均电流 I_D 与流过负载的电流平均值(输出直流电流)I_0 相等,即

$$I_D = I_0 = \frac{U_0}{R_L} = 0.45\frac{U_2}{R_L} \tag{5-3}$$

整流二极管截止时,承受的最大方向电压 U_{BM} 为输入电压的最大值 U_{2m},即

$$U_{BM} = U_{2m} = \sqrt{2}U_2 \tag{5-4}$$

根据 I_D 和 U_{BM} 就可以选择二极管的最大整流电流 I_F 和最大反向工作电压 U_{RM},从而选择满足要求的二极管类型。为了使用安全,一般选择 $I_F \geqslant I_D$,$U_{RM} = (2\sim3)U_{BM}$。

单相半波整流电路使用的元器件较少,电路简单。其主要缺点是输出直流电压平均值低、脉动大、效率低。目前使用最广泛的是单相桥式整流电路。

2. 单相桥式整流电路

1)电路组成及工作原理

单相桥式整流电路如图 5-12(a)所示,4 个二极管对称地接成一个电桥,电桥的两组对角分别连接整流电路的输入电压和负载 R_L,故称为桥式整流。

u_2 正半周内,VD_1、VD_3 导通,VD_2、VD_4 截止。在 u_2 负半周内,VD_2、VD_4 导通,VD_1、VD_3 截止。由于正负半周内,两对二极管轮流导通,通过负载电阻 R_L 的电流方向一致,所以输出电压是方向一定、大小变化的脉动电压,如图 5-12(b)所示。

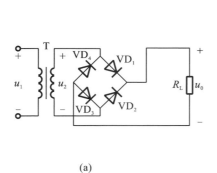
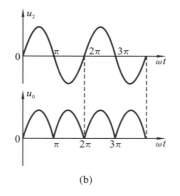

(a)   (b)

图 5-12 单相桥式整流

(a)电路图;(b)波形图

2)负载直流电压和直流电流的计算

从输出波形可以看到,桥式整流电路输出电压的平均值是半波整流的两倍,即

$$U_0 = 2\times0.45U_2 = 0.9U_2 \tag{5-5}$$

输出电流的平均值同样,即

$$I_0 = \frac{U_0}{R_L} = 0.9\frac{U_2}{R_L} \tag{5-6}$$

3)整流二极管的选择

在一个周期内,每个二极管只能导通半个周期,因此通过每个二极管的平均电流 I_D 只有负载电流 I_0

的一半，即

$$I_D = \frac{1}{2}I_0 = 0.45\frac{U_2}{R_L} \tag{5-7}$$

二极管截止时，承受的最高反向工作电压 U_{BM} 是输入电压的最大值 U_{2m}，即

$$U_{BM} = U_{2m} = \sqrt{2}U_2 \tag{5-8}$$

由于 I_D 和 U_{BM} 与半波整流电路的相同，因此，桥式整流电路中整流元件的选择要求及方法与半波整流电路的相似。

与半波整流电路相比，在输入电压相同的情况下，桥式整流电路的输出电压提高了一倍，输出电压脉动程度却小很多；虽然多用了 3 个二极管，但在整个电源设备中所占的比例很小。因此，桥式整流电路得到广泛应用。为使用方便，接成桥式的 4 个二极管常封装在一起，构成一个整流桥模块，俗称桥堆。

二、滤波电路

经整流输出的电压含有大量的交流成分，仅适用于对直流电压要求不高的场合，为了获得平滑的直流电，必须进行滤波。电源所用的滤波电路是利用电容电压、电感电流不能突变的特性，把滤波元件电容 C 与负载 R_L 并联，或把电感 L 与负载 R_L 串联，使输出电压基本平直。常用的滤波电路有电容滤波器、电感滤波器和 π 型滤波器等。这里主要介绍电容滤波。

1. 电容滤波

单相桥式整流电容滤波电路如图 5-13（a）所示，它是在整流电路的负载端，并联一个大电容器构成的。

1）工作原理

设电容器初始电压为零，u_2 的正半周从零开始上升时，二极管 VD$_1$、VD$_3$ 导通。

u_2 向负载 R_L 供电的同时向电容 C 充电。在忽略二极管正向压降的情况下，充电电压 u_C 与 u_2 上升一致，直到如图 5-13（b）中的 m 点，u_2、u_C 均达到最大值。此后，u_2 按正弦规律下降，电容开始放电，u_C 按指数规律下降。在 n 点之后，$u_2 < u_C$，VD$_1$、VD$_3$ 因反偏而提前截止，电容器通过负载电阻继续放电，u_C 按放电曲线 np 下降，直到 u_2 的负半周。当 $|u_2| > u_C$ 时，VD$_2$、VD$_4$ 导通，u_2 重新开始给电容 C 充电，工作情况与正半周时相似。这样，在输入正弦电压的一个周期内，电容器充电两次，放电两次，反复循环，就可使输出电压趋于平直。

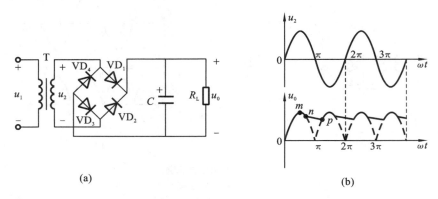

(a)   (b)

图 5-13　单相桥式整流电容滤波

（a）电路图；（b）波形图

2）滤波电容的选择与输出电压关系

电容滤波输出电压的脉动程度与电容器的放电时间常数 $R_L C$ 有关，电容越大，负载越大，放电越慢，滤波效果越好，输出电压的脉动性越小，输出电压的平均值就越高。空载时，$R_L C = \infty$，电容电压保持不变，$U_0 = U_C \sqrt{2}U_2 = 1.4U_2$，此时输出电压最大。为了得到比较平直的输出电压，一般要求

$$R_L C \geqslant (3 \sim 5)\frac{T}{2} \tag{5-9}$$

式中: T 是输入交流电的周期。

这时输出电压的平均值可取

$$U_0 = 1.2U_2 \qquad\qquad (5\text{-}10)$$

在半波整流电容滤波电路中,输出电压脉动较大,一般取 $U_0 = U_2$。

3) 电容滤波的特点

(1) 电路简单,输出电压较高,脉动较小。

(2) 外特性差,输出电压随负载变化较大。当负载电阻减小时,电容放电加快,输出电压的平均值减小,而且脉动增大。

(3) 对整流二极管的要求提高了。由于电容电压的作用,二极管的导通时间缩短了,i_D 的峰值必然增大,流过整流管的冲击电流较大。

所以,电容滤波器适用于负载电压较高、电流较小且负载变动不大的场合。

2. RC π 型滤波

图 5-14 所示的是单向桥式整流 RC π 滤波电路,它采用多级滤波的方法来进一步提高滤波效果。

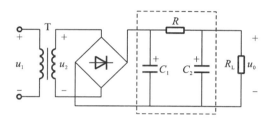

图 5-14 单相桥式整流 RC π 型滤波电路

整流输出的脉动电压中的交流分量先经 C_1 滤去一大部分,然后再经 RC_2 组成的滤波电路滤波。虽然电阻 R 对于交、直流分量都有降压作用,但由于电容交流信号的容抗小,在 RC_2 组成的分压电路中,脉动电压的交流分量绝大部分降落在电阻 R 上,而与 C_2 并联的负载 R_L 两端的交流分量就非常少了,使输出更加平稳。但 R 会使直流输出电压降低,因此适用于负载电流较小的场合。

三、硅稳压管稳压电路

整流滤波电路输出的直流电压虽然比较平直,但并不稳定。因为交流电网的电压不稳定,会引起输出电压的变化;而且整流滤波电路存在内阻,当负载变化引起电流变化时,内阻上的压降会随之变化,使输出电压改变。为了使输出电压能维持相对稳定,必须在整流滤波电路之后加稳压电路。稳压二极管即可实现最简单的稳压电路。

硅稳压管的稳压电路如图 5-15 所示。其中稳压管 VD_Z 和负载电阻 R_L 并联,R 为限流电阻。由稳压管的特性曲线可知,当稳压管工作在反向击穿区时,它的电流可以在 $I_{Zmin} \sim I_{Zmax}$ 之间较大的范围内变化,其端电压基本稳定在 U_Z,图中所示电路的输出电压就是稳压管的稳定电压 $U_0 = U_Z = U_1 - I_R R$。下面说明它的工作过程。

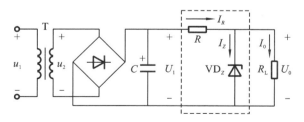

图 5-15 硅稳压管的稳压电路

(1) 负载电阻不变,电网电压波动。设电网电压升高,则稳压电路的输入电压 U_1 增大,输出电压 U_0 随着上升,引起稳压管的电流显著增加,于是 I_R 增大,限流电阻 R 上的压降增大,使 U_1 的增量绝大部分降落在 R 上,从而维持输出电压 U_0 基本不变。

反之,当 U_1 下降,I_R 减小,R 上的压降减小,也能维持输出电压 U_0 基本不变。

(2)电网电压不变,负载电阻改变。设负载电阻 R_L 减小,使负载电流 I_0 增大,则 I_R 也随着增大,输出电压 $U_0 = U_1 - I_R R$ 相应降低。由于稳压管反向电压下降,稳压管电流 I_Z 显著减小,这个减小的电流抵消了负载电流的增大,总电流 I_R 基本不变,从而维持输出电压 U_0 基本不变。

由此可见,该电路的稳压作用是通过稳压管吞吐电流,调节限流电阻 R 上的压降来实现的。R 的取值必须保证稳压管工作在稳压区,即 $I_{Zmin} \leqslant I_Z \leqslant I_{Zmax}$,否则电路不能正常稳压。由于起控制作用的稳压管与负载电阻是并联的,所以这种电路也称为并联型稳压电路。它结构简单,当负载电流变化较小时,稳压效果好,但输出电压不可调节,输出电流较小,稳定度不够高。为了克服这些缺点,常采用串联型晶体管稳压电路(具体在第八章讨论)。

第四节　晶体三极管

交流放大电路是以晶体管为核心元件组成的电子技术中最基本的放大单元。它能把微弱的电信号放大为所需的较大的电信号。如电视机中将天线收到的微弱信号放大,推动扬声器和显像管工作。

晶体三极管简称三极管或晶体管,是电子技术中最重要的器件之一,具有放大作用和开关作用。

一、晶体三极管的基本结构

在纯净的半导体基片上,按生产工艺扩散掺杂制成两个紧密相关的 PN 结,分三个区,引出三个电极,封装在金属或塑料外壳内,便形成三极管。晶体三极管的内部结构示意图和符号如图 5-16 所示。晶体三极管按照组合方式可分为 NPN 型和 PNP 型两种类型。它们均有三个区和两个 PN 结,中间的一层叫基区,下边的一层叫发射区,上边一层叫集电区;发射区与基区之间的 PN 结称为发射结,集电区与基区之间的 PN 结称为集电结;从发射区、基区和集电区引出的三个电极分别叫发射极、基极和集电极,简称 E 极、B 极和 C 极。在电路符号上,PNP 型三极管和 NPN 型三极管的区别仅仅在于发射极箭头的不同。NPN 型三极管的发射极箭头向外;PNP 型三极管的发射极箭头向里,如图 5-16(b)、(d)所示,箭头的方向代表发射极电流的方向。

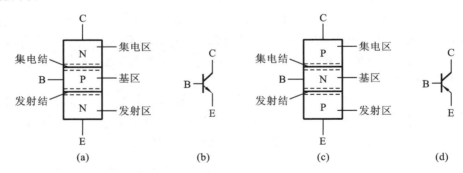

图 5-16　三极管的结构示意及图形符号

(a) NPN 型三极管结构;(b) NPN 型三极管符号;(c) PNP 型三极管结构;(d) PNP 型三极管符号

三极管的结构具有如下特点:

(1)基区做得很薄,而且掺入杂质很少,其厚度只有几微米;

(2)发射区的杂质浓度远高于集电区杂质浓度,因此多数载流子的数量最大;

(3)集电区的几何尺寸最大,掺入的杂质很少。

以上这些特点是三极管具有电流放大作用的重要因素,它并非是两个 PN 结的简单结合。集电极和发射极不能互换使用。

三极管按掺杂方式不同,可分为 NPN 型和 PNP 型两种;由于基片材料选取硅和锗的不同,可分为硅三极管和锗三极管;按其工作频率不同,可分为低频、高频、超高频三极管;按额定功率不同,可分为小功率、中功率、大功率三极管等。

二、晶体三极管的电流放大作用

1. 三极管的电流分配及放大作用

当三极管外接电压并满足一定条件才具有电流放大作用。以 NPN 型三极管为例,外接电路如图 5-17 所示,基极与发射极构成输入回路,集电极与发射极构成输出回路,由于发射极是公共端,故称为三极管的共发射极接法,简称共射接法,它是三极管最常使用的形式。电源 E_B 给发射结加正向电压,也称正向偏置;电源 E_C 给集电结加反向电压,也称反向偏置。调节电阻 R_W 的阻值,使 I_B 取不同的值,且每一个 I_B 数值都有确定的 I_C 和 I_E 与之对应。测量的结果如表 5-1 所示。

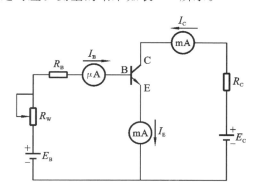

图 5-17 三极管电流放大实验电路

表 5-1 三极管电流放大实验数据

基极电流 $I_B/\mu A$	0	10	20	30	40	50	60
集电极电流 I_C/mA	0.001	0.44	0.90	1.33	1.79	2.21	2.66
发射极电流 I_E/mA	0.001	0.45	0.92	1.36	1.83	2.26	2.72

对表 5-1 数据分析可得出如下重要结论。

（1）当三极管满足发射结正向偏置,集电结反向偏置的条件时,发射极电流 I_E 等于集电极电流 I_C 与基极电流 I_B 之和,即

$$I_E = I_C + I_B \tag{5-11}$$

这个结果符合基尔霍夫电流定律。三个电极的电流中,I_E 最大,$I_C \approx I_E$,I_B 比 I_C、I_E 小得多。

（2）三极管的电流放大作用表现为集电极电流 I_C 比基极电流 I_B 要大许多倍,将 I_C 与 I_B 的比值称为三极管直流电流放大系数,用 $\bar\beta$ 表示,则有

$$\bar\beta = \frac{I_C}{I_B} \tag{5-12}$$

当 $I_B = 20\ \mu A$ 时,相应的 $I_C = 0.90\ mA$,由上式求得 $\bar\beta = 45$,表明 I_C 比 I_B 大 45 倍。

（3）基极电流的微小变化量 ΔI_B 也会引起集电极电流相应产生一个较大的变化量 ΔI_C。例如,当 I_B 由 20 μA 变到 30 μA 时,$\Delta I_B = (30-20)\ \mu A = 10\ \mu A$,相对应 I_C 由 0.90 mA 变到 1.33 mA,$\Delta I_C = (1.33-0.90)\ mA = 0.43\ mA$,显然,$\Delta I_C$ 要比 ΔI_B 大 43 倍。将 ΔI_C 与 ΔI_B 的比值称为三极管交流放大系数,用 β 表示,即

$$\beta = \frac{\Delta I_C}{\Delta I_B} \tag{5-13}$$

所有这些都表明,三极管可以将很小的基极电流放大为较大的集电极电流。此外,$\bar\beta$ 与 β 虽然含义不同,但在低频时数值十分接近,故在低频放大电路中 $\bar\beta \approx \beta$。

2. 三极管的放大原理

将图 5-17 改画成图 5-18,来看三极管内部载流子的运动规律。

（1）发射区向基区扩散电子形成 I_E:由于发射结为正向偏置,使阻挡层变窄,这时发射区的多数载流

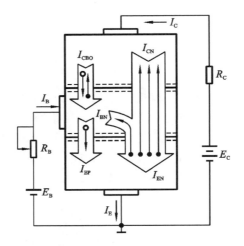

图 5-18　三极管内部载流子运动示意图

子——自由电子将源源不断地越过发射结扩散到基区,形成电子电流 I_{EN};同时基区多数载流子——空穴也会扩散到发射区,形成空穴电流 I_{EP}。但是,由于发射区掺杂浓度远远大于基区的掺杂浓度,因而基区向发射区扩散的多数载流子数量比起发射区向基区扩散的多数载流子数量可以略去不计,故可以认为发射极电流 I_E 近似等于 I_{EN},是由发射区向基区发射电子形成的。

　　(2)电子在基区扩散和复合形成 I_B:由于基区做得很薄,并且掺杂浓度又低,所以注入基区的自由电子在扩散过程中只有极少数基区的空穴复合,而大部分电子没来得及复合就已经扩散到集电结附近。由于基区接电源 E_B 的正极,基区中受激发的价电子不断被电源拉走,这相当于不断补充基中被复合掉的空穴,使复合运动源源不断进行,形成电流 I_{BN},它近似等于基极电流 I_B(忽略下述电流 I_{CBO})。

　　在基区被复合掉的电子越多,扩散到集电结的电子就越少,这不利于三极管的放大作用。为此,基区就要做得很薄,基区掺杂浓度要很小,这样才可以大大减少电子与基区空穴复合的机会,使绝大部分自由电子都能扩散到集电结边缘。

　　(3)集电区收集从发射区扩散过来的电子形成 I_C:由于集电结是反向偏置,使阻挡层加宽,内电场增强,而这个电场恰恰有利于发射区扩散过来的电子迅速漂移过集电结,形成电流 I_{CN}。与此同时,集电结反向偏置必然要使集电区与基区的少数载流子漂移,越过集电结形成反向饱和电流 I_{CBO}。该电流很小,可忽略不计。故集电极电流 I_C 近似等于电流 I_{CN}。

　　由于基区做得很薄,而且基区空穴浓度很低,因此自由电子与空穴复合的机会很小,使 I_C 比 I_B 大得多,其倍数就是三极管直流电流放大倍数 β,它与三极管的构造有关。上述过程满足 $I_E = I_B + I_C$ 和 $I_C = \beta I_B$,与前面实验结果一致。

　　必须强调,三极管电流放大作用是在一定的外部条件下才能实现的,即发射结必须正向偏置,集电结必须反向偏置,只有具备这样的条件,载流子才能有如上所述的运动规律。电路中的电源 E_B 和 E_C 就是为满足三极管所要求的外部条件而设置的。

　　以上是以 NPN 型三极管为例来说明其主要特性和放大原理,而对于 PNP 型三极管来说,它的工作原理完全相同,不过在使用时应该注意到 PNP 管与 NPN 管之间有以下两点差别:①电源极性不同。对于 PNP 型三极管,要使发射结正向偏置,集电结反向偏置,直流电源极性的接法必须与 NPN 型管的相反。②电流方向不同。NPN 型三极管中电流的方向与自由电子运动方向相反,是从集电极流向发射极。其图形符号中发射极的箭头方向便是表示这个电流的方向。PNP 型三极管中,发射区注入基区的是空穴,电流方向与空穴运动方向一致,都是由发射极流向集电极。图形符号中发射极的箭头方向便是表示这个电流的方向。

三、晶体三极管的特性曲线

　　三极管的特性曲线表示三极管各极间电压和电流之间的关系曲线,它是三极管内部特性的外部表现,是选择使用三极管,分析和设计三极管电路的基本依据。最常用的是共发射极接法的输入特性曲线和输出特性曲线。图 5-19 所示的是一个三极管共射接法的测试电路,采用 3DG6 型(NPN 型硅)三极管。

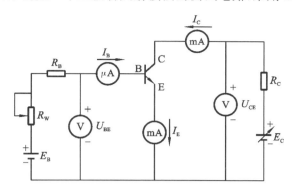

图 5-19　三极管共射接法特性曲线测试电路

1. 输入特性曲线

输入特性曲线是指三极管集电极与发射极之间的电压 U_{CE}($U_{CE}\geqslant 1$ V)一定时,输入回路中基极电流 I_B 与基极、发射极之间的电压 U_{BE} 之间的关系曲线,即

$$I_B = f(U_{BE})\mid_{U_{CE}=常数}$$

改变 R_W 的大小,测量不同的 U_{BE} 所对应的 I_B,然后描点作图,便得到如图 5-20(a)所示的输入特性曲线。

因为集电结反偏,电阻很大,相当于开路,而发射结又处于正向偏置,故输入特性曲线近似于二极管的正向伏安特性曲线。当 U_{BE} 大于开启电压后,三极管的发射结才导通,形成基极电流 I_B,这时三极管的 U_{BE} 变化不大,一般硅管为 0.6~0.7 V,锗管为 0.2~0.3 V。

2. 输出特性曲线

输出特性曲线是指基极电流 I_B 一定时,输出回路中集电极电流 I_C 与集电极-发射极之间的电压(即管压降)U_{CE} 的关系曲线,即

$$I_C = f(U_{CE})\mid_{I_B=常数}$$

对于每一个确定的 I_B,当改变 E_C 时,便对应一条 U_{CE} 与 I_C 的关系曲线,所以输出特性曲线是一簇曲线。如图 5-20(b)所示,根据三极管的工作状态不同,可分为以下三个区域。

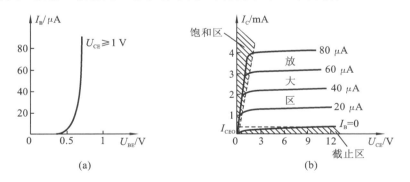

图 5-20　三极管共射接法伏安特性曲线

(a) 输入特性曲线;(b) 输出特性曲线

(1)截止区:其特性是发射结电压 U_{BE} 小于开启电压(U_{BE} 常处于反向偏置),且集电结反向偏置。即对于共射电路,$U_{BE}<U_{on}$,且 $U_{CE}>U_{BE}$。此时,发射区基本上没有载流子注入基区,故 $I_B=0$,而 $I_C\leqslant I_{CEO}$。I_{CEO} 称为晶体三极管的穿透电流,即当三极管的基极开路($I_B=0$)时,在集电极电源 E_C 的作用下,集电极与发射极之间形成的电流。小功率硅管的 I_{CEO} 在几微安以下,锗管的 I_{CEO} 为几十至几百微安。因此在近似分析中可以认为此时 $I_C\approx 0$,三极管 C、E 间相当于开路(高阻状态),则有 $U_{CE}=E_C$。这时的三极管无电流放大作用,相当于一个断开的开关,对应图 5-20(b)中 $I_B=0$ 那条曲线以下的阴影区域。

(2)放大区:其特征是发射结正向偏置(硅管 $U_{BE}\geqslant 0.5$ V,锗管 $U_{BE}\geqslant 0.1$ V),集电结反向偏置($U_{CE}\geqslant 1$ V,即 $U_{CE}>U_{BE}$)。此时从发射区注入基区的电子绝大部分被集电结电场拉入集电区而形成 I_C,I_C 不再

随 U_{CE} 变化而变化,几乎只由 I_B 决定,因而曲线近于水平(恒流区)。I_C 受 I_B 的控制,满足 $I_C=\beta I_B$,$\Delta I_C=\beta\Delta I_B$,具有电流放大作用。在 I_B 等差变化时,输出特性曲线平行且等间距,如图 5-20(b)中间的平坦部分所示。此时,由于 $I_C>0$,所以 $U_{CE}<E_C$。

(3)饱和区:其特性是发射结和集电结均处于正向偏置。对于硅管,$U_{BE}\geqslant0.7$ V,$U_{CE}\leqslant0.3$ V;对于锗管,$U_{BE}\geqslant0.3$ V,$U_{CE}\leqslant0.1$ V。此时 $I_B\geqslant I_C/\beta$,失去了对 I_C 的控制作用,不再与 I_C 成比例关系,三极管已不具有电流放大作用。此时集电极与发射极之间电压 U_{CE} 很小,称为饱和电压 U_{CES}(硅管:$U_{CES}\leqslant0.3$ V;锗管:$U_{BES}\leqslant0.1$ V),而电流较大,相当于一个接通的开关,如图 5-20(b)中左边的阴影区域所示。

一般三极管作放大元件使用时,工作在放大区;三极管作开关元件使用时,工作在截止区或饱和区。

四、晶体三极管的开关特性

三极管不仅有电流放大作用,而且有开关作用。三极管作为开关使用时,一般采用共发射极接法。利用三极管的饱和状态与截止状态,实现开关作用,达到通、断电路的目的。因此,讨论三极管的开关作用,实质上是分析三极管的饱和状态和截止状态。

1. 截止状态

在图 5-19 所示的电路中,调节 R_W 使基极电流 $I_B=0$,则 $I_C\approx0$、$U_{CE}\approx E_C$,这时,集电极与发射极之间近似于开路,相当于开关的断开。三极管的这种工作状态称为截止状态。

一般情况,只要 $U_{BE}<0.5$ V(硅管),三极管已开始截止,但为了保证可靠截止,通常使 $U_{BE}=0$ 或加反向电压。因此,三极管可靠截止条件为

$$U_{BE}\leqslant0 \text{ V} \tag{5-14}$$

由式(5-14)可知,三极管处于截止状态,发射结和集电结均为反向偏置。

2. 饱和状态

在图 5-19 所示的电路中,调节 R_W 使基极电流 I_B 增大,直至集电极电流 I_C 不再随 I_B 的增大而增大,此时集电极电流 $I_C=I_{CS}\approx E_C/R_C$ 达到最大,I_{CS} 称为集电极饱和电流;饱和电压 $U_{CES}=E_C-I_{CS}R_C$ 很小,集电极与发射极之间近似于短路,相当于开关的闭合。三极管的这种工作状态称为饱和状态。

此后,若基极电流 I_B 再增大,只能加深三极管的饱和程度,I_C 基本保持为 I_{CS} 不变,三极管失去了电流放大作用,因此,三极管饱和导通的条件为

$$I_B\geqslant\frac{I_{CS}}{\beta}\approx\frac{E_C}{\beta R_C} \tag{5-15}$$

由于三极管饱和压降 $U_{CES}<0.3$ V(或 0.1 V),发射结偏置电压 $U_{BE}=0.7$ V(或 0.3 V),因此三极管在饱和状态时,集电结和发射结均为正向偏置。

综上所述,当三极管截止时,$I_C\approx0$,集电极与发射极之间如同开关的断开,其间电阻很大;当三极管饱和时,$U_{CES}\approx0$,集电极与发射极之间如同一个开关的闭合,其间电阻很小。因此,三极管具有开关作用,是一种无触点开关。三极管作为开关元件是工作在截止区和饱和区,而放大区只是一个过渡。只要控制基极电流的大小使三极管由截止到饱和或由饱和到截止,就能起到开关的作用。

五、晶体三极管的主要参数

三极管的参数用来表明它的性能及适用范围,是设计电路和选择三极管的依据。在电子元器件手册中,可查得不同型号三极管的参数。其参数主要有以下几个。

1. 电流放大系数 $\bar{\beta}$、β

共射接法中,三极管在静态(无输入信号)时,集电极电流 I_C 与基极电流 I_B 之比值,称为共发射极静态(直流)电流放大系数 $\bar{\beta}$,即 $\bar{\beta}=I_C/I_B$;在有信号输入时,集电极电流变化量 ΔI_C 与基极电流变化量 ΔI_B 的比值称为动态(交流)电流放大系数 β,即 $\beta=\Delta I_C/\Delta I_B$。电流放大系数表示三极管的电流放大能力。由于制造工艺的分散性,即使是同一型号的三极管,β 值也有差异。通常三极管的 β 值在 20～200 之间,在晶体管手册中用 h_{FE} 表示。β 值太小,其放大能力差;而 β 值过大,工作会不稳定。一般选用 β 值为 30～100 为宜。

2. 集-基极反向截止电流 I_{CBO}

I_{CBO} 是指当发射极开路,集电结加反向电压时,在基极回路中所测得的电流。它是集电区的少数载流子在集电结反向电压作用下达到基区形成的漂移电流,故 I_{CBO} 受温度的影响较大。温度升高时,I_{CBO} 增大,所以 I_{CBO} 是造成管子工作不稳定的因素之一。在选管子时,要求 I_{CBO} 越小越好,一般小功率硅管为 $1~\mu A$ 以下,锗管为几微安至几十微安。因此,硅管的温度稳定性比锗管的好。

3. 集-射级反向截止电流 I_{CEO}

I_{CEO} 是指当基极开路时,集电极和发射极之间的反向电流,称为集-射级反向截止电流,也称为穿透电流。同一只三极管 I_{CEO} 比 I_{CBO} 大得多,一般为 $I_{CEO}=(1+\beta)I_{CBO}$。温度升高时,I_{CEO} 增加很快,所以它是三极管内温度稳定性差的主要因素。I_{CEO} 越小,三极管的稳定性能越好。一般小功率硅管为几微安,锗管为几十微安至几百微安。在选择三极管时,要求 I_{CEO} 尽可能小些。

4. 极限参数

(1) 集电极最大允许电流 I_{CM}:指三极管正常工作时,集电极允许通过的最大电流。当集电极电流 I_C 超过 I_{CM} 时,三极管 β 值明显下降,放大性能变差,但管子不一定损坏。一般小功率三极管 I_{CM} 为几十毫安,大功率三极管 I_{CM} 则可达几安以上。

(2) 集-射级反向击穿电压 U_{CEO}:指基极开路时,加在集电极与发射极之间的最大允许电压,即三极管的耐压值。当管子所加电压 $U_{CE}>U_{CEO}$ 时,就会导致三极管的集电结反向击穿而损坏。选用时应注意。

(3) 集电极最大允许耗散功率 P_{CM}:在集电极电流 I_C 通过管子后,将使集电结发热,三极管的温度升高,一般情况下,当硅管超过 $150~℃$,锗管温度超过 $70~℃$ 后,管子的性能就会变坏,甚至烧毁。为了使温升不超过允许温度,管子工作时的实际消耗功率 $P_C=I_C U_{CE}$ 应小于 P_{CM}。大功率三极管在工作时还应按照规定加装散热片。

本章小结

1. 半导体有自由电子和空穴两种载流子。本征半导体中自由电子和空穴总是成对出现的,数量受环境温度等影响。

2. 本征半导体中掺入微量 3 价或 5 价元素以分别形成 P 型或 N 型半导体。

3. PN 结具有单向导电性,正偏时导通,反偏时截止。整流电路是利用二极管的单向导电性将交流电转换成单向脉动电压的电路。

4. 滤波电路是利用储能元件滤掉整流所得单向脉动电压中的交流分量,保持直流分量,使输出电压脉动减小。

5. 并联型稳压电路是利用硅稳压管的反向击穿特性,当电路的电源电压波动或负载电流变化时,引起稳压管的电流变化,使通过限流电阻上的电压发生变化来维持输出电压基本不变。

6. 晶体三极管分为 NPN 型和 PNP 型两类。内部有两个 PN 结,外部有三个电极,两类三极管工作原理相同,但由于结构不同,使用时电源极性应相反。

电流放大作用是三极管的主要特性。它的各极电流符合 $I_E=I_C+I_B$,$I_C=\bar{\beta}I_B$,$\Delta I_C=\beta\Delta I_B$。$\bar{\beta}\approx\beta$,其值与三极管的内部构造有关。

三极管的伏安特性可分为输入特性和输出特性。输入特性反映的是 U_{CE} 不变时,I_B 随 U_{BE} 变化的规律;输出特性反映的是 I_B 不变时,I_C 随 U_{CE} 变化的规律。三极管的输出特性曲线图上可划分为截止区、饱和区及放大区三个区域,它们分别表示三极管所处的三种工作状态。三极管作放大元件使用时,工作在放大区;作开关元件使用时,工作在截止区和饱和区。

7. 用晶体三极管可以构成放大电路,其实质是用小信号和小能量控制大信号和大能量。基本放大电路的组成原则是:电源的设置应保证晶体管的发射结处于正向偏置,集电结处于反向偏置;要设置合适的静态工作点,使晶体管工作在放大区,以保证信号不失真地被放大。放大电路的分析方法有图解法和微变等效电路法,通常用图解法分析电路参数对工作点的影响;用微变等效电路法求电路的电压放大倍数、输入电阻和输出电阻。

习题

5-1 P 型半导体中多数载流子是＿＿＿＿＿＿，少数载流子是＿＿＿＿＿＿；N 型半导体中多数载流子是＿＿＿＿＿＿，少数载流子是＿＿＿＿＿＿。

5-2 二极管的正向电流是由＿＿＿＿＿＿载流子的＿＿＿＿＿＿运动形成的；反向电流是由＿＿＿＿＿＿载流子的＿＿＿＿＿＿运动形成的。

5-3 二极管两端加正向电压时，有一段"死区电压"，锗管为＿＿＿＿＿＿，硅管为＿＿＿＿＿＿。

5-4 二极管正向导通时，硅管的正向压降为＿＿＿＿＿＿，锗管的正向压降为＿＿＿＿＿＿。

5-5 在图 5-21 所示的电路中，设二极管为理想状态，判断这些二极管是导通还是截止，并求输出端 A、B 间的电压。

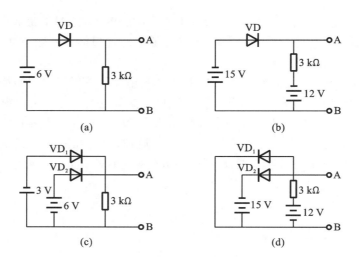

图 5-21 题 5-5 图

5-6 图 5-11(a)和图 5-12(a)所示的单相半波整流和单相桥式整流电路中，若变压器副绕组电压 $U_2 = 12$ V，负载电阻 $R_L = 2$ kΩ。试分别计算电路的输出电压 U_0、输出电流 I_0 和每个二极管承受的最高反向电压 U_{DRM}。

5-7 单相桥式整流电路中，若其中一个二极管开路，试分析电路，画出输出电压波形；若一个二极管反接，则电路会出现什么后果？

5-8 在图 5-13(a)所示的桥式整流电容滤波电路中，若变压器副绕组电压 $U_2 = 18$ V，当分别出现下列故障：①VD_1 被烧断；②C 开路；③R_L 开路，试述输出电压 U_0 分别为多少？

5-9 试分别分析图 5-15 所示的硅稳压管稳压电路，在电网电压降低或负载电阻增大时的稳压过程。

第六章 交流放大电路

学习目标

掌握基本交流放大电路的组成、放大电路的性能指标及放大电路中各元件的作用；理解基本放大电路静态和动态的分析方法并能运用之。掌握静态工作点稳定电路的工作原理和分析方法。了解多极放大电路的耦合方式及多级阻容耦合放大电路的特点。了解功率放大电路的特点、电路组成及基本原理；了解集成功率放大电路的简单应用。熟悉负反馈的基本概念；了解射极输出器的电器组成、电路特点及应用。了解场效应管的结构、工作原理及其放大电路的组成和工作原理。

在电子设备中常常利用晶体三极管的电流放大特性，以晶体三极管为核心组成放大电路，将微弱的电信号不失真地放大到所需要求，以推动实际负载工作。本章主要讨论基本交流放大电路的工作原理和分析方法，其分析思路是学习电子电路的基础。

第一节 基本交流放大电路

一、电路组成

基本交流放大电路是由一个放大元件组成的最简单放大电路，图 6-1(a)所示的是共发射极基本交流放大电路。电路由 NPN 型晶体三极管 VT，电阻 R_b、R_c，电容 C_1、C_2 和电源 E_b、E_c 构成。基极和发射极构成电路的输入回路，集电极与发射极构成电路的输出回路。发射极是输入回路和输出回路的公共端，因此这个电路称为共发射极放大电路。信号源 u_s 从基极与发射极之间输入，r_s 为信号源内阻，R_L 为负载，u_i 是放大电路的输入电压，输出信号从集电极与发射极之间输出，u_o 是输出电压。

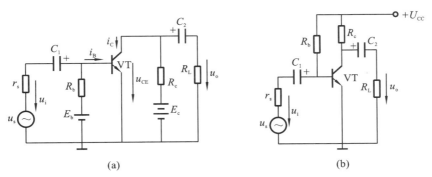

图 6-1 共发射极基本交流放大电路

二、电路各元件的作用

1. 晶体三极管

因为晶体三极管的基极电流可控制集电极电流,具有电流放大作用,使 $i_C = \beta i_B$,所以在集电极可获得受输入信号控制、放大了的集电极电流 i_C。晶体三极管是整个放大电路的核心元件。

2. 集电极电源 E_c 和基极电源 E_b

分别通过 R_c 和 R_b 给晶体管的集电结和发射结提供反向偏置电压 U_{CE} 和正向偏置电压 U_{BE},以满足晶体管放大的基本条件;同时 E_c 还为整个放大电路提供电能,从能量角度看,晶体管是个换能器,它将直流电能转换为交流电能,从而实现了交流信号的放大作用。

3. 集电极电阻 R_c

主要是将集电极电流的变化变换成电压的变化,以实现电压放大。若没有 R_c,则集电极与发射极之间电压始终等于电源电压 E_c,放大的集电极电流 i_C 不能在输出端形成电压信号输出。

4. 基极电阻 R_b

通过调节 R_b 阻值,可以改变晶体管的正向偏置电压 U_{BE} 大小,从而给基极一个恰当的基极电流 I_B,保证晶体管工作在合适的放大状态。

5. 耦合电容 C_1、C_2

耦合电容 C_1、C_2 也称为输入电容和输出电容,起到"隔直通交"的作用,它把信号源与放大电路之间、放大电路与负载之间的直流隔开,保证放大电路的直流状态不受外界影响;同时通过 C_1 将交流输入信号 u_i 输入放大电路,通过 C_2 将集电极与发射极之间的放大信号输出给负载。C_1、C_2 联通了信号源、放大电路、负载之间的交流通道,使交流信号顺利通过放大电路。连接时应注意电容极性,必须与电容两端的工作电压极性相一致。

实际放大电路通常将两个电源合为一个电源供电,就是将 E_c 接到 E_b,称单电源供电放大电路。为保证晶体管基极电流 I_B 为原有值,只需相应地提高 R_b 阻值,通常 R_b 阻值比 R_c 阻值大得多。在放大电路中,通常把输入电压、输出电压和电源的公共端称为"地",用"⊥"表示,设其电位为"零",作为电路中其他各点电位的参考点(零电位)。就是说电路中各点电位的极性和数值,如果没有特殊说明,都是指该点相对于地的电位差。例如,忽略电源 E_c 的内阻,电源端电压 U_{CC} 就等于电源电动势 E_c,则电源正极对地电位就是 $+U_{CC}$,以后画图时只需标出电路各点对地电位的极性和数值即可。这样基本放大电路图 6-1(a) 可以简化成图 6-1(b),这是基本交流放大电路的习惯画法。

三、电路组成原则

为使一个放大电路正常工作,首先必须使晶体管处于放大工作状态,因此必须提供直流电源以保证晶体管具有发射结正向偏置、集电结反向偏置。其次,必须将交流信号加到放大电路的输入端,放大后的交流信号顺利地从放大电路的输出端取出,保证信号输送的畅通。最后,为使信号不失真地有效放大,应选择合适的元件参数和适当的信号幅度,这一点在后面进行详细介绍。

第二节　放大电路的静态分析

从放大电路的组成原则看到,一个实际放大电路既存在直流工作,同时又有交流(信号)工作,因此对放大电路的分析分为无交流信号时的静态分析和有交流信号时的动态分析。

当放大电路无信号输入,即 $u_i = 0$ 时,放大电路所处的工作状态称为静态。静态时电路只在直流电源下工作,电路中的电流、电压均为直流量,其值称为静态值。因为电路中的电抗元件对直流电无影响,电容元件可视为开路,这样基本放大电路图 6-1(b) 可画成图 6-2,称为基本放大电路的直流通路。

静态分析的目的就是确定放大电路的静态值 I_B、I_C、U_{BE} 和 U_{CE},这些值可以在晶体管特性曲线上找到对应的点,称为静态工作点,通常用 Q 表示,即(U_{BE}、I_B)对应输入特性曲线上的 Q 点,(U_{CE}、I_C)对应输出

特性曲线上的 Q 点。静态工作点由直流通路决定,可用估算法和图解法求得。

一、估算法

估算法就是在放大电路的直流通路中进行电流、电压的近似计算。由直流通路图 6-2 可知,输入回路存在关系式

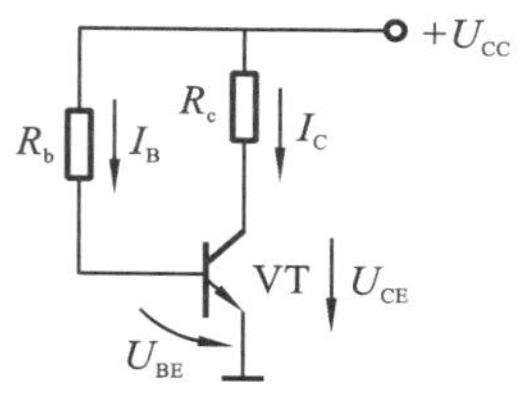

$$U_{CC} = I_B R_b + U_{BE}$$

得

$$I_B = \frac{U_{CC} - U_{BE}}{R_b} \approx \frac{U_{CC}}{R_b} \qquad (6-1)$$

U_{BE} 为发射结导通压降,一般取硅晶体管为 0.7 V,锗晶体管为 0.3 V,没有特殊说明,通常可忽略。根据晶体管电流放大特性有

$$I_C = \beta I_B \qquad (6-2)$$

而直流通路的输出回路存在关系式

$$U_{CC} = I_C R_c + U_{CE}$$

得

$$U_{CE} = U_{CC} - I_C R_c \qquad (6-3)$$

因此,只要放大电路的参数 R_b、R_c、U_{CC} 和 β 确定,电路的静态工作点 I_B、I_C 和 U_{CE}(U_{BE} 近似为固定值)很容易求得。

从估算法可知,静态工作点由 R_b、R_c、U_{CC} 和 β 这些参数决定,一个实际放大电路通常将 R_c、U_{CC} 和 β 参数确定,则静态工作点仅取决于基极电阻 R_b,调节电阻 R_b,就可以改变 $I_B = U_{CC}/R_b$,静态工作点便随之改变。

【例题 6-1】 在图 6-1(b)所示的电路中,已知 $R_b = 470$ kΩ,$R_c = 6.2$ kΩ,$R_L = 3.9$ kΩ,$U_{CC} = 20$ V,三极管 VT 的 $\beta = 43$,硅晶体管 $U_{BE} = 0.7$ V,试计算静态工作点 Q。

解 计算静态工作点的思路:从直流通路图 6-2 的输入回路 → I_B → I_C → 输出回路 → U_{CE}。

因为 $U_{CC} = I_B R_b + U_{BE}$,则

$$I_B = \frac{U_{CC} - U_{BE}}{R_b} = \frac{20 - 0.7}{470} \text{ mA} = 41 \text{ } \mu A$$

而

$$I_C = \beta I_B = 1.76 \text{ mA}$$

因为 $U_{CC} = I_C R_c + U_{CE}$,则

$$U_{CE} = U_{CC} - I_C R_c = (20 - 1.76 \times 6.2) \text{ V} = 9.1 \text{ V}$$

所以,静态工作点 Q 值为 $I_B = 41$ μA,$I_C = 1.76$ mA,$U_{CE} = 9.1$ V。

二、图解分析法

利用晶体管的特性曲线,通过作图,分析放大电路基本性能的方法称为图解分析法。图解法既可分析放大电路的静态工作点,也可分析放大电路的动态工作过程。

分析图 6-2 所示的直流通路可知,输出回路存在 $U_{CC} = I_C R_c + U_{CE}$,即

$$I_C = -\frac{1}{R_c} U_{CE} + \frac{U_{CC}}{R_c} \qquad (6-4)$$

这是一个线性方程,也就是说输出回路的电流 I_C 和电压 U_{CE} 之间为线性关系,在 U_{CE}、I_C 坐标系中可作出一条直线,即图 6-3 所示的直线 NM;而晶体管是非线性元件,它的集电极电流 I_C 和集-射电压 U_{CE} 之间为晶体管输出特性曲线关系;因此,直流通路的静态值必须既符合电路中线性元件的电压与电流的关系,又要符合非线性元件晶体管的电压与电流的关系。显然,只有曲线与直线的交点才能同时满足要求,这一交点就是静态工作点 Q,如图 6-3 所示。

直线 NM 由放大电路的直流通路得出,从式(6-4)可知,N 点的

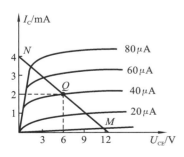
图 6-3 图解法求静态工作点

（右上图）
图 6-2 基本放大电路的直流通路

坐标是 $(0, \frac{U_{CC}}{R_c})$，M 点坐标是 $(U_{CC}, 0)$。由前面的分析可知，当基极电阻 R_b 变化时，基极电流 I_B 改变，对应的输出曲线随之改变，则交点改变，静态工作点 Q 便在 NM 上移动。因此，直线 NM 是静态工作点 Q 的轨迹，称为直流负载线。

综上所述，由图解法确定静态工作点的一般步骤为：

（1）由直流通路的输入回路估算基极电流 I_B，在晶体管输出特性曲线上找到 I_B 对应的输出曲线；

（2）在输出特性曲线上作直流负载线 NM；

（3）找到曲线与直线的交点，即 Q 点；

（4）读出 Q 点对应的坐标值，静态值便确定。

三、元件参数对静态工作点的影响

由前面的分析可知，静态工作点 Q 由 R_b、R_c、U_{CC} 和 β 这些参数决定，任何一个参数的变化都将影响 Q 点，以下逐一进行讨论。

当基极电阻 R_b 变化时，I_B 随之改变，相对应的输出特性曲线改变，交点位置改变，Q 点改变。例如，基极电阻 R_b 减小，$I_B = U_{CC}/R_b$ 增加，Q 点上移，如图 6-4(a) 所示，静态工作点从 Q_1 沿直流负载线上移到 Q_2。反之，当基极电阻增大时，静态工作点向下移动。

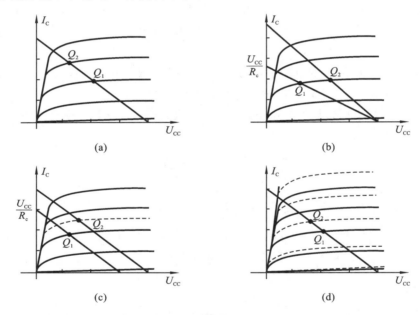

图 6-4 电路参数对静态工作点的影响

由式(6-4)可知，直流负载线的斜率为 $\tan\alpha = -\frac{1}{R_c}$，当集电极电阻 R_c 变化时，引起直流负载线斜率改变，Q 点随之变化。例如，R_c 减小时，斜率减小，直流负载线变陡，如图 6-4(b) 所示，静态工作点从 Q_1 变化到 Q_2，向截止区方向移动。反之，R_c 增大时，静态工作点向饱和区方向移动。

当电源电压 U_{CC} 变化时，直流负载线的斜率不变，直流负载线只是沿水平方向平移，Q 点随之变化。例如，U_{CC} 增大时，直流负载线向右平移，同时基极电流 I_B 增大，相对应的输出特性曲线上移，如图 6-4(c) 所示，静态工作点从 Q_1 移到 Q_2。反之，当 U_{CC} 减小时，直流负载线向左平移，Q 点向左下角移动。

当晶体管的电流放大系数 β 变化时，晶体管输出特性曲线间距发生变化，Q 点随之变化。例如，β 增大时，相同的基极电流变化量 ΔI_B 所对应的集电极电流变化量 ΔI_C 就增大，如图 6-4(d) 所示，反映为晶体管输出特性曲线簇由实线变为虚线所示，静态工作点便从 Q_1 移到 Q_2，向饱和区方向变化。反之，β 减小时，静态工作点向截止区方向移动。

第三节 放大电路的动态分析

放大电路有交流信号输入时,放大电路所处的工作状态称为动态。此时放大电路中,直流信号和交流信号同时工作,电路中的电流、电压既有直流量,又有交流量。动态分析是在静态值确定以后分析信号的传输情况,主要考虑电流、电压的交流分量。动态分析的常用方法有图解分析法和微变等效电路法。

一、图解分析法

用图解法进行动态分析是在图解法确定静态工作点的基础上进行的。假设某放大电路的静态值如图 6-5 所示,$I_B = 40\ \mu A$、$I_C = 2\ mA$、$U_{CE} = 6\ V$,输入交流信号 $u_i = 20\sin\omega t\,(mV)$,为方便起见,先讨论输出端空载时(即 $R_L \to \infty$)的情况。

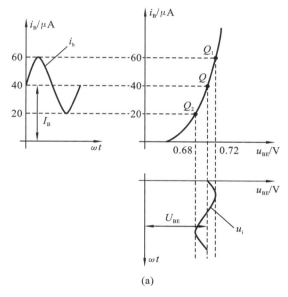

(a)

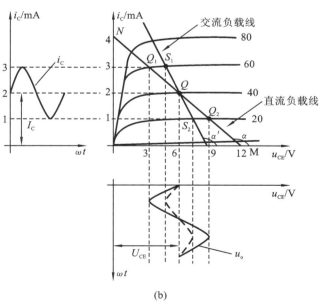

(b)

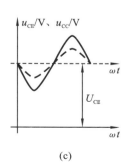

(c)

图 6-5 交流放大电路图解分析

(a)输入回路的图解分析;(b)输出回路的图解分析;(c)输出电压波形

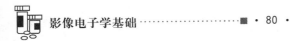

1. 电路空载时

1）从输入特性曲线分析 u_{BE} 和 i_B

我们知道，当 $u_i = 0$ 时，$i_B = I_B = 40\ \mu A$、$u_{BE} = U_{BE} = 0.7\ V$。而 $u_i = 20\sin\omega t\ (mV)$ 信号输入时，u_{BE} 在静态值的基础上加入一个交流量（$u_{be} = u_i$），即

$$u_{BE} = U_{BE} + u_{be}$$

在 u_i 正半周，按正弦规律从 0 增大到最大值 20 mV 时，u_{BE} 从 0.7 V 增加到 0.72 V，i_B 便由 40 μA 增大到 60 μA，如图 6-5（a）所示，工作点由 Q 上移到 Q_1；而 u_i 从 20 mV 减小到 0 时，u_{BE} 从 0.72 V 减小到 0.7 V，i_B 便由 60 μA 减小到 40 μA，工作点从 Q_1 回到 Q。在 u_i 负半周，u_i 变负值 20 mV 时，u_{BE} 从 0.7 V 变化为 0.68 V，i_B 便由 40 μA 减小到 20 μA，工作点由 Q 下移到 Q_2；当 u_i 从 -20 mV 变化到 0 时，u_{BE} 从 0.68 V 变回到 0.7 V，i_B 便由 20 μA 变回到 40 μA，工作点从 Q_2 回到 Q。以后依次重复。

在输入信号的一个周期中，工作点在 $Q \rightarrow Q_1 \rightarrow Q \rightarrow Q_2 \rightarrow Q$ 之间移动，若晶体管工作在输入特性曲线的近似直线段，则正弦规律变化的 u_i 形成同样按正弦规律变化的基极电流 i_b，i_b 的最大值是 20 μA。因此，得到的基极电流 i_B 是静态值的基础上加入了一个正弦量，即

$$i_B = I_B + i_b$$

2）从输出特性曲线分析 u_{CE} 和 i_C

我们知道，基极电流 i_B 的变化将引起集电极电流 i_C 和集-射极电压 u_{CE} 作相应的变化。由于放大电路工作在空载状态，其输出回路与静态时的相同，输出回路的工作状态与直流工作时的相似，工作点仍沿直线 NM 移动，如图 6-5（b）所示。当 i_B 在 60 μA 与 20 μA 之间变动时，负载线与 60 μA 的输出特性曲线的交点为 Q_1，与 20 μA 输出特性曲线的交点为 Q_2，Q_1Q_2 确定了放大电路的动态工作范围。

晶体管输出特性曲线反映了在一定基极电流 i_B 下，集电极电流 i_C 和集-射极电压 u_{CE} 之间的关系。当放大电路工作点随 i_B 的变化在 Q_1Q_2 范围变动时，从图 6-5（b）可对应看到集电极电流 i_C 和集-射极电压 u_{CE} 的变化规律，画出相应的 i_C 和 u_{CE} 波形。与分析基极电流 i_B 的情况相似，i_C 和 u_{CE} 的波形也是由静态量与一个交流量叠加而成的，即

$$i_C = I_C + i_c$$
$$u_{CE} = U_{CE} + u_{ce}$$

其中交流量 i_c 和 u_{ce} 的最大值分别为 1 mA、3 V。由于电容 C_2 的隔直作用，u_{CE} 的直流分量不能输出，只有其交流分量 u_{ce} 通过 C_2 输出，形成输出电压 u_o，如图 6-5（c）所示。

3）从上述动态分析得到的结果

当放大电路有信号输入时，电路中的电压 u_{BE}、u_{CE} 和电流 i_B、i_C 都包含有两个分量：一是由静态工作点对应的直流量（I_B、I_C、U_{BE} 和 U_{CE}）；二是输入信号变化引起的交流量（i_b、i_c、u_{be} 和 u_{ce}）。虽然动态时总的电压和电流（u_{BE}、u_{CE}、i_B 和 i_C）是随时间变化的，但只要直流量大于交流量的最大值，电压和电流的方向始终不变。

在放大电路中交流信号 u_i 的传输过程为

$$u_i \rightarrow u_{be} \rightarrow i_b \rightarrow i_c \rightarrow u_{ce} \rightarrow u_o$$

这些交流量与输入信号一样，作正弦规律变化。

比较图 6-5 中输出电压 u_o 波形与输入电压 u_i 波形，它们的相位正好相反，也就是说当输入信号为正半周时，输出信号为负半周，因此共发射极基本交流放大电路在放大信号的同时，信号的相位变化了 180°。

从图中不难看出，输出电压被放大了，其电压放大倍数为输出电压幅值（或有效值）与输入电压幅值（或有效值）之比。电压放大倍数为

$$A_u = \frac{u_{om}}{u_{im}} = \frac{3\ V}{20\ mV} = 150$$

2. 电路有载时

实际上，放大电路的输出端总是接有负载的，如扬声器、电动机、仪表，或者下一级放大电路等，这些负载一般可用一个等效电阻 R_L 来代表。由于输出电容 C_2 在交流电路中可视为短路，因此输出回路的交

流负载电阻就不只是 R_C，而是 R_C 和 R_L 的并联，称为等效负载，其等效阻值为

$$R_L' = R_C \ // \ R_L = \frac{R_C R_L}{R_C + R_L}$$

此时，输出回路的工作状态就不再沿斜率由 R_C 决定的直流负载线变化，而是沿斜率由 R_L' 确定的直线变化，我们把这条直线称为交流负载线，其斜率 $\tan\alpha' = -\dfrac{1}{R_L'}$。

由于 $R_L' < R_L$，则 $\tan\alpha' < \tan\alpha$，因此，交流负载线比直流负载线要陡。由于输入信号 u_i 过零时刻，电压和电流都应为静态值，所以交流负载线应与直流负载线相交于 Q 点，如图 6-5(b) 所示。这样交流负载线是一条过静态工作点 Q 且斜率为 $\tan\alpha'$ 的直线，它反映了放大电路动态时工作点的移动轨迹。显然当输入信号 u_i 使基极电流 i_B 在 60 μA 与 20 μA 之间变动时，工作点的动态变化范围由空载时的 Q_1Q_2 变为交流负载线上的 S_1S_2，相应地输出端的电压波形 u_{CE} 发生变化（虚线所示），而电流波形 i_C 基本不变。

从输出波形看到，带负载后，输出交流电压 u_o 减小了。负载阻值越小，交流负载线越陡，输出电压越小，则放大倍数越低，因此负载阻值大小会影响放大电路的电压放大倍数。当负载趋向无穷大时，$R_L' \approx R_C$，交流负载线与直流负载线重合，所以说空载时的交流负载线就是放大电路的直流负载线。

3. 放大电路的非线性失真

放大电路的组成原则之一是信号不失真地放大，从上述的图解法分析可以看到，一个放大电路的静态工作点选择不当或信号过大，都会使动态工作点超出了晶体管特性曲线的线性范围，从而引起信号失真，这种失真称为非线性失真。非线性失真有两种情况：一种是截止失真；另一种是饱和失真。

如图 6-6(a) 所示，由于静态工作点 Q 设置过低，在输入信号的负半周，晶体管进入截止区工作，从而使 i_b、i_c、u_{ce} 波形发生失真，这种失真称为截止失真。截止失真时，i_b、i_c 的负半周和 u_{ce} 的正半周被削平。

如图 6-6(b) 所示，由于静态工作点 Q 设置过高，在输入信号的正半周，晶体管进入饱和区工作，这时 i_b 可以不失真，但 i_c、u_{ce} 波形发生失真，这种失真称为饱和失真。饱和失真时，i_c 的正半周和 u_{ce} 的负半周被削平。

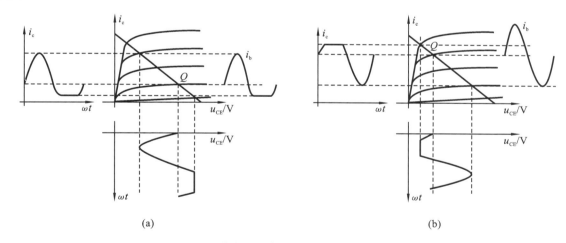

图 6-6 静态工作点不合适引起的波形失真

(a) 截止失真；(b) 饱和失真

因此，要使放大电路不失真地放大信号，必须有一个合适的静态工作点，通常通过调节基极电阻 R_b，使静态工作点设置在交流负载线的中点附近。

二、微变等效电路分析法

利用图解法可以直观、形象地分析放大电路的工作情况，易于理解，但作图过程烦琐，误差较大。如果放大电路只工作在小信号下，工作点仅在静态工作点附近的小范围内变化，那么晶体管的非线性特性可近似看成线性的，这样以非线性元件晶体管组成的放大电路可以等效为一个线性电路，称为放大电路的微变等效电路，通过微变等效电路可以计算放大电路的放大倍数、输入电阻和输出电阻等。

1. 晶体管微变等效电路

晶体管的输入特性曲线是非线性的,但当输入信号很小时,在静态工作点附近的工作段可以认为是直线,这样从输入端 b、e 看去相当于一只线性电阻 r_{be},称为晶体管的输入电阻。对于低频小功率晶体管,其值可由下式估算:

$$r_{be} \approx 300 + (1+\beta)\frac{26(\text{mV})}{I_E(\text{mA})} \tag{6-5}$$

式中:I_E 为发射极静态电流;r_{be} 一般为几百欧到几千欧,是一只交流动态电阻。

晶体管的输出特性曲线在放大区的小范围内,不但互相平行、间隔均匀,而且与 u_{CE} 基本平行,i_c 与 u_{CE} 无关,仅由 i_b 决定,因此从输出端 c、e 看,晶体管相当于一个受控电流源,电流为 $i_c = \beta i_b$。

这样,晶体管可微变等效为图 6-7 所示的电路。必须指出,晶体管的这种线性化模型只适用小信号工作时,这种微变等效电路只能用于进行交流量的分析和计算。

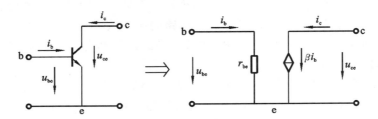

图 6-7 晶体管的微变等效电路

2. 用微变等效电路分析放大电路

用微变等效电路分析放大电路,首先要画出放大电路的交流通路,然后将晶体管微变等效电路取代其中的三极管元件,这样可以用解线性电路的方法进行各物理量的计算。

交流通路是交流信号传输的途径,在交流通路中电容元件可视为短路,电源 $+U_{CC}$ 取为零(即与地相接),图 6-8(a)是基本交流放大电路图 6-1(b)的交流通路。将晶体管微变等效整理后,图 6-8(b)就是基本放大电路的微变等效电路。

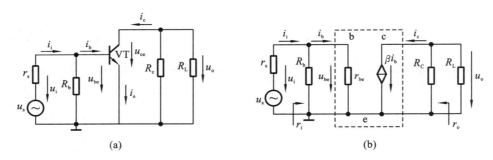

图 6-8 放大电路的微变等效电路

(a) 交流通路;(b) 微变等效电路

1) 电压放大倍数 A_u

由图 6-8(b)所示的微变等效电路可以看出,输入电压 u_i 为

$$u_i = i_b r_{be}$$

输出电压 u_o 为

$$u_o = -i_c(R_c /\!/ R_L) = -\beta i_b R'_L$$

负号表示 u_o 与 i_c 的参考方向相反,故放大电路的电压放大倍数 A_u 为

$$A_u = \frac{u_o}{u_i} = \frac{-\beta i_b R'_L}{i_b r_{be}} = -\beta \frac{R'_L}{r_{be}} \tag{6-6}$$

负号表示共发射极放大电路中,输出电压与输入电压相位相反。式(6-6)反映了共发射极放大电路的电压放大倍数 A_u 与晶体管的电流放大系数 β 和电路的等效负载 R'_L 成正比,而与晶体管的输入电阻 r_{be} 成反比。由于 r_{be} 和 β 都与晶体管的静态工作电流(如 I_e)有关,所以电压放大倍数实际上还是与静态工作电流

密切相关。而当电路空载(输出端开路)时,电压放大倍数为

$$A_u = \frac{u_o}{u_i} = -\beta \frac{R_c}{r_{be}}$$

显然,电路空载时的电压放大倍数要比有载时的高。而负载阻值越小,电压放大倍数则越低。

2) 输入电阻 r_i

一个放大电路的输入端总是与信号源(或前级放大电路)相联的,放大电路对信号源(前级放大电路)而言是一个负载,可等效为一个电阻,即放大电路的输入电阻 r_i。根据电阻定义 $r_i = u_i/i_i$,分析图 6-8(b)所示的微变等效电路,它就是放大电路输入端看进去的等效动态电阻。因为 $u_i = i_i (R_b /\!/ r_{be})$,所以

$$r_i = u_i/i_i = R_b /\!/ r_{be} \tag{6-7}$$

通常情况下 $R_b \gg r_{be}$,则

$$r_i \approx r_{be}$$

3) 输出电阻 r_o

放大电路对负载(或后级放大电路)而言是一个信号源,其信号源的内阻就是放大电路的输出电阻 r_o。分析图 6-8(b)所示的微变等效电路,它是放大电路输出端看回去的等效动态电阻。由于受控源内阻无穷大,所以

$$r_o = R_c \tag{6-8}$$

实际电路常常要计算信号源的电压放大倍数 $A_{us} = u_o/u_s$,称为源电压放大倍数,由于 $u_i = \dfrac{r_i}{r_i + r_s} u_s$,则

$$A_{us} = \frac{u_o}{u_s} = \frac{r_i}{r_i + r_s} \frac{u_o}{u_i} = \frac{r_i}{r_i + r_s} A_u$$

【例题 6-2】 已知共发射极放大电路图 6-1(b)中各元件参数与例题 6-1 的相同,试计算:电压放大倍数 A_u、输入电阻 r_i 和输出电阻 r_o。

解 解题思路是首先在直流通路计算→ $I_B(I_E)$ → r_{be},然后作交流通路→微变等效电路→计算 A_u、r_i、r_o。

由例题 6-1 可知,$I_E \approx I_C = 1.76$ mA,根据式(6-5)可得

$$r_{be} = 300 + (1 + \beta) \frac{26(\text{mV})}{I_E} = 950\ \Omega = 0.95\ \text{k}\Omega$$

图 6-1(b)所示的交流通路和微变等效电路如图 6-8 所示,由式(6-6)可得电压放大倍数 A_u 为

$$A_u = -\beta \frac{R'_L}{r_{be}} = -43 \times \frac{6.2 /\!/ 3.9}{0.95} = 108.4$$

根据式(6-7),由于 $R_b \gg r_{be}$,故输入电阻 r_i 为

$$r_i = r_{be} = 0.95\ \text{k}\Omega$$

根据式(6-8),输出电阻 r_o 为

$$r_o = R_c = 6.2\ \text{k}\Omega$$

第四节 静态工作点的稳定

我们已经知道放大电路需要合适的静态工作点,以保证不失真地有效放大,而静态工作点由元件参数决定,事实上电路的外界因素(温度变化、三极管老化、电源电压波动等)将不可避免地影响静态工作点,引起 Q 点的变动,严重时会使放大电路无法正常工作,其中温度的影响最明显。

一、温度对工作点的影响

温度的变化将影响三极管的参数 I_{CBO}、β 和 U_{BE},从而使静态工作点发生变化。

(1) 反向饱和电流 I_{CBO} 是集电区的少子漂移运动形成的,当温度升高时,少子数量增多,I_{CBO} 随之增大,使晶体管反向穿透电流 $I_{CEO} = (1 + \beta) I_{CBO}$ 成倍地增加,而集电极电流 $I_C = \beta I_B + I_{CEO}$,显然温度升高影

响 I_{CEO},导致集电极电流 I_{C} 增大。

（2）温度升高可以加快注入基区中载流子的扩散速度。载流子扩散速度加快,电子与空穴在基区复合的机会就减少,扩散到集电区的载流子增多,因而 β 增大,I_{C} 也增加了。

（3）当温度升高时,载流子运动加剧,发射结电压 U_{BE} 将减小,基极电流 $I_{\text{B}}(I_{\text{B}}=\dfrac{U_{\text{CC}}-U_{\text{BE}}}{R_{\text{b}}})$ 增大,I_{C} 也增加。

总之,温度升高,使集电极电流 I_{C} 增加,静态工作点上移,如图 6-9 所示,温度升高到一定程度,动态工作进入饱和区,放大电路出现饱和失真现象。

为此,常采用分压式偏置放大电路来自动稳定放大电路的静态工作点。

二、分压式偏置放大电路

图 6-10 所示的为分压式偏置放大电路,它是应用最广泛的基本放大电路。以 R_{b1}、R_{b2} 组成基极偏置电路,将电源电压 U_{CC} 分压,确定基极电位 U_{B},发射极接入电阻 R_{e} 和电容 C_{e},使发射极电位提高。

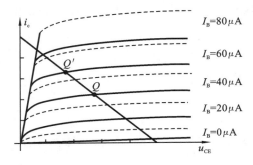

图 6-9　温度对静态工作点影响

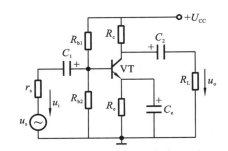

图 6-10　分压式偏置放大电路

1. 静态分析

图 6-11(a)所示的为分压式偏置放大电路的直流通路,由图可知

$$I_{\text{B1}} = I_{\text{B2}} + I_{\text{B}}$$

若使 $I_{\text{B2}} \gg I_{\text{B}}$,即 I_{B} 忽略不计,R_{b1}、R_{b2} 可视为串联,则存在

$$U_{\text{B}} = \frac{R_{\text{b2}}}{R_{\text{b1}} + R_{\text{b2}}} U_{\text{CC}} \tag{6-9}$$

$$U_{\text{E}} = U_{\text{B}} - U_{\text{BE}}$$

当 $U_{\text{B}} \gg U_{\text{BE}}$ 时,有

$$I_{\text{C}} \approx I_{\text{E}} = \frac{U_{\text{E}}}{R_{\text{e}}} \approx \frac{U_{\text{B}}}{R_{\text{e}}} = \frac{R_{\text{b2}}}{R_{\text{b1}} + R_{\text{b2}}} \frac{U_{\text{CC}}}{R_{\text{e}}} \tag{6-10}$$

式(6-10)反映了静态电流 I_{C} 由电路元件 R_{b1}、R_{b2}、R_{e} 和 U_{CC} 决定,而与晶体管的 I_{CBO}、β 等无关,也就是说静态工作点不再受温度影响,工作点可以基本稳定。分压式偏置放大电路之所以能稳定静态工作点,是因为电路中引入了电流负反馈(后面章节介绍),其稳定的过程为

$$T \uparrow \rightarrow I_{\text{C}} \uparrow \rightarrow I_{\text{E}} \uparrow \rightarrow U_{\text{E}} \uparrow \rightarrow U_{\text{BE}}(U_{\text{B}} - U_{\text{E}}) \downarrow \rightarrow I_{\text{B}} \downarrow \rightarrow I_{\text{C}} \downarrow \rceil$$

这里,发射极电阻 R_{e} 是实现稳定的关键元件。因为当温度升高时,集电极电流 I_{C} 的增加必然会引起发射极电流 I_{E} 的增加,从而引起发射极电位 U_{E} 的增加,而 R_{b1}、R_{b2} 组成的分压电路使基极电位 U_{B} 固定不变,于是加在发射结上的电压减小,从而引起基极电流减小,这种减小牵制了集电极电流的增加,使集电极电流保持基本不变,从而实现了静态工作点的稳定。可以看到,R_{e} 越大,稳定的效果越好,但由于集-射极间电压为

$$U_{\text{CE}} = U_{\text{CC}} - I_{\text{C}}R_{\text{c}} - I_{\text{E}}R_{\text{e}} \approx U_{\text{CC}} - I_{\text{c}}(R_{\text{c}} + R_{\text{e}}) \tag{6-11}$$

当 U_{CC} 确定后,R_{e} 增大,管压降 U_{CE} 就小,所以 R_{e} 太大,会导致晶体管的动态范围变小,减小了输出电压的幅值。

发射极电阻 R_e 的存在,虽然可以稳定静态工作点,但同时交流电流通过它也产生交流压降,使输出信号减小,电压放大倍数下降。为此在 R_e 两端并联电容 C_e,只要 C_e 足够大,对交流可视为短路,R_e 对交流就不起作用,这样 R_e 稳定了静态工作点,又避免了电压放大倍数的下降。

以上讨论结果是在满足 $I_{B2} \gg I_B$ 的条件下得出,这里似乎 I_{B2} 越大越好,其实不然,电路设计时应考虑到其他因素。I_{B2} 不能太大,否则 R_{b1}、R_{b2} 就要取得较小,这不但要增加电路的功率损耗,而且需要从信号源取用较大的电流,使信号源内阻上的压降增加,放大电路的输入信号减小,一般取 R_{b1}、R_{b2} 为几十千欧。基极电位 U_B 也不能太高,否则 $U_E(\approx U_B)$ 增高将使 U_{CE} 相应地减小,因而减小放大电路输出电压的变化范围。一般取值为

$$I_{B2} \gg I_B \begin{cases} I_{B2} = (5 \sim 10)I_B (硅管) \\ I_{B2} = (10 \sim 20)I_B (锗管) \end{cases} \qquad U_B \gg U_{BE} \begin{cases} U_B = (3 \sim 5)\text{ V}(硅管) \\ U_B = (1 \sim 3)\text{ V}(锗管) \end{cases}$$

2. 动态分析

图 6-11(b)、(c)所示的为分压式偏置放大电路的交流通路和微变等效电路,它与基本放大电路相似,其电压放大倍数 A_u、输出电阻 r_o 仍可用式(6-6)和式(6-8)计算,只是输入电阻改为 $r_i = R_{b1} /\!/ R_{b2} /\!/ r_{be}$。

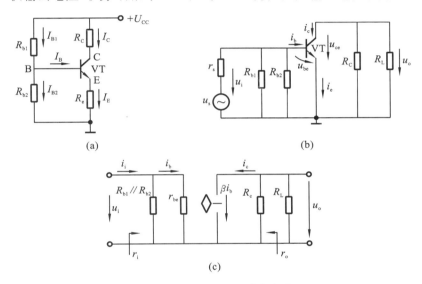

图 6-11 分压式偏置放大电路

(a) 直流通路;(b) 交流通路;(c) 微变等效电路

【例题 6-3】 如图 6-10 所示的电路中,已知 $R_{b1}=20$ kΩ,$R_{b2}=10$ kΩ,$R_e=2$ kΩ,$R_c=2$ kΩ,$U_{CC}=12$ V,$R_L=3.9$ kΩ,$r_s=1$ kΩ,$\beta=50$,试计算:(1)静态工作点 Q;(2)电压放大倍数 A_u;(3)输入电阻 r_i;(4)输出电阻 r_o;(5)源电压放大倍数 A_{us}。

解 (1)由直流通路图 6-11(a)可知,基极电位

$$U_B = \frac{R_{b2}}{R_{b1}+R_{b2}}U_{CC} = \frac{10}{20+10} \times 12\text{ V} = 4\text{ V}$$

则集电极电流

$$I_C \approx I_E = \frac{U_E}{R_e} \approx \frac{U_B}{R_e} = \frac{4}{2}\text{ mA} = 2\text{ mA}$$

基极电流

$$I_B = \frac{I_C}{\beta} = \frac{2}{50}\text{ mA} = 40 \text{ μA}$$

输出电压

$$U_{CE} = U_{CC} - I_c(R_c + R_e) = 12 - 2 \times 4\text{ V} = 4\text{ V}$$

(2)因为晶体管输入电阻

$$r_{be} = 300 + (1+\beta)\frac{26}{I_E} = 300 + 51 \times \frac{26}{2} = 963 \text{ Ω}$$

等效负载

$$R'_L = R_c \mathbin{/\!/} R_L = 1.3\ \text{k}\Omega$$

则电压放大倍数 A_u 为

$$A_u = -\beta \frac{R'_L}{r_{be}} = -50 \times \frac{1.3}{0.963} = -67.5$$

（3）输入电阻 r_i 为

$$r_i = R_{b1} \mathbin{/\!/} R_{b2} \mathbin{/\!/} r_{be} = 20 \mathbin{/\!/} 10 \mathbin{/\!/} 0.963\ \text{k}\Omega = 0.84\ \text{k}\Omega$$

（4）输出电阻 r_o 为

$$r_o = R_c = 2\ \text{k}\Omega$$

（5）源电压放大倍数 A_{us} 为

$$A_{us} = \frac{u_o}{u_s} = \frac{r_i}{r_i + r_s} A_u = \frac{0.84}{0.84 + 1} \times 67.5 = 30.8$$

在本例题中，如果负载电阻 R_L 断开，电压放大倍数如何变化？学生自行计算分析。

第五节　射极输出器

放大电路根据输入、输出公共端的不同，可以组成三种基本形式。除了前面介绍的共发射极放大电路外，当放大电路以三极管的集电极作为输入、输出公共端时，组成共集电极放大电路；当放大电路以基极为输入、输出的公共端时，组成共基极放大电路。下面对共集电极放大电路作详细介绍。

一、电路结构

图 6-12 所示的为共集电极放大电路，交流信号由基极输入，从发射极输出，集电极是输入回路和输出回路的公共端（在交流通路，集电极接地）。由于信号从发射极输出，又称为射极输出器。

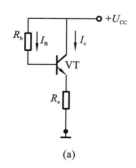

图 6-12　射极输出器

二、静态分析

图 6-13（a）所示的为射极输出器的直流通路，由图可知

$$U_{CC} = I_B R_b + U_{BE} + I_E R_e$$

得

$$I_B = \frac{U_{CC} - U_{BE}}{R_b + (1+\beta) R_e} \tag{6-12}$$

而

$$I_C = \beta I_B \tag{6-13}$$

由输出回路可得

$$U_{CE} = U_{CC} - I_E R_e \tag{6-14}$$

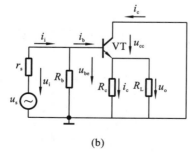
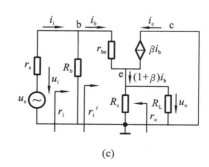

(a)　　　(b)　　　(c)

图 6-13　射极输出器

（a）直流通路；（b）交流通路；（c）微变等效电路

三、动态分析

图 6-13(b)、(c)为射极输出器的交流通路和微变等效电路图。

1. 电压放大倍数 A_u

由图 6-13(c)可知,$u_i = i_b r_{be} + (1+\beta) i_b R'_L$,$u_o = (1+\beta) i_b R'_L$,其中 $R'_L = R_e // R_L$,因此

$$A_u = \frac{u_o}{u_i} = \frac{(1+\beta) R'_L}{r_{be} + (1+\beta) R'_L} \tag{6-15}$$

分析式(6-15)可知,$A_u < 1$,而通常 $r_{be} \ll (1+\beta) R'_L$,所以 $A_u \approx 1$,因而射极输出器的输出电压 u_o 不仅大小接近输入电压 u_i,而且相位也相同,输出电压紧紧跟随输入电压的变化而变化,故射极输出器又称为射极跟随器。

2. 输入电阻 r_i

根据微变等效电路图 6-13(c),输入电阻 $r_i = r'_i // R_b$,而

$$r'_i = \frac{u_i}{i_b} = \frac{r_{be} i_b + (1+\beta) i_b R'_L}{i_b} = r_{be} + (1+\beta) R'_L$$

因此

$$r_i = R_b // [r_{be} + (1+\beta) R'_L] \tag{6-16}$$

由式(6-16)可知,射极输出器的输入电阻比共发射极放大电路的输入电阻($r_i = r_{be}$)大得多。而且负载等效电阻 R'_L 影响着输入电阻,若 R_e 或 R_L 变小,将使输入电阻 r_i 减小;反之,输入电阻将增大。

3. 输出电阻 r_o

根据计算输出电阻的定义,在图 6-13(c)中,将微变等效电路中的信号源 u_s 短路,保留内阻 r_s,去掉输出端负载电阻 R_L,从输出端加入交流电压 u_p,其等效电路如图 6-14 所示,输出电阻 $r_o = r'_o // R_e$,而

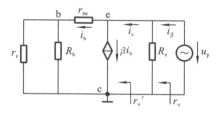

图 6-14　计算射极输出器输出电阻的等效电路

$$r'_o = \frac{u_p}{i_e} = \frac{i_b(r_{be} + R_b // r_s)}{(1+\beta) i_b} = \frac{r_{be} + R_b // r_s}{1+\beta}$$

所以

$$r_o = R_e // \frac{r_{be} + R_b // r_s}{1+\beta} \tag{6-17}$$

式(6-17)说明,输出电阻 r_o 由较大的发射极电阻 R_e 和很小的 r'_o 并联而成,所以射极输出器的输出电阻 r_o 比共发射极放大电路的输出电阻($r_o = R_e$)小得多。

一般情况下,r_s 很小,$r_s \ll R_b$,$r_s \ll r_{be}$,因此

$$r_o = R_e // \frac{r_{be}}{1+\beta} \approx \frac{r_{be}}{1+\beta} \tag{6-18}$$

综上所述,射极输出器具有输入电阻高、输出电阻低、电压放大倍数略小于1,且输出电压与输入电压同相的特点。虽然射极输出器没有电压放大能力,但因晶体管具有电流放大作用,电路的输出电流比输入电流大得多,因此射极输出器仍具有功率放大作用。

由于射极输出器输入电阻高,向信号源汲取的电流小,对信号源影响也小,因而一般用它作输入级。又由于它的输出电阻小,带负载能力强,当放大器的负载变化时,可保持输出电压稳定,适用于作为多级放大器的输出级。射极输出器还可作为多级放大器的中间级,可以隔离前后级之间的影响,并利用输入电阻高和输出电阻低的特点,在电路中起阻抗变换(匹配)作用。

第六节　多级放大电路

在实际应用中,放大电路的输入信号一般很微弱,而单级放大器的放大倍数通常只有几十,因此,要使微弱的小信号放大到足以带动实际负载工作,常需要将若干个单级基本放大器串联起来,组成多级放

大电路,如图 6-15 所示。

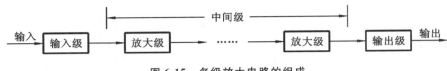

图 6-15 多级放大电路的组成

多级放大器的第一级直接从信号源汲取输入电压,通常称这一级为输入级,一般要求输入级具有较高的输入电阻,以便与高内阻的信号源相匹配,故常用射极跟随器或其他输入阻抗较高的放大电路;中间级应具有较高的电压放大倍数,常用共发射极放大电路;而直接与负载相连的称为输出级,它必须向负载提供足够大的信号功率,输出级通常为功率放大电路。

一、级间耦合方式

多级放大器各级之间的连接称为耦合。耦合时要解决前后级相互影响的问题,因为前级的输出就是后级的信号源,而后级的输入就是前级的负载。因此,级间耦合必须做到:①耦合不影响各级静态工作点的正常设置;②前级输出信号应不失真地耦合到后级;③信号在耦合过程中的损失要尽量小。多级放大电路常用的耦合方式有阻容耦合、变压器耦合和直接耦合三种。

(1)阻容耦合:阻容耦合是级与级间通过电容和电阻进行的耦合,图 6-16 所示的为两级阻容耦合放大电路。由于阻容耦合的前后级是通过电容连接的,因此,各级放大电路的静态工作点彼此独立,互不影响,静态工作点的设置和调节较为方便。但阻容耦合方式不适合传递直流信号或缓慢变化的信号;由于耦合电容的容量一般较大,不易集成化,因此,阻容耦合方式适用于分立器件组成的放大电路中。

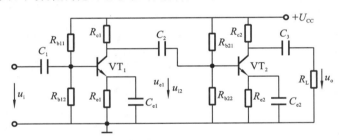

图 6-16 两级阻容耦合放大电路

(2)变压器耦合:变压器耦合是级与级间通过变压器进行的耦合。由于变压器一次侧、二次侧绕组之间只有磁的耦合,不能传送直流信号,因此,变压器耦合方式的各级静态工作点也互不影响。变压器耦合方式的缺点是变压器体积大、笨重。在传输直流信号与集成化方面有缺陷,频率特性差。变压器耦合只是在功率放大电路需要阻抗变换时才使用。

(3)直接耦合:直接耦合是级与级之间不经过电抗元件而直接连接的方式。由于它能够传输直流信号,所以直接耦合放大电路也称为直流放大电路。直接耦合方式的特点是简单方便、频率特性好(可通过任何频率的信号),容易集成,多用于直流信号或变化缓慢信号的传送。它的缺点是前、后级的直流通路相连,各级静态工作点彼此不独立,互相影响。

二、阻容耦合多级放大电路

在低频电压放大器中最常见的是阻容耦合方式,这里以图 6-16 所示的两级阻容耦合放大电路为例作具体分析。图中 VT_1、VT_2 各自组成分压式偏置放大电路,C_1、C_2、C_3 为耦合电容,输入信号 u_i 经第一级放大电路放大后,输出放大信号 u_{o1};u_{o1} 经电容 C_2 耦合,作为第二级放大电路的输入信号 u_{i2},u_{i2} 经第二级电路放大,输出信号电压 u_o;u_i、u_o 是两级阻容耦合放大电路的输入电压和输出电压。耦合电容 C_2 和第二级放大电路的输入电阻(r_{i2})就是阻容耦合方式的电容和电阻。

1. 静态分析

作两级阻容耦合放大电路的直流通路,显然由于 C_2 的隔直作用,两级放大电路的直流通路彼此独立,因此静态工作点的调节和计算方法与单级放大电路的相同。

2. 动态分析

图 6-17 所示的为图 6-16 所示的两级阻容耦合放大电路的微变等效电路,根据电压放大倍数的定义,两级放大电路的电压放大倍数 A_u 为

$$A_u = \frac{u_o}{u_i} = \frac{u_{o1}}{u_{i1}} \times \frac{u_{o2}}{u_{o1}} = \frac{u_{o1}}{u_{i1}} \times \frac{u_{o2}}{u_{i2}} = A_{u1} \times A_{u2} \tag{6-19}$$

式(6-19)表明两级放大电路的电压放大倍数为各级电压放大倍数的乘积。要注意的是在计算各级电压放大倍数时,必须考虑后级对前级的影响,即后级的输入电阻是前级的负载电阻。

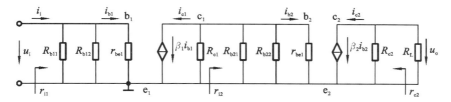

图 6-17 两级阻容耦合放大电路微变等效电路

由图 6-17 可知,两级放大电路的输入电阻 r_i 就是输入级的输入电阻 r_{i1},即

$$r_i = r_{i1} = R_{b11} \mathbin{/\mkern-5mu/} R_{b12} \mathbin{/\mkern-5mu/} r_{be1} \tag{6-20}$$

在计算第一级放大电路的输入电阻时,要根据具体电路结构考虑后级对前级输入电阻可能产生的影响。如第一级为射极跟随器,则输入电阻 r_{i1} 与它的负载(第二级的输入电阻 r_{i2})有关系,即

$$r_i = r_{i1} = R_b \mathbin{/\mkern-5mu/} [r_{be1} + (1 + \beta_1)R'_{L1}] = R_b \mathbin{/\mkern-5mu/} [r_{be1} + (1 + \beta_1)(R_{e1} \mathbin{/\mkern-5mu/} r_{i2})]$$

由图 6-17 可知,多级放大电路的输出电阻 r_o 是最后一级放大电路的输出电阻,即

$$r_o = r_{o2} \tag{6-21}$$

在计算最后一级的输出电阻时,同样要注意到前级输出电阻可能对最后一级输出电阻产生的影响。

对于 n 级放大电路,上述分析结果同样成立,即

$$A_u = \frac{u_o}{u_i} = \frac{u_{o1}}{u_{i1}} \times \frac{u_{o2}}{u_{i2}} \times \cdots \times \frac{u_{on}}{u_{in}} = A_{u1} \times A_{u2} \times \cdots \times A_{un}$$

n 级放大电路的电压放大倍数为各级电压放大倍数的乘积。

输入电阻

$$r_i = r_{i1}$$

输出电阻

$$r_o = r_{on}$$

【例题 6-4】 图 6-16 中,设 $U_{CC} = 12\ V$,$\beta = 50$,$R_{b11} = 100\ k\Omega$,$R_{b12} = 39\ k\Omega$,$R_{c1} = 6\ k\Omega$,$R_{e1} = 2.2\ k\Omega$,$R_{b21} = 39\ k\Omega$,$R_{b22} = 24\ k\Omega$,$R_{c2} = 3\ k\Omega$,$R_{e2} = 2.2\ k\Omega$,$R_L = 2\ k\Omega$。试求:A_u、r_i 和 r_o。

解 首先求各级静态工作点及三极管的输入电阻 r_{be1}、r_{be2}。

$$U_{B1} = \frac{R_{b12}}{R_{b11} + R_{b12}} U_{CC} = \frac{39}{100 + 39} \times 12\ V = 3.37\ V$$

$$I_{C1} \approx I_{E1} = \frac{U_{B1} - U_{BE1}}{R_{e1}} \approx \frac{U_{B1}}{R_{e1}} = \frac{3.37}{2.2}\ mA = 1.53\ mA$$

$$r_{be1} = 300 + (1 + \beta)\frac{26}{I_{E1}} = \left(300 + 51 \times \frac{26}{1.53}\right) \Omega = 1.17\ k\Omega$$

$$U_{B2} = \frac{R_{b22}}{R_{b21} + R_{b22}} U_{CC} = \frac{24}{39 + 24} \times 12\ V = 4.57\ V$$

$$I_{C2} \approx I_{E2} = \frac{U_{B2} - U_{BE2}}{R_{e2}} \approx \frac{U_{B2}}{R_{e2}} = \frac{4.57}{2.2}\ mA = 2.08\ mA$$

$$r_{be2} = 300 + (1 + \beta)\frac{26}{I_{E2}} = \left(300 + 51 \times \frac{26}{2.08}\right) \Omega = 0.94\ k\Omega$$

其次求 A_u、r_i 和 r_o,微变等效电路如图 6-17 所示。

$$r_i = r_{i1} = R_{b11} /\!/ R_{b12} /\!/ r_{be1} = 100 /\!/ 39 /\!/ 1.17 \text{ k}\Omega = 1.13 \text{ k}\Omega$$

$$R_{L1} = r_{i2} = R_{b21} /\!/ R_{b22} /\!/ r_{be2} = 39 /\!/ 24 /\!/ 0.94 \text{ k}\Omega = 0.88 \text{ k}\Omega$$

$$r_o = R_{c2} = 3 \text{ k}\Omega$$

$$A_{u1} = -\beta \frac{R'_{L1}}{r_{be1}} = -50 \times \frac{6 /\!/ 0.88}{1.17} = -32.8$$

$$A_{u2} = -\beta \frac{R'_{L2}}{r_{be2}} = -50 \times \frac{3 /\!/ 2}{0.94} = -63.8$$

$$A_u = A_{u1} \times A_{u2} = (-32.8) \times (-63.8) = 2092.6$$

即电路的电压放大倍数为 2092.6，输入电阻为 1.13 kΩ，输出电阻为 3 kΩ。

第七节　功率放大器

由前面分析可知，多级放大电路输出级的主要任务是推动负载正常工作，因此输出级必须向负载提供足够大的功率。这种用来输出足够大功率的电路称为功率放大电路。

功率放大电路和电压放大电路都要对信号进行放大，但前者以放大电流、电压，即功率为目的，而后者以放大电压为目的；前者通常在大信号下工作，后者在小信号下工作。因此，功率放大电路有其自身的特点。

一、功率放大器的特点和分类

1. 特点

（1）输出功率足够大。为推动负载正常工作，功率放大器应输出足够大的功率，电路的输出电压和电流变化范围应很大，所以三极管（功放管）常常工作在大信号下，接近极限工作状态。因此，分析功率放大电路宜采用图解分析法。

（2）效率较高。功率放大器的效率是指负载上得到的信号功率与电源供给的直流功率之比。从能量角度看，直流电源提供的功率，一部分转换成输出功率，另一部分则消耗在功放管和其他元件上。对于一定的电源功率，效率越高，管耗就越低。

（3）非线性失真小。功率放大器是在大信号下工作，电压、电流的变化幅值大，信号容易进入截止区或饱和区，造成非线性失真。因此，功率放大器比小信号的电压放大器非线性失真问题严重。实际功率放大器在考虑输出功率足够大的同时，要兼顾失真允许的限度。

（4）保护与散热。因为功放管承受高电压、大电流，所以管耗较大，结温较高，功放管的安全使用也应重视。

2. 分类

功率放大器根据其工作状态的不同，可分为甲类、乙类和甲乙类，功率放大器的工作状态由其功放管静态工作点的设置位置决定。如图 6-18 所示，对于正弦输入信号，甲类功率放大器的功放管的静态工作点设置在放大区中间，在整个输入信号的周期内都能导通；乙类功率放大器的功放管的静态工作点设置在截止点，管子只在输入信号的其中半个周期内导通；甲乙类功率放大器处于甲类和乙类之间，功放管导通时间在大于半个周期与小于一个周期之间。

甲类功率放大器在输入信号时，功放管始终工作在放大区，因此，这类功率放大电路与前述的电压放大电路的结构与原理相似，它的非线性失真较小，缺点是功放管有较大的静态集电极电流，管耗大，电路的效率较低。尤其当输入信号为零时，输出功率也为零，直流电源供给的能量全部转换为管子的消耗能量。

乙类功率放大器的静态工作点设置在截止区，集电极静态电流为零，所以能量转换效率高。但输出信号只有半个周期，出现严重的失真，解决的办法是采用两个对称的乙类功率放大电路，分别放大正、负半周输入信号，然后合成为完整的波形输出，常用的电路是互补对称功率放大器。

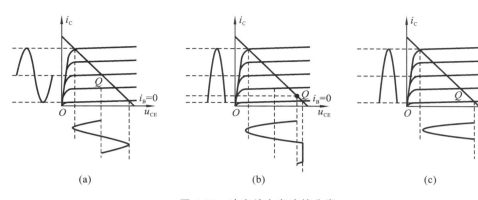

图 6-18　功率放大电路的分类

（a）甲类；（b）甲乙类；（c）乙类

二、互补对称功率放大器

互补对称功率放大器由两个参数完全相同的 NPN 型和 PNP 型三极管组成，称为互补管。根据供电的方式不同分为两种形式：一种是双电源供电，输出直接与负载连接，称为无输出电容器的功率放大电路，简称 OCL；另一种是单电源供电，输出通过电容器与负载连接，称为无输出变压器的功率放大电路，简称 OTL。

1. OCL 互补对称功率放大器

图 6-19 所示的为 OCL 乙类互补对称功率放大电路，VT_1 为 NPN 型三极管，VT_2 为 PNP 型三极管，由双电源 $\pm U_{CC}$ 供电，VT_1、VT_2 连接成射极跟随器，然后在发射极接负载 R_L 输出。

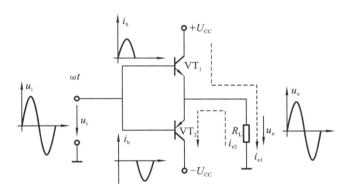

图 6-19　OCL 乙类互补对称放大电路

（1）静态分析：当输入信号 $u_i = 0$ 时，$I_B = 0$，三极管 VT_1、VT_2 工作在截止点，电路处于乙类工作状态。因为 $I_E \approx I_C = 0$，负载上无电流通过，输出电压 $u_o = 0$。

（2）动态分析：当输入正弦信号为正半周时，$u_i > 0$，三极管 VT_1 导通、VT_2 截止，输出电流 i_{e1} 从 $+U_{CC}$ 流进 VT_1 集电极，再从 VT_1 发射极流出，经 R_L 到地，在 R_L 产生正半周输出电压 $u_o > 0$。

当输入信号为负半周时，$u_i < 0$，三极管 VT_2 导通、VT_1 截止，输出电流 i_{e2} 自地经 R_L 流进 VT_2 发射极，从 VT_2 集电极流出，到 $-U_{CC}$，在 R_L 产生负半周输出电压 $u_o < 0$。

因此，在输入信号 u_i 的一个周期内，三极管 VT_1、VT_2 轮流导通各半个周期，形成输出电流 i_{e1} 和 i_{e2}，流过负载的 i_{e1} 和 i_{e2} 方向相反，这样在负载上合成一个完整的输出正弦电压 u_o。

实际上，在图 6-19 所示电路的讨论中，由于三极管 VT_1、VT_2 输入端（发射结）存在死区电压，当正半周输入信号 u_i 小于 VT_1 管的死区电压 U_{BE} 时，VT_1 管并不能随之导通形成 i_{e1} 电流，同样当负半周输入信号 u_i 小于 VT_2 管的死区电压 U_{EB} 时，VT_2 管也就不能导通形成电流 i_{e2}，此时在负载上没有输出电压，因此输出端会出现两管轮流工作衔接不好的现象，如图 6-20 所示，输出信号产生了失真。这种由于发射结存在死区电压引起的，在输出信号正负半周的交接处形成的失真称为交越失真。输入信号越小，交越失真越严重。

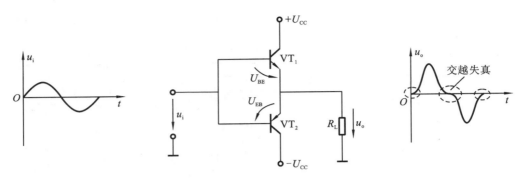

图 6-20　交越失真

为了克服交越失真,在三极管的基极设置偏置电路,提供稍大于死区电压的正向偏置电压,使三极管处于微导通状态,从而一旦有信号输入,三极管就能立即导通工作,输出完整的波形。显然,此时每个三极管的导通时间稍大于半个周期,功率放大电路处于甲乙类工作状态。

图 6-21 所示的为 OCL 甲乙类互补对称功放电路,其中±U_{cc}通过 R_1、R_2 使 VD$_3$、VD$_4$ 导通,VD$_3$、VD$_4$ 的导通压降作为 VT$_1$、VT$_2$ 发射结的偏置电压,使 VT$_1$、VT$_2$ 处于微导通状态,从而消除了交越失真。

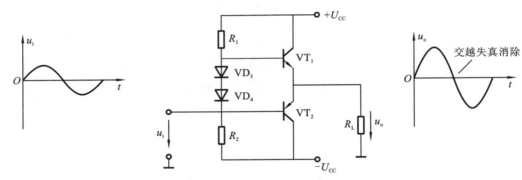

图 6-21　OCL 甲乙类互补对称放大电路

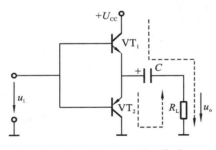

图 6-22　OTL 互补对称电路

2. OTL 互补对称功率放大器

图 6-22 所示的为单电源＋U_{cc}供电的 OTL 互补对称功放电路,此时负载 R_L 必须采用电容耦合,以隔直流,输出电容 C 的容量一般较大。由于两管子连接处的直流电位为 $U_{cc}/2$,电容 C 上的电压也充电至 $U_{cc}/2$。当输入信号负半周使 VT$_1$ 截止、VT$_2$ 导通时,VT$_2$ 的电流不能由 U_{cc}供给,而是通过 C 的放电来提供,电流流向如图 6-22 所示。其他工作原理与 OCL 电路的相似。

三、复合互补功率放大器

在互补对称功率放大电路中,为了保证信号正、负半周对称放大,两只互补管的参数必须完全相同配对,而对于大功率晶体管来说,这种配对比较困难,为此常用复合管接法以实现互补配对。

复合管就是将两个或两个以上的三极管按一定的方式连接而等效成的一个三极管。复合管又称达林顿管。图 6-23 所示的为常用的两个三极管等效成的复合管。复合管的等效原则是:①复合管的极性取决于第一个三极管的极性,图 6-23(a)所示的为两个 NPN 型管连接成一个 NPN 型复合管,图 6-23(b)所示的为第一个 PNP 型三极管和第二个 NPN 型三极管连接成一个 PNP 型复合管;②复合管的电流放大系数为两只三极管电流放大系数的乘积,即 $\beta = \beta_1\beta_2$。

图 6-24 所示的为采用复合管的 OCL 互补对称功率放大电路。VT$_1$、VT$_3$ 组成 NPN 型复合管,VT$_2$、VT$_4$ 组成 PNP 型复合管;VD$_5$、VD$_6$ 和 R_W 的作用是消除交越失真,调节 R_W 可改变基极偏置电压大小,

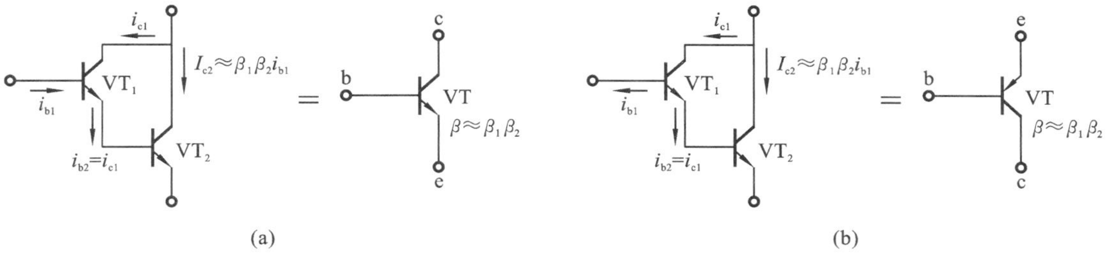

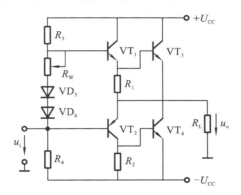

图 6-23 两只晶体管等效的复合管

使管子处于微导通,正好消除交越失真。此电路的工作原理与图 6-21 所示的电路相似,学生可自行分析。

图 6-24 OCL 互补对称功率放大电路

本章小结

1. 静态工作点极易受温度等因素的影响而上下移动,从而导致输出信号产生非线性失真。为此常采用工作点稳定电路——分压式偏置放大电路,它可以根据温度的变化,自动调节基极电流的大小,从而削弱温度变化对集电极电流的影响,使工作点基本稳定。

2. 多级放大电路常用的耦合方式有阻容耦合、变压器耦合、直接耦合三种。在组成多级放大电路时,必须保证每一级都有合适的静态工作点,以减少耦合和放大过程中的信号失真。多级放大电路的电压放大倍数为各级电压放大倍数的乘积。多级放大电路的输入电阻就是输入级的输入电阻;输出电阻就是输出级的输出电阻,分析计算时应考虑级间影响。

3. 在放大电路中引入负反馈,虽然降低了放大倍数,但能使放大电路的许多性能获得改善,如稳定放大倍数、减小非线性失真、改变输入和输出电阻等。按反馈电路与基本放大电路的连接方式,负反馈有四种类型:电压串联、电流串联、电压并联、电流并联。其中电压负反馈能稳定输出电压,使输出电阻 r_o 减小;电流负反馈能稳定输出电流,使输出电阻 r_o 增大;串联负反馈能使输入电阻 r_i 增大;并联负反馈能使输入电阻 r_i 减小。

4. 射极输出器是电压串联负反馈放大电路,具有输入电阻高,输出电阻低,电压放大倍数略小于 1,且输入电压与输出电压同相位特点。虽无电压放大作用,但有电流放大作用和功率放大作用,应用较广泛。

习题

6-1 试判断图 6-25 所示的各放大电路能否正常放大,若不能,说明为什么?

6-2 基本放大电路如图 6-26 所示,试用估算法计算放大电路的静态工作点 Q。

6-3 在图 6-1(b)所示的基本放大电路中,①$U_{CC} = 12$ V,$R_b = 600$ kΩ,$R_c = 6$ kΩ,$\beta = 50$,则 $I_C =$ _____,$U_{CE} =$ _____;②若更换三极管,β 由原来的 50 改变为 80,则 I_B 将 _____,I_C 将

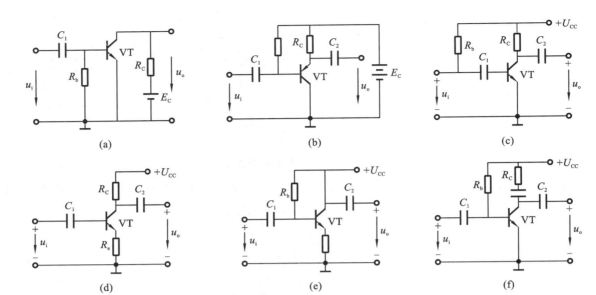

图 6-25 题 6-1 图

_____;③若调节 R_b,使 $U_{CE}=8$ V,则 $R_b=$_____;④在输出端接上负载 R_L,交流输出电压幅度将_____。

6-4 在基本放大电路中,若某晶体管的 U_{CE} 保持不变,当测得 $I_B=30$ μA 时,$I_C=1.2$ mA,则发射极电流 $I_E=$_____ mA;如果 I_B 增大到 50 μA 时,I_C 增加到 2 mA,则晶体管的电流放大系数 β =_____。

6-5 已知基本放大电路 $U_{CC}=20$ V,$R_c=4$ kΩ,用图解法进行静态分析时,其直流负载线 NM 的横坐标为_____,纵坐标为_____。

6-6 共发射极基本放大电路的最佳静态工作点通常设置在直流负载线的_____。

6-7 图 6-27 所示的为某共发射极基本放大电路的直流和交流负载线,试问:

(1) 电源电压 $U_{CC}=$_____;

(2) 静态集电极电流 $I_C=$_____;静态输出电压 $U_{CE}=$_____;

(3) 集电极电阻 $R_C=$_____;

(4) 当输入信号幅值逐渐增大时,首先发生_____失真。

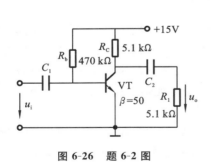

图 6-26 题 6-2 图

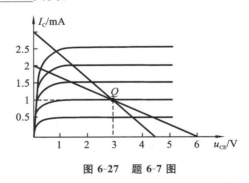

图 6-27 题 6-7 图

6-8 假设图 6-1(b)所示的基本放大电路的电压放大倍数为 250,则输入 $u_i=4\sin314t$(mV)信号时,输出端可观察到输出信号为( )。

A. $u_o=1000\sin314t$(mV)   B. $u_o=1000\sin(314t+\pi)$(mV)

C. $u_o=\sqrt{2}\sin314t$(V)   D. $u_o=\sqrt{2}\sin(314t+\pi)$(V)

6-9 微变等效电路分析法适用于_____工作条件下,其晶体管的基极与发射极间相当于一只_____,估算式为_____;共发射极基本放大电路电压放大倍数为_____,其放大倍数与负载阻值成_____比。

6-10 如图 6-28 所示的基本放大电路，$U_{CC}=12$ V，$R_b=600$ kΩ，$R_c=6$ kΩ，$R_L=18$ kΩ，$r_s=1.2$ kΩ，$\beta=50$，忽略 U_{BE}。要求：①画出直流通路图；②计算静态工作点；③画出微变等效电路图；④计算 A_u；⑤计算 A_{us}。

6-11 画图 6-29 所示放大电路的直流通路、交流通路和微变等效电路图，试推导此放大电路的电压放大倍数 A_u、输入电阻 r_i 和输出电阻 r_o 的公式。

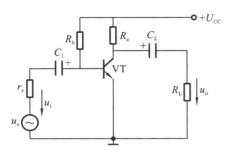

图 6-28 题 6-10 图

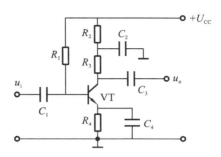

图 6-29 题 6-11 图

6-12 如图 6-30 所示的分压式偏置放大电路，已知晶体管 $\beta=40$。①试画出直流通路图，计算静态工作点；②若输出电压 u_o 的波形顶部削波失真，试问电路出现什么失真？如何消除。

6-13 画出图 6-30 所示的分压式偏置放大电路的交流通路和微变等效电路图，试计算电压放大倍数 A_u，说明电阻 R_{e1} 对电压放大倍数的影响。

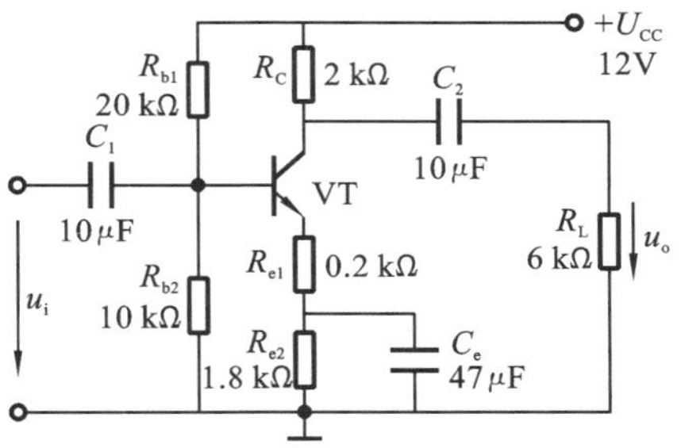

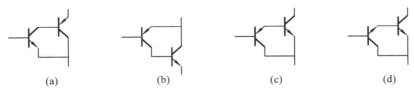

图 6-30 题 6-12 和题 6-13 图

6-14 射极输出器具有输入电阻_____，输出电阻_____，电压放大倍数_____的特点。

6-15 射极输出器又称射极跟随器，这是因为_____。

6-16 在多级放大电路中，后级的输入电阻是前级的_____，而前级的输出电阻则可视为后级的_____。

6-17 试判断

( )1. 直接耦合放大电路只能放大直流信号，不能放大交流信号。

( )2. 利用微变等效电路，可以很方便地分析计算小信号输入时放大电路的静态工作点。

( )3. 晶体管的输入电阻 r_{be} 是一个动态电阻，因此它与静态工作点无关。

( )4. 共发射极基本放大电路在放大信号的同时，使信号的相位相反。

6-18 功率放大电路处于多级放大电路的_____级，其任务是向负载提供足够大的_____。

6-19 若要获得一个 PNP 型复合管，可选用图 6-31 所示接法中的( )。

(a)   (b)   (c)   (d)

图 6-31 题 6-19 图

6-20 功率放大电路最重要的指标是( )。

A. 输出功率和效率　　　　B. 输出电压的幅度　　　　C. 电压放大倍数

6-21 在乙类互补对称功率放大电路中，功放管的导通时间为_____。

6-22 甲乙类功率放大器的静态工作点常常设置在直流负载线的_____。

6-23 功率放大电路能高效地把_____的能量按输入信号的变化规律，转化为交流电能并传送给负载。

第七章　直流放大电路及集成运算放大器

学习目标

　　本章在前面所讲电路基础知识上,进一步学习放大电路(直流放大电路、典型的差动放大电路、集成运算放大电路)的原理及特点;常见的基本运算放大电路的类型;集成运算放大电路的主要性能指标及应用等,为学习后续章节及专业课程打下必要的基础。

第一节　直流放大电路的特点

　　各种生物电信号中包含了许多频率很低的成分,尤其在胃液压力和 pH 值的测量中还会遇到很多不变化或变化很慢的信号。它们需要通过不同类型的传感器将相应的物理量变换成电信号,然后经过放大去推动执行机构。这些转换后的电信号往往变化极为缓慢,通常把这类电信号称为直流信号。由于电容具有"隔直通交"的作用,这些直流或近似直流的缓慢变化的信号不能采用阻容耦合放大器进行放大。因此要放大直流信号,只能采用级间直接耦合的方式。这种直接耦合的放大器就称为直接耦合放大器(direct coupling amplifier),或称为直流放大器。

　　直流放大器最主要的问题就是在放大电路中存在零点漂移现象,由于生物电信号十分微弱,信号频率低,所以对医学仪器漂移特性的要求也很严格,需要引起特别注意。

　　如图 7-1(a)所示的直接耦合放大器,如果将输入端短路,即输入电压 u_i 为零,用灵敏的直流电压表测量其输出端的电压时,输出电压 u_0 理应保持不变,但实际上输出电压并不保持恒定值,而是在 u_0 值的基础上发生上下缓慢的、无规则的变化,如图 7-1(b)所示。这种输入电压为零,而输出电压缓慢变化的现象,称为零点漂移(zero drift),简称零漂。

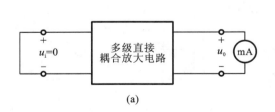
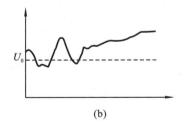

图 7-1　零点漂移现象
(a)原理测量图;(b)输出电压漂移波形

　　引起零点漂移的原因很多,如晶体三极管的参数(I_{CEO}、U_{BE}、β)随温度的变化而变化,以及电源电压的波动等,都将使输出电压产生漂移。其中以温度变化的影响最为严重,它会引起电路中静态工作点的变化,所以零点漂移也称为温漂。在多级直接耦合放大器各级漂移中,又以第一级的漂移影响最为严重,它会被逐级进行放大,以至于在输出端难以区别是有用的放大信号还是漂移信号,从而使放大器无法正常工作。因此,减小输入级的零点漂移成为多级直接耦合放大器一个至关重要的问题。解决零点漂移的方法有多种,其中最有效的方法就是采用差动放大电路,下面我们就来分析差动放大电路的组成和基本工作原理。

第二节 差动放大电路

一、基本电路

1. 电路组成

图 7-2 所示的电路是使用两个晶体管组成的最基本的差分放大器工作原理图,它的主要特点是电路结构的对称性:VT_1、VT_2 管的特性和参数相同,具有相同的温度特性和静态工作点。输入信号 u_{i1}、u_{i2} 由两个管的基极输入,输出电压 u_o 取自两管的集电极。这种电路对称结构称为对称的双端输入-双端输出差分放大器。

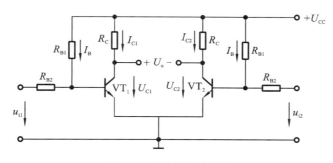

图 7-2 基本差分放大器

在静态时,输入信号等于零,由于电路完全对称,$I_{C1} = I_{C2}$、$U_{C1} = U_{C2}$,故输出电压 $U_o = U_{C1} - U_{C2} = 0$,即静态时输出电压为零。

当温度变化或电源电压波动时,两管都产生零点漂移,引起电流与电压相同的变化,即 $\Delta I_{C1} = \Delta I_{C2}$,$\Delta U_{C2} = \Delta U_{C2}$,所以输出电压 $U_o = \Delta U_{C1} - \Delta U_{C2} = 0$。可见对称差动放大器对温度或电源电压变化引起的零点漂移进行了有效的抑制。

2. 信号输入方式

当有信号输入时,对称性差动放大器的工作情况可以分为下面两种输入方式来分析。

1) 共模输入

如果两管基极输入的信号大小相等,极性相同,即 $u_{i1} = u_{i2}$,这样的输入称为共模输入,共模信号(common-mode signal)中 $u_c = u_{i1} = u_{i2}$。

在共模输入方式下,如果两管完全对称,显然两管的集电极电位变化相同,因而输出电压等于零,所以差动放大器没有放大作用,即放大倍数为零。实际上,温度和电源电压变化所引起的零点漂移和其他干扰信号都可以视为共模信号。共模信号用来描述无用信号,以及外界因素(如电源电压、环境温度变化等)对电路的影响。差动放大器抑制共模信号能力的大小也反映出它对零点漂移的抑制水平,所以在高质量的直流放大器中第一级总是采用差动放大器。

2) 差模输入

如果两管基极输入的信号大小相等,而极性相反,即 $u_{i1} = -u_{i2}$,这样的输入称为差模输入,差模信号(differential-mode signal)中 $u_d = u_{i1} - u_{i2}$。

差模输入使两管的集电极电流变化相反(一增一减),相应的两管的集电极电位相反变化(一减一增)。

$$U_o = \Delta U_{C1} - \Delta U_{C2}$$

例如,$\Delta U_{C1} = -2 \text{ V}$,$\Delta U_{C2} = 2 \text{ V}$,则

$$U_o = \Delta U_{C1} - \Delta U_{C2} = -2 \text{ V} - 2 \text{ V} = -4 \text{ V}$$

二、典型差动放大器工作原理

上面分析的差动放大电路之所以能抑制零点漂移,就是利用了电路的对称性。实际上完全对称的理想情况并不存在,所以单靠电路的对称性来抑制零点漂移是有限的。另外,上述电路中每个三极管的集电极电位的零点漂移并未受到抑制,如果采用单端输出(输出电压从一个管的集电极与"地"之间取出),漂移根本无法抑制。因此,必须改进电路来减小三极管的零漂。

图 7-3 所示的是一种典型的差动放大电路,与图 7-2 所示的电路相比,两个三极管的发射极通过电阻器 R_P 后连接公共电阻 R_E,电路中有两个电源 $+U_{CC}$ 和 $-U_{EE}$。R_E 的主要作用是稳定电路的静态工作点,从而限制每个三极管的漂移范围,进一步减小零点漂移。由于电阻 R_E 接在两管的发射极上,所以这种电路又称为长尾式差动放大电路。R_P 是调零电阻器,因为电路不会完全对称,当输入电压为零时,输出电压也不一定为零,但可以通过调节 R_P 来改变两管的初始工作状态,从而使输出电压为零。

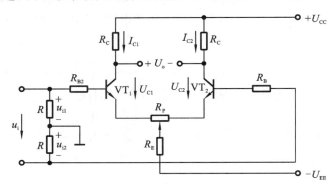

图 7-3　典型差动放大电路

1. 静态分析

由于电路对称,则 $R_{C1}I_{C1}=R_{C2}I_{C2}$。所以 $U_{C1}=U_{C2}$,从而 $U_o=\Delta U_{C1}-\Delta U_{C2}=0$。因电路无输入电压信号,即 $u_{i1}=u_{i2}=0$。图 7-4 所示的为其中一只单管的直流通路,静态工作点计算如下:

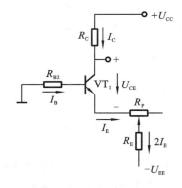

图 7-4　单管直流通路

$$I_B R_B + U_{BE} + I_E \frac{R_P}{2} + 2I_E R_E = U_{EE} \tag{7-1}$$

$$I_B = \frac{U_{EE}-U_{BE}}{R_B+(1+\beta)(R_P/2+2R_E)} \approx \frac{U_{EE}-U_{BE}}{2(1+\beta)R_E} \tag{7-2}$$

$$I_C \approx I_E \approx \frac{U_{EE}-U_{BE}}{2R_E} \tag{7-3}$$

$$U_{CE} \approx U_{CC}+U_{EE}-I_C R_C - 2I_E R_E \tag{7-4}$$

以上计算时,忽略了 R_P、R_B 对电路的影响。

2. 动态分析

1)差模信号输入

VT_1、VT_2 两管输入端输入大小相等、极性相反的信号电压,即 $u_{i1}=-u_{i2}$,此时两个三极管发射极中一个三极管(如 VT_1 管)电流增加,另一个三极管(如 VT_2 管)电流却减小。因为电路的对称性,有 $\Delta I_{E1}=-\Delta I_{E2}$,这样发射极电阻 R_E 两端的电压将保持不变,即 R_E 对差模信号不起作用,单管差模信号通路如图7-5所示。

双端输入-双端输出差动放大电路的差模电压放大倍数为

$$A_d = \frac{u_o}{u_d} = A_{d1} = A_{d2} \tag{7-5}$$

由此可见,其电压放大倍数与共射单管放大器的相等。

2)共模信号输入

VT_1、VT_2 两管输入端输入大小相等、极性相同的信号电压,即 $u_c=u_{i1}=u_{i2}$,此时两管发射极电流变化相同,同时增加或减小。

因为电路的对称性,有 $\Delta I_{E1} = \Delta I_{E2}$,这样发射极电阻 R_E 两端的电压变化是单管的两倍,即 R_E 对单管电路而言相当于两倍电阻,单管共模信号通路如图 7-6 所示。双端输出共模电压放大倍数为

$$A_c = \frac{u_o}{u_c} = 0 \tag{7-6}$$

双端输出时共模电压放大倍数为零。

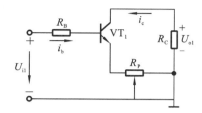

图 7-5 单管差模信号通路

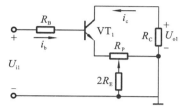

图 7-6 单管共模信号通路

3) 共模抑制比

为了全面衡量差动放大电路对共模信号的抑制能力和对差模信号的放大能力,特引入一个参数,即共模抑制比,用 K_{CMRR} 来表示。其定义为放大电路对差模信号的放大倍数 A_d 与共模信号放大倍数 A_c 之比,即 $K_{CMRR} = \left| \dfrac{A_d}{A_c} \right|$ 或用对数形式表示为 $K_{CMRR} = 20 \lg \left| \dfrac{A_d}{A_c} \right|$ (dB)。

显然,K_{CMRR} 越大,说明电路抑制零漂移能力越好。理想双端输入-双端输出的差动放大电路的 K_{CMRR} 为无穷大,而实际上电路不可能完全对称,共模抑制比也不可能趋于无穷大。通常方法是采用"恒流源"代替发射极电阻 R_E,因"恒流源"不仅具有合适的电流,保证电路有合适的静态工作点,而且具有"无穷大"动态电阻,可使共模放大倍数变得很小。具有"恒流源"的差动放大电路如图 7-7 所示。

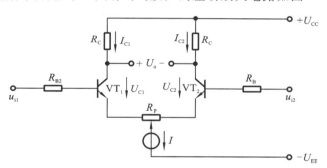

图 7-7 恒流源差动放大电路简图

三、差动放大电路的输入-输出方式

差动放大电路有两个输入端和两个输出端,因此电路的输入-输出方式共有四种,即双端输入-双端输出、双端输入-单端输出、单端输入-双端输出和单端输入-单端输出,如图 7-8 所示。

由于差分放大器的四种接法不同,对应的差分放大电路的性能指标也有所不同,现将电路的各种形式和性能指标的比较列在表 7-1 中,以供参考。

表 7-1 差分放大电路四种输入-输出方式的性能比较

输入输出方式	双端输入-双端输出	双端输入-单端输出	单端输入-双端输出	单端输入-单端输出
A_d	$-\dfrac{\beta\left(R_C \mathbin{/\mkern-5mu/} \frac{R_L}{2}\right)}{R+r_{be}}$	$-\dfrac{1}{2}\dfrac{\beta(R_C \mathbin{/\mkern-5mu/} R_L)}{R+r_{be}}$	$-\dfrac{\beta\left(R_C \mathbin{/\mkern-5mu/} \frac{R_L}{2}\right)}{R+r_{be}}$	$-\dfrac{1}{2}\dfrac{\beta(R_C \mathbin{/\mkern-5mu/} R_L)}{R+r_{be}}$
K_{CMRR}	很高	较高	很高	较高
r_i	$2(R+r_{be})$	$2(R+r_{be})$	$2(R+r_{be})$	$2(R+r_{be})$
r_o	$2R_C$	R_C	$2R_C$	R_C

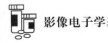

续表

输入输出方式	双端输入-双端输出	双端输入-单端输出	单端输入-双端输出	单端输入-单端输出
特点	（1）A_d 与单管放大电路的基本相同 （2）在理想情况下，$K_{CMRR} \to \infty$ （3）适用于输入信号及负载的两端均不接地的情况	（1）A_d 约为双端输出时的一半 （2）由于引入共模负反馈，仍有较高的 K_{CMRR} （3）适用于将双端输入转为单端输出的情况	（1）A_d 与单管放大电路的基本相同 （2）在理想情况下，$K_{CMRR} \to \infty$ （3）适用于将单端输入转换为双端输出的情况	（1）A_d 约为双端输出时的一半 （2）与单管放大电路相比具有较强的抑制零漂的能力 （3）适用于输入输出均要求接地的情况

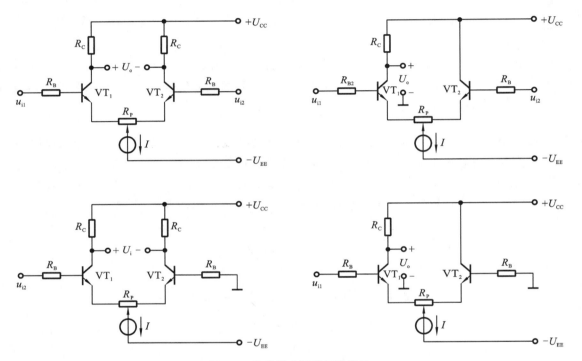

图 7-8　差分放大器的四种接法

第三节　集成运算放大电路的组成与特点

运算放大电路是一种具有高放大倍数的直接耦合放大电路。它首先应用于电子模拟计算机上，作为基本运算单元完成加、减、乘、除、积分和微分等数学运算，故称为运算放大电路，简称运放。若将整个运算放大器制作在面积很小的硅片上，就构成集成放大器（integrated operational amplifier）。由于集成运算放大器具有性能稳定、可靠性高、寿命长、体积小、重量轻、耗电量小等优点，因而在电子技术中得到广泛应用。

一、集成运算放大电路的组成

集成运算放大电路是一种高电压放大倍数，高输入电阻和低输出电阻的多级直接耦合放大电路，简称集成运放，其基本组成方框图如图 7-9（a）所示。集成运放通常由输入级、中间级、输出级及偏置电路等四部分组成。输入级一般采用差动放大电路，要求其输入电阻高、零点漂移小、抗共模干扰能力强；中间级一般由共发射极放大电路组成，主要利用其较高的电压放大能力；输出级与负载相连接，一般由互补对称功放电路组成，要求其输出电阻低、带负载能力强，能够输出足够大的电压和电流；偏置电路一般由各种恒流源电路构成，它的作用是给上述电路提供稳定和合适的偏置电流，决定各级的静态工作点。

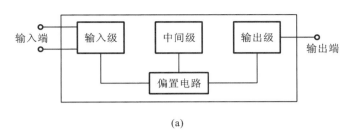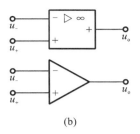

图 7-9　集成运算放大器的基本组成

（a）方框图；（b）图形符号

图 7-9（b）所示的是集成运算放大电路的图形符号。它有两个输入端和一个输出端,反相输入端标"－"号,同相输入端标"＋"号。输出电压与反相输入端电压相位相反,与同相输入端电压相位相同。此外还有正、负电源端,有些集成运算放大电路还有调零端和相位补偿端等（图中未画出）。从使用者的角度看,我们感兴趣的只是集成运算放大电路的参数和特性指标,而对内部线路和其他端口无需进行深入的了解。

二、集成运算放大电路的主要性能指标

为了正确使用集成运算放大电路,下面简略介绍集成运算放大电路的主要性能指标。

1. 输入失调电压

在理想状态下,集成运算放大电路的输入电压为零时,输出电压应该为零,但由于制造工艺等原因,实际的输出电压常不为零。为了使输出电压为零,常需要在输入端加一适当的直流补偿电压,这个输入电压称为输入失调电压,其值等于输入为零时,输出的电压折算到输入端的等效电压值。此值一般为毫伏级,它的大小反映了差分输入级的对称程度,失调电压越大,集成运算放大电路的对称性越差。

2. 输入失调电流

输入失调电流是输入信号为零时,为了使输出电压为零,两个输入端静态电流 I_+ 与 I_- 之差,一般为输入静态偏置电流的十分之一左右。它是由差分输入级两个三极管 β 值不一致所引起的。

3. 开环电压增益 A_{od}

开环电压增益是指集成运算放大电路在无外接反馈电路时的差模电压放大倍数,用 A_{od} 的对数表示,即 $20\lg|A_{od}|$（dB）。一般运算放大器的电压增益都很大,其值为 $60\sim100$ dB。

4. 差模输入阻抗 R_{id}

差模输入阻抗是集成运算放大电路在输入差模信号时,从两个输入端之间看进去的等效电阻,其值越大越好。

5. 开环输出阻抗 r_o

开环输出阻抗是指集成运算放大电路开环工作时从输出端对地之间看进去的等效电阻,r_o 越小越好。

6. 共模抑制比 K_{CMRR}

共模抑制比是指集成运算放大电路开环运用时,差模电压增益 A_{od} 与共模电压增益 A_{od} 之比的绝对值,其值越大越好。

 ## 第四节　集成运算放大电路的应用

一、集成运算放大器的理想模型

1. 理想集成运算放大器的特点

具有理想参数的运算放大电路称为理想集成运算放大电路。集成运算放大电路理想化的主要条件:

(1) 开环电压增益 $A_{od} \rightarrow \infty$；

(2) 差模输入电阻 $r_{id} \rightarrow \infty$；

(3) 开环输入电阻 $r_o \rightarrow 0$；

(4) 共模抑制比 $K_{CMRR} \rightarrow \infty$。

2. 理想集成运算放大电路工作在线性区的特点

对于工作于线性区的理想运算放大电路，根据理想化条件可得出两个重要结论，即

(1) 由于 $u_o = A_{od}(u_+ - u_-)$，$A_{od} \rightarrow \infty$，而输出电压 u_o 是有限值，所以可得

$$u_+ - u_- \approx 0 (u_+ \approx u_-) \tag{7-7}$$

即两输入端电位近似相等，相当于短路，但内部并未真正短路，故称"虚短路"。当其中一个输入端接地时，另一个输入端也为零电位，称为"虚地"，意即并非真正"接地"。

(2) 由于 $i = \dfrac{u_+ - u_-}{r_{id}}$，而 $r_{id} \rightarrow \infty$，因此可得

$$i = i_+ = i_- = 0 \tag{7-8}$$

两个输入端输入电流近似为零，就如同两个输入端断路一样，但内部并未真正断路，称为"虚断路"。这两条重要结论，与第一章的基尔霍夫定律一起，是分析各种运算放大电路的基础。

二、比例运算放大电路

1. 反相比例放大电路

反相比例放大电路如图7-10所示。

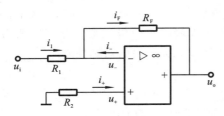

图 7-10　反相比例放大电路

输入电压 u_i 经电阻 R_1 由反相输入端输入，输出端与反相输入端之间接反馈电阻 R_F，同相输入端与地之间接平衡电阻 R_2，且 $R_2 = R_1 /\!/ R_F$，以保证运算放大电路输入端的对称。反相比例放大电路是一种电压并联反馈放大电路。

根据电路基本定理，由图7-10可得

$$i_1 = \frac{u_i - u_-}{R_1}, \quad i_F = \frac{u_- - u_o}{R_F}, \quad i_1 = i_F - i_-$$

根据式(7-8)可得 $u_+ = -i_+ R_2 = 0$，$i_1 = i_F$，又根据式(7-7)可得 $u_+ = u_- = 0$，所以可得

$$\frac{u_i}{R_1} = \frac{0 - u_o}{R_F}$$

反相比例放大电路的闭环电压增益 A_{uF} 为

$$A_{uF} = \frac{u_o}{u_i} = -\frac{R_F}{R_1} \tag{7-9}$$

式(7-9)表明，反相比例放大电路的闭环电压增益只与外接电阻 R_1、R_F 有关，而与集成运算放大电路本身参数无关。式中负号表示 u_o 与 u_i 相位相反，且输出与输入信号的电压比值为常数，故称反相比例放大电路。

【例题 7-1】 电路如图7-10所示，已知 $R_1 = 20 \text{ k}\Omega$，$R_F = 100 \text{ k}\Omega$，求反相比例放大器电路的闭环放大倍数 A_{uF}；如果 $u_i = -0.3 \text{ V}$，求 u_o 为多少？R_2 应取多大阻值？

解　由式(7-9)可得

$$A_{uF} = \frac{u_o}{u_i} = -\frac{R_F}{R_1} = -\frac{100}{20} = -5$$

所以输出电压 $u_o = A_{uF} u_i = -5 \times (-0.3) \text{ V} = 1.5 \text{ V}$

平衡电阻 $R_2 = R_1 /\!/ R_F = \dfrac{20 \times 100}{20 + 100} \text{ k}\Omega = 16.7 \text{ k}\Omega$

2. 同相比例放大电路

同相比例放大电路如图7-11所示。

输入电压 u_i 经电阻 R_2 由同相输入端输入，输出端与反相输入端之间接反馈电阻 R_F。同相比例放大

电路是一种电压串联负反馈放大电路,具有高输入阻抗、低输出阻抗的特点。

根据电路基本定理、公式,由图 7-11 可得

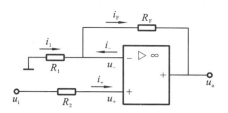

图 7-11 同相比例放大电路

$$i_1 = \frac{0 - u_-}{R_1}, \quad i_F = \frac{u_- - u_o}{R_F}, \quad i_1 = i_F - i_-$$

$$-\frac{u_i}{R_1} = \frac{u_i - u_o}{R_F}$$

$$A_{uF} = \frac{u_o}{u_i} = 1 + \frac{R_F}{R_1} \tag{7-10}$$

式(7-10)表明,同相比例放大电路的闭环电压增益 A_{uF} 为正,且始终大于或等于1,也与集成运算放大电路本身参数无关。若 $R_F = 0$,$R_1 \to \infty$,则 $A_{uF} = 1$,图 7-11 所示的电路就成为电压跟随器。

三、差动运算电路

如图 7-12 所示,输入信号 u_{i1}、u_{i2} 分别从运算放大电路的反相与同相端输入。根据电路基本定理,由图 7-12 可得

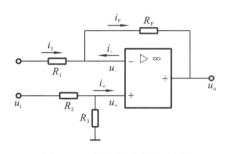

图 7-12 差分运算放大电路

$$i_1 = \frac{u_{i1} - u_-}{R_1}, \quad i_F = \frac{u_- - u_o}{R_F}, \quad i_1 = i_F - i_-$$

因为 $i_+ = i_- = 0$,$u_+ = u_-$,故得

$$u_- = u_+ = \frac{R_3}{R_2 + R_3} u_{i2}, \quad i_1 = i_F$$

经计算后可得

$$u_o = \left(1 + \frac{R_F}{R_1}\right) \frac{R_3}{R_2 + R_3} u_{i2} - \frac{R_F}{R_1} u_{i1} \tag{7-11}$$

如保持电路的对称性,可使 $R_1 = R_2$,$R_3 = R_F$,式(7-11)可变为

$$u_o = \frac{R_F}{R_1} (u_{i2} - u_{i1}) \tag{7-12}$$

式(7-12)表明,输出电压与输入电压之差成比例,即为差分放大电路。若输入共模信号 $u_{i1} = u_{i2}$,则输出电压 $u_o = 0$,此放大器对共模信号的放大倍数为零;若输入差模信号,电压放大倍数 $A_{uF} = \frac{u_o}{u_{i2} - u_{i1}} = \frac{R_F}{R_1}$,计算表明运算放大电路组成的差分放大电路具有抑制共模信号,放大差模信号的能力。由图 7-12 可见,运算放大电路组成的差分放大电路比三极管组成的差分放大电路要简单得多,因此,运算放大电路被广泛应用于直流放大电路之中。

【例题 7-2】 电路如图 7-12 所示,已知 $R_1 = R_2 = 20 \text{ k}\Omega$,$R_3 = R_F = 99 \text{ k}\Omega$,$u_{i2} = 0.4 \text{ V}$,$u_{i1} = 0.6 \text{ V}$,求差模输出电压 u_{od}。

解 由式(7-12)可得

$$u_{od} = \frac{R_F}{R_1} (u_{i2} - u_{i1}) = \frac{99}{20} \times (0.4 - 0.6) \text{ V} = -0.99 \text{ V}$$

四、电压比较电路

运算放大电路除了能对输入信号进行运算外,还能对输入信号进行处理,如进行信号幅度比较的电压比较电路、进行有源滤波的有源滤波器等。电压比较电路的作用就是对两个输入信号进行比较,来判别输入信号的大小和极性,通常用于自动控制、数字仪表、波形变换、模数转换等电路中。

1. 电压比较电路

图 7-13(a)所示的是一种电压比较电路。

图中 U_R 是参考电压,加在同相输入端,输入电压 u_i 加在反相输入端,运算放大电路工作在开环状态。由于集成运算放大电路的开环电压增益很高,即使输入端加一个非常微小的差模信号,也会使集成

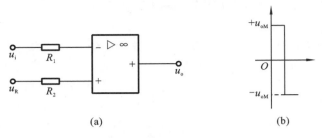

图 7-13　电压比较电路

（a）电路；（b）传输特性

运算放大电路工作于饱和区，输出电压达到饱和电压值，接近集成运算放大电路的电源电压。

当 $u_i < U_R$ 时，$u_- < u_+$，运等放大电路输出正饱和电压值 $+U_{oM}$；

当 $u_i > U_R$ 时，$u_- > u_+$，运等放大电路输出负饱和电压值 $-U_{oM}$。

图 7-13（b）所示的是运算放大电路工作在开环状态时电压比较器的传输特性，可见比较器输入端进行的是模拟信号大小的比较，而输出端只有高电平或低电平两种状态来反映其比较结果。

2. 过零比较电路

当参考电压 $U_R = 0$ 时，即输入电压与零电平比较，称为过零比较器（Zero-crossing comparator），过零比较器电路与传输特性如图 7-14 所示。

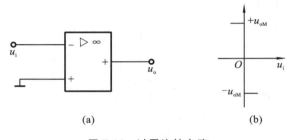

图 7-14　过零比较电路

（a）电路；（b）传输特性

实际上，电压比较电路的参考电压 U_R 也可接到运算放大电路相反输入端，而输入信号电压 u_i 则接到同相输入端，其电压传输特性与上述电路刚好相反。

3. 滞回电压比较电路

上述电压比较电路在实际应用时，如果 u_i 恰好在 U_R 的幅度附近，则由于零点漂移的存在，输入电压 U_o 将不断从一个极限值跳到另一个极限值。并且如果信号中夹杂着噪声时，输出状态可能随噪声的变化而变化。为了改善输出特性，通常采用带有正反馈的滞回电压比较器电路，如图 7-15（a）所示。

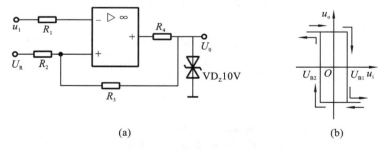

图 7-15　滞回电压比较电路

（a）电路；（b）传输特性

图中 VD_Z 是双向稳压管，用来使输出电压稳定在 $\pm U_Z$。R_4 是限流电阻，限制稳压管的电流。电路输出电压 U_o 经 R_2 和 R_3 分压后得到 U_B，并把它作为基准电压。U_B 的值是随着输出电压的变化而改变，当运算放大电路输出为 $+U_{oM}$ 时，$U_o = +U_Z$，$U_{B1} = \dfrac{U_Z R_2}{R_2 + R_3}$；当运算放大电路输出为 $-U_{oM}$ 时，$U_o = -U_Z$，U_{B2} $= \dfrac{-U_Z R_2}{R_2 + R_3}$。假设开始时 U_o 为正，u_i 由负向正变化，这时必须满足 $u_i > U_{B1}$，才能由正转换成负；而后当 u_i 由正向负变化时，因为 U_o 原来为负，必须满足 $u_i < U_{B2}$ 时，才能使 U_o 由负转换为正，于是产生图 7-14(b) 所示的滞回特性。U_{B1}、U_{B2} 为门限电压。

本章小结

1. 直接耦合放大电路具有电路结构简单、信号传输效率高以及能放大缓慢变化信号等优点，但存在零点漂移和级间静态工作点的相互影响。

2. 当输入电压为零时，输出电压发生缓慢变化的现象，称为零点漂移。引起零点漂移的原因很多，其中以温度变化的影响最为严重。

3. 差动放大电路具有对称性，以及具有相同的温度特性和静态工作点。对共模信号没有放大作用，而对差模信号具有放大能力。

4. 差动放大电路有双端输入-双端输出、双端输入-单端输出、单端输入-双端输出和单端输入-单端输出四种方式。

5. 集成运算放大电路的理想模型是：开环电压增益 $A_{od} \rightarrow \infty$；差模输入电阻 $r_{id} \rightarrow \infty$；开环输入电阻 r_o $\rightarrow 0$；共模抑制比 $K_{CMRR} \rightarrow \infty$。可以推得两个重要结论："虚短" $u_+ \approx u_-$；"虚断" $i_+ = i_- = 0$。

6. 反相比例放大电路、同相比例放大电路、差分放大电路是运算放大电路组成的基本电路。

习题

7-1 简述零点漂移的概念。

7-2 零点漂移产生的原因有哪些？

7-3 差动放大电路在共模输入、差模输入下，发射极共用电阻 R_E 如何处理？

7-4 差动放大电路双端输入-双端输出时，是如何克服零点漂移的？

7-5 理想集成运算放大电路的性能指标有哪些？

7-6 某差动放大电路两个输入端的电压信号分别为 $u_{i1} = 4.12\ V$，$u_{i2} = 4.08\ V$，试计算两管之间输入的差模信号 u_d 与共模信号 u_c 大小。

7-7 电压比较电路中运算放大电路工作在什么状态，其输出电压与输入电压有何关系，其值为多少？

第八章 直流电源

前面几章介绍了各种电子元器件与电子电路,在此基础上,本章介绍直流电源电路,主要包括组成直流电源电路的整流电路(单相半波整流、单相全波整流、单相桥式整流)、滤波电路(电容滤波、电感滤波、RC π 型滤波电感滤波、LC 滤波)与稳压电路(硅稳压管稳压、简单直流稳压、串联型直流稳压、集成稳压、开关型稳压);并介绍晶闸管与逆变电路。

第一节 直流电源的组成

前面几章介绍的各种电子电路,如各种放大电路,都需要用直流电源供电,直流电源通常由电网提供的交流电转换实现。图 8-1 是将交流电转换为稳定的直流电的原理框图,其中包括四个组成部分,现将它们的作用分别加以说明。

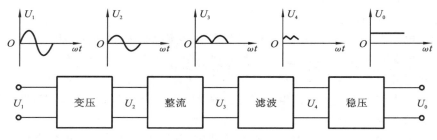

图 8-1 直流电源的组成

1. 电源变压器

电网提供的交流电一般为 220 V(或 380 V),而各种医用电子设备所需要的直流电压幅值各不相同,因此,常常需要将电网电压经过电源变压器,然后将变换以后的电压整流、滤波和稳压,最后获得所需要的直流电压。

2. 整流电路

整流电路的作用是将正负交替的正弦交流电压转换成单相脉动的直流电。但这种单相脉动直流电压脉动成分很大,距离理想的直流电压还差得很远。

3. 滤波电路

滤波电路主要由电容、电感等储能元件组成。它的作用是尽可能地将单向脉动电压中的脉动成分滤掉,使输出电压成为比较平滑的直流电压。但是,当电网电压或负载发生变化时,滤波器输出的直流电压的幅值也随之发生变化,在要求比较高的医用电子设备中,我们需要对电压进一步处理。

4. 稳压电路

稳压电路的作用是采取某些措施,使输出的直流电压在电网电压或负载发生变化时保持稳定。下面的几节内容将具体介绍这四种电路的工作原理。

第二节　整流电路

将交流电压转换成单相脉动直流电的过程称为整流,实现整流的电路称为整流电路。由第五章内容可知,二极管具有单相导电性,因此我们可以根据二极管这一特性,改变交流电的脉动方向,组成整流电路。在直流电源中,我们经常采用单相半波、单相全波和单相桥式整流电路来完成整流。

一、单相半波整流电路

1. 工作原理

如图 8-2(a)所示,一个最简单的单相半波整流电路由变压器 T、二极管 VD 和需要直流电源供电的负载 R_L 组成。

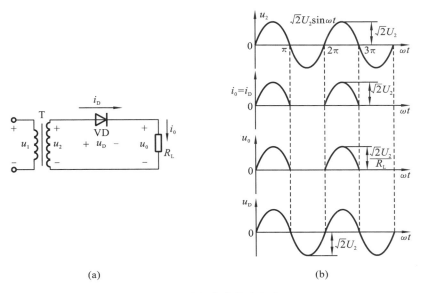

图 8-2　单相半波整流电路

(a) 电路图;(b) 波形图

如图 8-2(b)所示,变压器副边输入电压为 $u_2 = \sqrt{2}U_2\sin\omega t$,其中 U_2 为副绕组电压有效值,当 u_2 为正的半个周期(0~π)内,二极管 VD 正向偏置而导通,电流经过二极管流向负载,在负载 R_L 上得到一个极性为上正下负的电压 u_0;当 u_2 为负的半个周期(π~2π)内,二极管 VD 反向偏置而截止,负载 R_L 上电流基本上等于零,即 $u_0 = 0$。所以在负载 R_L 两端得到的电压 u_0 极性是单方向的。

设整流二极管 VD 是理想二极管,即其正向电阻为零,反向电阻为无穷大,同时忽略整流电路中变压器等的内阻,则正半周期内流过负载的电流 i_0 和二极管的电流 i_D 为

$$i_0 = i_D = \frac{u_2}{R_L}$$

由于二极管导通时其管压降 u_D 可以忽略,则负载上的电压 u_0 等于变压器的副边电压 u_2,即在正半周内

$$u_0 = u_2$$

在负半周内,二极管截止,因此

$$i_0 = i_D = 0$$

此时,负载上的输出电压也等于零,而二极管两端承受一个反向电压,大小等于变压器副边电压 u_2,即

$$u_0 = 0, \quad u_D = 0$$

由图 8-2(b)可见,由于二极管的单相导电性,使变压器副边的交流电压变换成为负载两端的单相脉动电压,达到整流的目的。因为这种电路只在交流电压半个周期内才有电流流过负载,所以称为单相半波整流电路。

2. 半波整流电路的特点

(1)半波整流电路的优点:结构简单,使用元器件少。

(2)半波整流的缺点:输出波形脉动大,直流成分比较低;变压器有半个周期不导电,利用率低。所以目前只用在输出电流较小,要求较低的场合。

二、单相全波整流电路

单相全波整流电路是在半波整流电路的基础上加以改进而得到的。它主要利用具有中心抽头的变压器和两个二极管配合,使两个二极管在正半周内和负半周内轮流导通,而且两者流过 R_L 的电流保持同一方向,从而使正、负半周在负载上均有输出电压。

1. 工作原理

图 8-3(a)是全波整流的电路图,变压器的两个副边电压大小相等,当 u_2 的极性为上正下负时,VD_1 导通,VD_2 截止,有 u_0 流过 R_L,负载上得到输出电压极性为上正下负;当 u_2 负半周时,它的极性与图示相反,此时 VD_1 截止,VD_2 导通。由图可见,i_{D2} 流过 R_L 时产生的电压极性也是上正下负,与正半周时相同,因此在负载 R_L 上可以得到一个单方向的脉动电压。

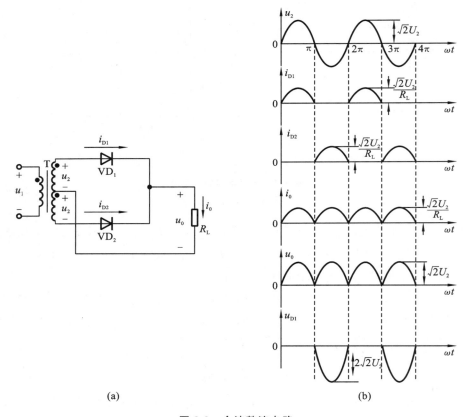

(a)　　　　　　　　(b)

图 8-3　全波整流电路

(a)电路图;(b)波形图

2. 全波整流特点

如图 8-3(b)所示,全波整流输出电压 u_0 的波形所包围的面积是半波整流的两倍,所以其平均值也将是半波整流的两倍。但是,在全波整流电路的负半周时,VD_2 导通,VD_1 截止,此时变压器副边的两个绕组的电压全部加到二极管 VD_1 两端,因此,二极管承受的反向电压较高,最大值可达 $2\sqrt{2}U_2$,并且全波整流电路每个线圈只有一半时间通过电流,所以变压器利用率不高。

三、单相桥式整流电路

针对全波整流电路的缺点,提出了如图 8-4 所示的单相桥式整流电路,用只有一个副边线圈的变压器,并且达到全波整流的目的。电路由四个二极管接成电桥形式,故称桥式整流电路。

图 8-5 所示的是桥式整流电路的简化画法。

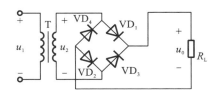

图 8-4 单相桥式整流电路

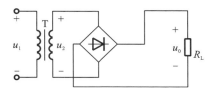

图 8-5 桥式整流电路的其他画法

1. 工作原理

如图 8-6 所示,在 u_2 的正半周期($0 \sim \pi$)内二极管 VD_1、VD_2 导通,VD_3、VD_4 截止;u_2 负半周期($\pi \sim 2\pi$)内,VD_3、VD_4 导通,VD_1、VD_2 截止。正、负半周均有电流流过负载电阻 R_L,而且无论在正半周还是负半周,流过 R_L 的电流方向是一致的。

2. 桥式整流特点

桥式整流电路无需采用具有中心抽头的变压器,仍可达到全波整流的目的,但电路中需要四个整流二极管;直流电中的脉动成分依然很大,远没有达到理想的稳定直流电。

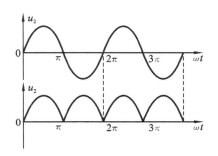

图 8-6 桥式整流电路波形图

四、倍压整流电路

在半波整流和全波整流中,输出直流电压平均值分别是输入交流电压有效值的 0.45 倍和 0.9 倍。要获得更高的输入直流电压,一个简单的方法就是使用倍压整流。

图 8-7 所示的是两种二倍压整流电路。在图 8-7(a)中,u_2 半周期内,VD_1 导通,VD_2 截止,电容器 C_1 充电,充电后的电压可接近 $\sqrt{2}U_2$,u_2 负半周期内,VD_1 截止,VD_2 导通,电容器 C_2 也像 C_1 一样充电。因此在 A、B 两端可以获得约为 $2\sqrt{2}U_2$ 的直流电压。在图 8-7(b)中,正半周时 VD_1 导通,电容器 C_1 充电,充电后的电压可接近 $\sqrt{2}U_2$;负半周时 VD_2 导通,C_1 上已充电压与 u_2 串联后向 C_2 充电,故 C_2 充电电压可接近 $2\sqrt{2}U_2$。

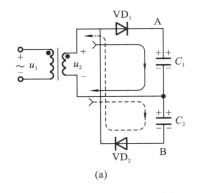

(a)

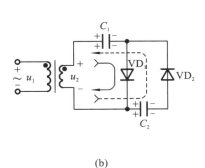

(b)

图 8-7 二倍压整流电路

(a) 正半周期;(b) 负半周期

如果将图 8-7(b)所示的电路加长,如图 8-8 所示,在 u_2 的第二个正半周内,C_1、C_2 上已充电压与 u_2 叠加后向 C_3 充电,由于 C_1 上电压极性与 C_2 上电压极性相反,故 C_3 上的充电电压可接近 $2\sqrt{2}U_2$。同理,

u_2 的第二个负半周内,由于 C_2、C_3 上电压极性相反,故 C_4 上的充电电压可接近 $2\sqrt{2}U_2$。经过若干周期后,除 C_1 上电压约为 $\sqrt{2}U_2$ 外,其他电容器上的电压都接近 $2\sqrt{2}U_2$。所以由 G、E 两点可得到 $3\sqrt{2}U_2$ 电压,由 A、B 两点可得到 $4\sqrt{2}U_2$ 电压。

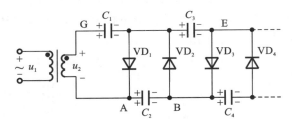

图 8-8 多倍压整流电路

利用倍压整流电路可以获得很高的直流电压,且电容的耐压和二极管最高反向工作电压并不要求增高,因此这是一种获取直流高电压的简便方法。

第三节 滤波电路

经整流后输出的电压脉动成分依然很大,仅适用于对直流电压要求不高的场合,为了获得平滑的直流电,必须进行滤波。电容和电感都是基本的滤波元件,利用它们在二极管导电时储存一部分能量,然后再逐渐释放出来,从而获得比较平滑的波形。以下介绍几种常用的滤波电路。

一、电容滤波电路

图 8-9(a)所示的是单相桥式整流电容滤波电路,它是在整流电路的负载端并联一个电容器构成的。

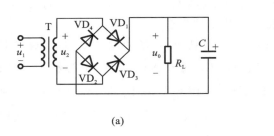
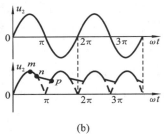

(a)   (b)

图 8-9 单相桥式整流电容滤波

(a)电路图;(b)波形图

1. 工作原理

如图 8-9(b)所示,设电容器初始电压为零,变压器副边电压 u_2 的正半周从零开始上升时,二极管 VD₁、VD₂ 导通,VD₃、VD₄ 被反向偏置而截止,u_2 向负载 R_L 供电的同时向电容 C 充电,忽略二极管管压降,充电电压 u_C 等于 u_2。当 u_2 达到最大值以后开始下降,电容开始放电,一定时间常数内,u_2 按指数规律下降,当 $u_2 < u_C$ 时,二极管 VD₁、VD₂ 被反向截止,直到下一半周,当 $|u_2| > u_C$ 时,二极管 VD₃、VD₄ 导通,u_2 重新开始给电容 C 充电,工作情况与上一个半周相似,在输入正弦电压的一个周期内,电容充电两次,放电两次,反复循环,就可使输出电压趋于平直。

2. 结论

根据以上分析,对于电容滤波可以得到以下几个结论。

(1)加了电容滤波以后,输出电压的直流成分提高了。如在桥式整流电路中,当不接电容时,输出电压成为半个正弦波的形状,如图 8-9(b)虚线所示。在 R_L 上并联电容后,当二极管截止时,由于电容通过 R_L 放电,输出电压仍较高,因此输出电压的平均值提高了。通过图 8-9(b)可以看出,加上电容滤波以后,

$u_。$波形包围的面积明显比原来虚线部分包围的面积增大了。

（2）加了电容滤波以后,输出电压中的脉动成分降低了,这是由于电容的储能作用造成的。当二极管导电时,电容被充电,将能量储存起来,然后再逐渐放电,把能量传送给负载,因此输出波形比较平滑。由图 8-9(b)可以看出,$u_。$的波形比之虚线部分的输出波形,脉动成分少了,达到了滤波的目的。

（3）电容放电的时间常数 $t=R_{\mathrm{L}}C$ 越大,放电过程越慢,则输出电压越高,同时脉动成分也越少,滤波效果越好。当 $R_{\mathrm{L}}C=\infty$(可以认为负载开路)时,输出电压的平均值 $U_。=U_{\mathrm{C}}=\sqrt{2}U_2=1.4U_2$。因此,应选择大容量的电容作为滤波电容,并且要求 R_{L} 也大,因此,电容滤波适用于负载电流比较小的场合。

为了得到比较平直的输出电压,一般要求：

$$R_{\mathrm{L}}C \geqslant (3 \sim 5)\frac{T}{2}$$

式中：T 是交流电源电压的周期,这时输出电压平均值为

$$u_。= 1.2U_2$$

3. 电容滤波特点

电路简单,输出电压较高,脉动较小,但输出电压随负载变化较大。当负载 R_{L} 减小时,电容 C 放电加快,输出电压的平均值减小,而且脉动增大。另外,在一个周期内电容器的充电电荷等于放电电荷,即通过电容器的电流平均值为零,可见二极管导通期间电流 i_{D} 的平均值近似等于负载电流的一半,由于二极管导通时间短,因此 i_{D} 的峰值必然较大,产生电流冲击,容易损坏二极管。所以电容滤波器一般用于要求输出电压较高、负载电流较小的场合。

二、RC π 型滤波

图 8-10 所示的是单相桥式整流 RC π 型滤波电路,它实质上是在上述电容滤波的基础上,再加一级 RC 滤波组成的,采用多级滤波的方式,进一步提高滤波效果。

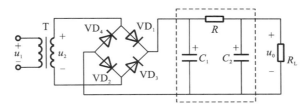

图 8-10　单相桥式整流 RC π 型滤波电路

整流输出的脉动电压中的交流分量先经 C_1 滤去一大部分,然后再经 R、C_2 组成的第二级滤波电路滤波,虽然电阻 R 对于交直流分量都有降压作用,但由于电容交流信号的容抗小,在由 R、C_2 组成的分压电路中,脉动电压的交流分量绝大部分降落在电阻 R 上,而与 C_2 并联的负载 R_{L} 两端的交流分量就少了很多,使输出更加平稳。但 R 会使直流输出电压降低,因此只适用于负载电流较小的场合。

三、电感滤波电路

电感具有阻止电流变化的特点,所以,如在负载回路中串联一个电感,将使流过负载上电流的波形较为平滑。从另一个方面来分析,因为电感对直流分量的电阻很小,而对交流分量感抗很大,因此能够得到较好的滤波效果而直流电压损失很小。

1. 工作原理

图 8-11(a)所示的电感滤波电路中,L 串联在 R_{L} 回路中。根据电感的特点,当输出电流发生变化时,L 将感应出一个反电势,其方向将阻止电流发生变化。在桥式整流电路中,虽然 L 上的反电势有延长整流二极管导电角的趋势,但是 VD_1、VD_2、VD_3、VD_4 不能同时导电。例如,当 u_2 的极性由正变负后,L 上的反电势有助于 VD_1、VD_2 继续导电,但是,由于此时 VD_3、VD_4 导电,变压器副边电压全部加到 VD_1、VD_2 两端,其极性将使 VD_1、VD_2 反向偏置而截止。所以在桥式整流电路中,虽然采用电感滤波,在一个周期内,整流桥中导通的每个二极管的导电角仍为 180°,如图 8-11(b)所示,桥式整流电路输出波形可分

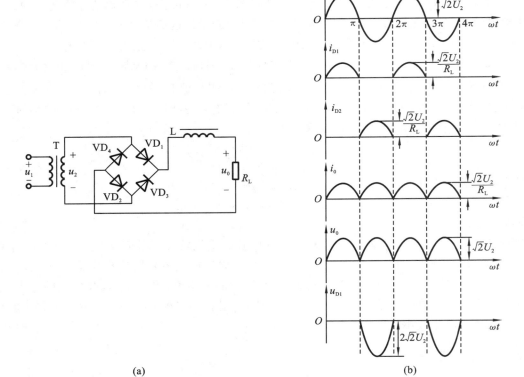

(a)   (b)

图 8-11 电感滤波电路

（a）电路图；（b）波形图

解为直流分量和交流分量，电感线圈 L 对交流分量具有感抗 $|ZL|=\omega L$，谐波频率越高，感抗越大，若使 $\omega L \gg RL$，则交流分量绝大部分降落在电感线圈 L 上；而电感线圈对直流分量的感抗为零，且线圈内阻很小，因此直流分量电压几乎全部降落在负载 R_L 上。

2. 电感滤波特点

电感滤波电路适用于电流较大，负载变动较大，而对输出电压脉动程度要求不高的场合，用于高频时更为合适。

四、LC 滤波电路

为了进一步改善滤波效果，可以采用 LC 滤波电路，在电感滤波电路的基础上，再在 R_L 上并联一个电容，如图 8-12 所示。但在 LC 滤波电路中，如果电感值 L 太小，或者 R_L 太大，将呈现出电容滤波的特性。为了保证整流管的导电角仍为 $180°$，参数之间要恰当配合，近似条件是 $R_L<3\omega L$。

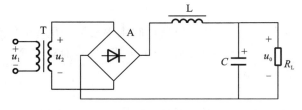

图 8-12 LC 滤波电路

LC 滤波电路在负载电流较大或者较小时均有良好的滤波作用，也就是说，它对负载的适应性比较强。但电感滤波器和 LC 滤波器的缺点是采用了电感，使电路体积和重量都大为增加。

第四节 稳 压 电 路

在前几节中,主要讨论了如何通过整流电路把交流电变成单方向的脉动电压,以及如何利用储能元件组成各种滤波电路以减少脉动成分。但是,整流滤波电路的输出电压和理想直流电源还有相当的差距,主要存在两方面的问题:第一,当负载电流变化时,由于整流滤波电路存在内阻,因此输出电流、电压将随之发生变化;第二,当电网电压波动时,整流电路的输出电压直接与变压器副边电压 u_2 有关,因此也要相应地变化。为了能够提供更加稳定的直流电源,需要在整流滤波电路的后面再加上稳压电路。小功率电路常采用线性稳压电路,线性稳压电路中的晶体管工作在线性区,因此命名。稳压电路主要有线性稳压电路和集成稳压电路。而在负载电流较大场合,则常用开关型稳压电路。下面一一介绍各种稳压电路的工作原理与优缺点。

一、硅稳压管稳压电路

稳压管之所以能够起到稳压作用,主要是由于其反向击穿时的伏安特性。由图 8-13 所示的稳压管伏安特性曲线可以看到,在反向击穿区,若流过稳压管的电流在一个较大范围内变化,如变化量为图中的 ΔI 时,稳压管两端相应的电压变化量 ΔU 却很小。因此,如果将稳压管和负载并联,就能在一定条件下保持输出电压基本稳定。

1. 工作原理

图 8-14 所示的是并联型硅稳压管稳压电路,其中稳压管 VD_Z 和负载电阻 R_L 并联,R 为限流电阻。由稳压管的特性曲线可知,当稳压管工作在反向击穿区时,它的端电压基本稳定在 U_Z,为了保证工作在反向击穿区,稳压管要处于反相接法。当电网电压波动或负载电流变化时,通过调节 R 上的压降来保持输出电压基本不变。它的工作过程如下。

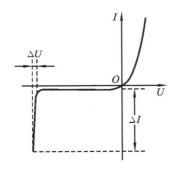

图 8-13 硅稳压管的伏安特性

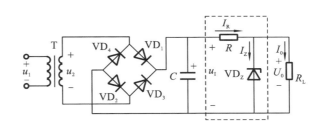

图 8-14 硅稳压管稳压电路

(1) 负载电阻不变,电网电压波动。假设电网电压升高,则稳压电路的输入电压 U_1 增大,输出电压 U_0 随着上升,引起稳压管的电流显著增加,于是 I_R 增大,限流电阻 R 上的压降增大,使 U_1 的增量绝大部分降落在 R 上,从而维持输出电压 U_0 基本不变。反之,当 U_1 下降,I_R 减小,也能维持输出电压 U_0 基本不变。

(2) 电网电压保持不变,负载电阻改变。假设负载电阻 R_L 减小,负载电流 I_0 增大,则 I_R 也随着增大,输出电压 $U_0 = U_r - I_R R$ 相应降低。由于稳压管反向电压下降,稳压管电流 I_Z 显著减小,这个减小的电流抵消了负载电流的增大,总电流 I_R 基本不变,从而维持输出电压 U_0 基本不变。

2. 硅稳压管的选择

不同型号的稳压管,其稳定电压的数值不同,允许通过电流的大小也不同,应根据负载的要求来选择稳压管的型号。由图 8-13 可见,若工作电流太小,如零电流附近,则电压随电流变化很大,即稳压性能不好;但工作电流也不能太大,以免超过管子的额定功耗,造成损害。小功率稳压管可以允许通过几安培至十几安培的电流。

3. 稳压管稳压电路特点

由于起控制作用的稳压管和负载电阻是并联的,所以这种电路也称为并联型稳压电路。它结构简单,当负载电流变化较小时,稳压效果好,但输出电压不可调节,输出电流较小,稳定度不够高,采用串联型晶体管稳压电路可以克服这些缺点。

二、简单串联直流稳压电路

尽管硅稳压管稳压电路结构简单,但输出电压不可随意调节,电网电压和负载变化也不能太大,常用于需要提供固定电压的场合。而串联型稳压电路克服了并联型稳压电路的以上缺点,是目前应用较为广泛的稳压电路,而且它还是集成稳压电路的基础。

串联型稳压电路的基本原理是利用一只可变电阻与负载串联,通过改变可变电阻的阻值来调节电阻上的电压降,使得与之串联的负载上电压保持基本不变。众所周知,三极管集电极与发射极之间的电阻 $R_{CE} = \dfrac{U_{CE}}{I_C}$,在放大区工作时,三极管的基极电流对集电极电流具有控制作用,R_{CE} 相当于一只受基极电流控制的可变电阻,以实现稳压效果。

1. 电路结构

图 8-15 所示的为简单串联型晶体三极管稳压电路,三极管 VT 作为调整管与负载串联;电阻 R 与稳

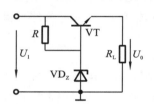

图 8-15 简单串联型三极管稳压电路

压管 VD_Z 组成基准电压源,提供基准电压 U_Z,加在调整管 VT 基极,以保证调整管基极电压 U_B 恒定。U_1 是经整流滤波后的直流电压,作为稳压电路的输入电压;U_0 是稳压电路的输出电压,$U_0 = U_1 - U_{CE}$。

2. 工作原理

当电路的电源电压或负载电流发生变化时,引起调整管发射极电位发生变化,由于调整管的基极电位不变,使发射结电压变化,引起基极电流变化,调整管集-射间电压随之改变,从而调整了输出电压值。

三、串联型直流稳压电路

串联型直流稳压电路的原理图如图 8-16 所示,电路主要包括采样电阻、放大电路、基准电压、调整管四个组成部分。

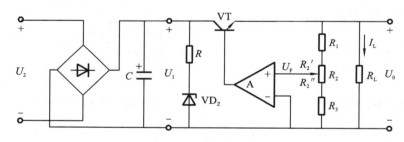

图 8-16 串联型直流稳压电路

1. 四个组成部分的作用

(1)采样电阻由 R_1、R_2 和 R_3 组成,当输出电压发生变化时,采样电阻取其变化量的一部分送到放大电路的反相输入端。

(2)放大电路 A 的作用是将稳压电路输出电压的变化量进行放大,然后送给调整管的基极。只要输出电压产生一点微小的变化,即能引起调整管基极电压发生较大变化,提高了稳压效果。

(3)基准电压由稳压管 VD_Z 提供,接到放大电路的同相输入端。采样电压与基准电压进行比较后,再将两者的差值进行放大。电阻 R 的作用是保障 VD_Z 有一个合适的工作电流。

(4)调整管 VT 接在输入直流电压 U_1 和输出端的负载电阻 R_L 之间,若输出电压 U_0 由于电网电压或负载 R_L 等的变化而发生波动时,其变化量经采样、比较、放大后送到调整管的基极,使调整管的集-射电压也发生相应变化,最终使输出电压趋于稳定。

2. 电路工作原理

如图 8-16 所示,假设由于 U_1 增大或 I_L 减小而导致输出电压 U_0 增大,则通过采样后反馈到放大电路反向输入端的电压 U_F 也按比例地增大,但其同相输入端的电压即基准电压 U_Z 保持不变,故放大电路的差模电压 $U_{1d} = U_Z - U_F$ 将减小,于是放大电路的输出电压减小,使调整管的基极输出电压 U_{BE} 减小,则调整管的集电极电路 I_C 随之减小,同时集电极电压 U_{CE} 增大,结果使输出电压 U_0 保持基本不变。以上稳压过程可以简明表示为

$$U_1 \uparrow 或 I_L \downarrow \to U_0 \uparrow \to U_F \uparrow \to U_{1d} \downarrow \to U_{BE} \downarrow \to I_C \downarrow \to U_{CE} \uparrow \to U_0 \downarrow$$

由此看出,这是一个利用负反馈使输出电压保持基本稳定的过程。

3. 输出电压的调节

串联型直流稳压电路的优点是允许输出电压在一定范围内进行调节。这种调节可以通过改变采样电阻中电位器 R_2 的滑动端位置来实现。当 R_2 的滑动端向上移动时,反馈电压 U_F 增大,放大电路的差模输入电压减小,使调整管的 U_{BE} 减小,U_{CE} 增大,于是输出电压 U_0 减小。反之,若 R_2 的滑动端向下移动,则 U_0 增大,输出电压总的调节范围与采样电阻 R_1、R_2 和 R_3 三者之间的比例关系以及稳压管的稳压值 U_Z 有关。

假设放大电路 A 是理想运放,且工作在线性区,则可以认为其两个输入端"虚短",即 $U_+ = U_-$,在本电路中 $U_+ = U_Z$,$U_- = U_F$,故 $U_Z = U_F$,而且两个输入端不取电流,则由图 8-16 可得

$$U_Z = U_F = \frac{R_2'' + R_3}{R_1 + R_2 + R_3} U_0$$

则

$$U_0 = \frac{R_1 + R_2 + R_3}{R_2'' + R_3} U_Z$$

当 R_2 的滑动端调节至最上端时,$R_2'' = R_2$,U_0 达到最小值,此时

$$U_{0min} = \frac{R_1 + R_2 + R_3}{R_2 + R_3} U_Z$$

而当 R_2 的滑动端调至最下端时,$R_2'' = 0$,$R_2'' = R_2$,U_0 达到最大值,可得

$$U_{0max} = \frac{R_1 + R_2 + R_3}{R_3} U_Z$$

4. 调整管的选择

调整管是串联型直流稳压电路的重要组成部分,担负着"调整"输出电压的重任。它不仅需要根据外界条件的变化,随时调整本身的管压降,以保持输出电压稳压,而且还要提供负载所要求的全部电流,因此管子的功耗较大,通常采用大功率的三极管。在选择型号时,可根据三极管的主要参数进行初步选择。

四、集成稳压器

随着集成技术的发展,稳压电路也迅速实现集成化。将串联型稳压电路中的各元件集中在一块芯片上,便构成集成稳压器。集成稳压器的优点是体积小、可靠性高、使用方便、价格低廉以及安装方便等,因此获得广泛的应用,特别是三端集成稳压器,基本上不需要外接元件,而且内部有限流保护、过热保护和过压保护电路,使用更加安全、方便。下面介绍常用的三端固定集成稳压器和三端可调集成稳压器。

1. 三端固定集成稳压器

这种稳压器一般只有输入、输出、公共接地三个端子,其输出电压固定,所以称为三端固定集成稳压器。其中典型产品有 W78XX 系列和 W79XX 系列,图 8-17 所示的为其外形和脚管。W7800 系列输出正电压,W7900 系列输出负电压("00"用数字代替,表示输出电压值,例如,W7812 表示输出稳定电压为 $+12$ V,W7912 表示输出稳定电压为 -12 V)。W7800 和 W7900 系列稳压器的输出电压系列有 5 V、8 V、12 V、15 V 等挡位,最大输出电流是 1.5 A。使用时除了要考虑输出电压和最大输出电流外,还必须考虑输入电压的大小,要保证稳压,必须使输入电压的绝对值至少高于输出电压 2~3 V,但也不能超过最大输入电压(一般为 35 V 左右)。

三端集成稳压器的应用十分方便、灵活,以下介绍几种常用电路。

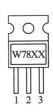 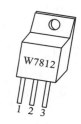 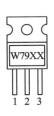 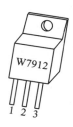

图 8-17　三端固定式集成稳压器

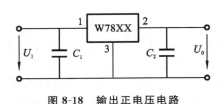

图 8-18　输出正电压电路

（1）输出固定正电压的电路：如图 8-18 所示的电路，U_1 为整流滤后的直流电压；C_1 用于改善纹波特性，通常取 0.33 μF；C_2 用于改善负载的瞬态响应，一般取 1 μF。

（2）正、负电压同时输出的电路：如图 8-19 所示的电路，电源变压器有两组输出，分别经整流滤波后供 W7815、W7915，分别输出 $\pm$15 V。

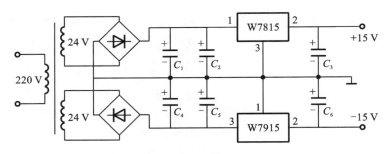

图 8-19　输出正负电压的电路

2. 三端可调集成稳压器

三端可调集成稳压器按输出电压分为正电压输出 W317（W117、W127）和负电压输出 W337（W137）两大类，输出电压可在 1.2～35 V（－35～－1.2 V）之间连续可调，输出电流有 0.1 A、0.5 A、1.5 A。与固定式 W7800 和 W7900 系列稳压器相比，W317、W337 稳压器没有公共接地端，只有输入、输出、调整三个端子，且内部设有多种保护电路，工作十分安全。

图 8-20 所示的为 W317 典型应用电路，它是通过外接两个电阻 R_1、R_2 来获得所需的电压，其性能优于三端固定稳压器，设输出端 2 与输出端 3 之间的最小稳压为 U_S（1.2 V），可以证明，该稳压电路的输出电压 U_0 近似为

$$U_0 = \left(1 + \frac{R_2}{R_1}\right)U_S$$

上面的式子说明，调节 R_2，即可获得所需的稳定点输出电压 U_0。

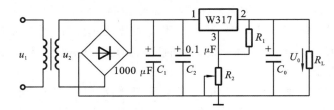

图 8-20　三端可调集成稳压电路

在使用集成稳压器时，应注意以下几点：

（1）三端稳压器应用时要求 U_1 比 U_0 至少高出 2～3 V，低于此值，则失去稳压作用。

（2）由于芯片内部增益高，组成闭环后易产生震荡，特别是当滤波电容远离芯片时，这时可在芯片输入端附近并联一个电容，一般在 0.1～1 μF 之间。而在稳压器输出端常接一个 1 μF 的电容 C_0，当瞬时增减负载电流时不致引起输出电压有较大的波动。

（3）在稳压器输入、输出端接一个保护二极管,可防止输入电压突然降低时,输出电容对输出端放电引起三端集成稳压器的损坏。

（4）大功率稳压电源,应在电路上安装足够的散热器。

五、开关型稳压电路

以上介绍的几种线性稳压电路结构简单、调节方便、输出电压稳定性强,但是由于调整管功耗较大,因此在负载电流较大场合,这种电路效率很低,并且需要安装散热器以解决调整管的散热问题,这样又增大了电路体积、重量和成本。随着高频率、高耐压、大功率开关管的问世,开关型稳压电源已经得到越来越广泛的使用。下面我们介绍开关型稳压电路。

1. 开关型稳压电路组成与工作原理

图 8-21 所示的是一个串联式开关型稳压电路,包括开关调整管、滤波电路、脉冲调制电路、比较放大器、基准电压和采样电路等部分。

如果由于输入直流电压或负载电流波动而引起输出电压发生变化时,采样电路将输出电压变化量的一部分送到比较放大电路,与基准电压进行比较并将两者的差值放大后送至脉冲调制电路,使脉冲波形的占空比发生变化。此脉冲信号作为开关调整管的输入信号,使调整管导通和截止时间的比例也随之发生变化,从而使滤波以后输出电压的平均值基本保持不变。

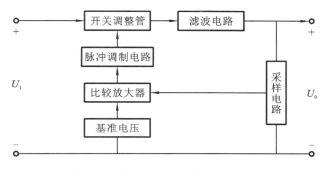

图 8-21　开关型稳压电路原理框图

2. 开关型稳压电路的类型

（1）按控制的方式分类,有脉冲宽度调制型（PWM）,即开关工作频率保持不变,控制导通脉冲的宽度;脉冲频率调制型（PFM）,即开关导通的时间不同,控制开关的工作频率;混合调制型,为以上两种控制方式的结合。以上三种方式中,脉冲宽度调制型用得较多。

（2）按是否使用工频变压器来分类,有低压开关型稳压电路,即 50 Hz 电网先经工频变压器转换成较低电压后再进入开关型稳压电路,因这种电路效率较低,已很少使用;高压开关型稳压电路,即无工频变压器的开关型稳压电路,目前实际工作中使用率很高。

（3）按激励方式分类,有自激式和他激式。

此外还有其他许多分类方式,在此不一一列举。

3. 串联型开关稳压电路

图 8-22 是一个最简单的开关型稳压电路的原理示意图。电路的控制方式采用脉冲宽度调制式。图 8-22 中的三极管 VT 为工作在开关状态的调整管。由电感 L 和电容 C 组成滤波电路,二极管 VD 称为续流二极管。脉冲宽度调制电路由一个比较器和一个产生三角波的振荡器组成。运算放大器 A 作为比较放大电路,基准电源产生一个基准电压 U_{REF},电阻 R_1、R_2 组成采样电阻。

下面分析图 8-22 所示的电路的工作原理。由采样电路和采样电压 u_F 与输出电压成正比,它与基准电压进行比较并放大以后得到 u_A,并被送到比较器的反向输入端。振荡器产生的三角波信号 u_t 加在比较器的同相输入端。当 $u_t > u_A$ 时,比较器输出高电平,即

$$u_B = +U_{OPP}$$

当 $u_t < u_A$ 时,比较器输出低电平,即

$$u_B = -U_{OPP}$$

故调整管 VT 的基极电压 u_B 称为高、低电平交替的脉冲波形,如图 8-23 所示。

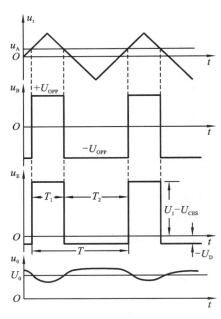

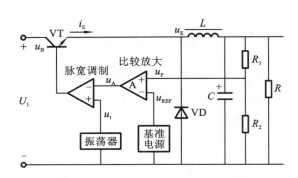

图 8-22 脉冲调宽式开关稳压电路示意图

图 8-23 开关型稳压电路波形图

当 u_B 为高电平时,调整管饱和导通,此时发射极电流 i_E 流过电感和负载电阻,一方面向负载提供输出电压,同时将能量存储在电感的磁场中。由于三极管 VT 饱和导通,因此其发射极电位 u_E 为

$$u_E = U_1 - U_{CES}$$

式中:U_1 为直流输入电压;U_{CES} 为三极管的饱和管压降。

u_E 的极性为上正下负,则二极管 VD 被反向偏置,而不能导通,故此时二极管不起作用。

当 u_B 为低电平时,调整管截止,$i_E = 0$。但电感具有维持流过电流不变的特性,此时将存储的能量释放出来,在电感上产生的反电势使电流通过负载和二极管继续流通,因此,二极管 VD 称为续流二极管。此时调整管发射极的电位为

$$u_E = -U_D$$

由图 8-23 可知,调整管处于开关工作状态,它的发射极电位 u_E 也是高、低电平交替的脉冲波形。但是,经过 LC 滤波电路以后,在负载上可以得到比较平滑的输出电压 u_0。

4. 开关型稳压电路的特点

(1)效率高　开关型稳压电路中的调整管工作在开关状态,可以通过改变调整管导通与截止时间的比例来改变输出电压的大小。工作在开关状态调整管的功率很小,开关型稳压电路的效率较高,一般可达 65%～90%。

(2)体积小重量轻　因调整管的功耗小,散热器也随之减小。而且,许多开关型稳压电路还省去 50 Hz 工频变压器,而开关频率通常为几十千赫,故滤波电感、电容的容量均可以大大减小。

(3)对电网电压的要求不高　由于开关型稳压电路的输出电压与调整管导通与截止时间的比例有关,而输入直流电压的幅度变化对其影响很小,因此,允许电网电压有较大的波动。一般线性稳压电路允许电网电压波动±10%,而开关型稳压电路的电网电压为 140～260 V,电网频率变化±4%时仍可正常工作。

(4)调整管的控制电路比较复杂　为使调整管工作在开关状态,需要增加控制电路,调整管输出的脉冲波形还需要 LC 滤波后再送到输出端,因此相对于线性稳压电路,其结构比较复杂。

(5)输出电压中波纹和噪声成分较大　因调整管工作在开关状态,将产生干扰和谐波信号,虽经整流滤波,输出电压中的波纹和噪声成分依然比线性稳压电路的大。

第五节　晶闸管与逆变电路

一、晶闸管

晶闸管又称可控硅,是晶体闸流管的简称。它是大功率半导体可控元件,具有体积小、重量轻、反应快、效率高、寿命长和使用方便等优点。晶闸管不仅具有单向导电作用,而且可以作为控制元件,以弱电控制强电,使半导体器件进入强电领域。它的最大缺点是过载能力弱,抗干扰能力差,使用时必须采取措施加以克服。

晶闸管主要用于整流、逆变、调压以及开关等方面。晶闸管作为电子开关在医用 X 线机的控制系统上得到广泛应用,正逐步替代频繁通断的接触器和继电器等。

1. 基本结构

如图 8-24(a)所示,晶闸管由四层半导体 $P_1N_1P_2N_2$ 构成,形成三个 PN 结:J_1、J_2 和 J_3,在 P_1 区引出电极,称阳极 A;在 N_2 区引出电极,称阴极 K;P_2 区引出电极,称控制极 G。因此,晶闸管是一个四层三端的半导体器件。图 8-24(b)所示的为晶闸管的图形符号。

2. 工作原理

晶闸管工作时,阳极、阴极之间与电源、负载等构成的回路称为主回路;控制极、阴极之间与控制电源构成的回路称为控制电路(或触发电路)。

晶闸管的导通原理是由它内部结构决定的。晶闸管的四层三端结构可等效看成一对互补三极管 VT_1、VT_2 连接而成,如图 8-25 所示。

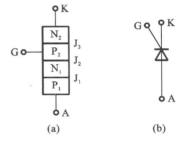

图 8-24　晶闸管结构及符号

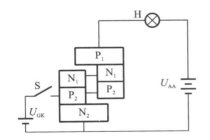 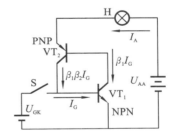

图 8-25　晶闸管的导通原理

当晶闸管阳极、阴极间加上正向电压,VT_1、VT_2 满足放大条件,若控制极加上一个较小的正向电压 U_{GK},形成 VT_1 的基极电路 I_G,经 VT_1、VT_2 放大,在 VT_2 集电极产生 $\beta_1\beta_2 I_G$ 电流。这个放大 $\beta_1\beta_2$ 倍的电流再次流入 VT_1 基极,再一次放大。如此循环,形成强烈的正反馈,很快使 VT_1、VT_2 进入饱和状态,即晶闸管完全导通了。这一过程称为触发导通,控制极的 U_{GK} 称为触发电压。

晶闸管导通后,即使去掉控制极电压,由于 VT_1 的基极存在比触发时大得多的反馈电流,维持着 VT_1、VT_2 的饱和导通状态,晶闸管仍保持导通。要使晶闸管由导通变为阻断状态,必须降低阳极正向电压,使阳极电流减少到某一数值,内部的正反馈不能维持下去时,晶闸管才会重新阻断。这个能维持晶闸管导通的最小电流,称为维持电流。

综上所述,晶闸管导通条件是:阳极与阴极间加正向电压的同时,控制极与阴极间加正向触发电压。晶闸管一旦导通,控制极便失去作用。重新阻断晶闸管,必须将阳极电流降到小于维持电流。

3. 伏安特性

如图 8-26 所示,晶闸管导通和截止这两种工作状态由阳极电压 U_{AK}、阳极电流 I_A 和控制极电流 I_G 决定,这些物理量的关系称为晶闸管的伏安特性。

（1）正向特性 当 $I_G = 0$ 时，阳极电压 U_{AK} 在一定正向范围内增大，晶闸管处于正向阻断状态，阳极只有很小的漏电流流过，对应于曲线 OA 段。当 U_{AK} 增大到某一数值时，漏电流突然增大，晶闸管突然导通，曲线从 A 处突变到 B 处，导通后的伏安特性曲线 BC 和二极管的正向伏安特性曲线相似，晶闸管可以通过很大的阳极电流 I_A，而阳极电压 U_{AK} 降得很低。晶闸管由阻断转为导通所对应的阳极电压称为正向转折电压 U_{BO}。通常情况是不允许阳极电压加到 U_{BO} 使管子导通的，实际上工作时都是依靠控制极加触发电流 I_G 使晶闸管导通的。例如，某晶闸管 $I_G = 0$ 时，正向转折电压为 800 V，当 $I_G = 5$ mA 时，导通所需电压降到 200 V，而若 $I_G = 15$ mA 时，5 V 电压就能使管子导通。因此，导通条件由阳极、阴极间正向电压和控制极触发电流共同决定。

晶闸管导通后，晶闸管阳极电流 I_A 由电源电压和负载大小决定，如果减小电源电压或增大负载阻值，使 I_A 沿 CB 下降，当 I_A 下降到最小值 I_H 时，曲线跳回 AO 段，管子重新阻断。图 8-26 中的 I_H 就是晶闸管的维持电流。

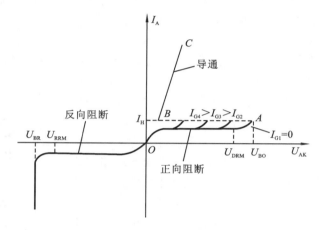

图 8-26 晶闸管的伏安特性曲线

（2）反向特性 晶闸管加反向阳极电压时，伏安特性曲线和二极管的伏安特性曲线相似。当反向电压增大到某一数值时，晶闸管反向击穿，造成永久损伤，这时所对应的电压为反向转折电压 U_{BR}。

二、逆变电路

随着各行各业控制技术的发展和对操作性能要求的提高，许多行业的用电设备都不直接使用通过交流电网提供的交流电作为电能源，而是通过各种形式对其进行变换而得到各自所需的电能形式。它们的幅值、频率、稳定度及变化方式因用电设备的不同而不尽相同，如通信电源、电弧焊电源、电动机变频调速器、加热电源、不间断电源、医用电源、充电器等，它们所使用的电能都是通过整流和逆变组合电路对原始电能进行变换后得到的。

前面课程已介绍过，交流电变成直流电的过程称为整流；完成整流功能的电路称为整流电路。与之相对应的是，把直流电变成交流电的过程，我们称之为逆变，完成逆变功能的电路称为逆变电路，完成逆变过程的装置称为逆变设备或逆变器。

1. 逆变电路分类

现代逆变技术的种类很多，可以按照不同的形式进行分类。其主要的分类方式如下：

（1）按逆变器输出交流的频率，可以分为工频逆变、中频逆变和高频逆变；

（2）按逆变器输出的相数，可分为单相逆变、三相逆变和多相逆变；

（3）按逆变器输出能量的去向，可分为有源逆变和无源逆变；

（4）按逆变主电路的形式，可分为单端式、推挽式、半桥式和全桥式逆变；

（5）按逆变主开关器件的类型，可分为晶闸管逆变、晶体管逆变、场效应管逆变等；

（6）按输出稳定的参量，可分为电压型逆变和电流型逆变；

（7）按输出电压或电流的波形，可分为正弦波输出逆变和非正弦波输出逆变；

（8）按控制方式，可分为调频式（PFM）逆变和调脉宽式（PWM）逆变。

下面以晶闸管逆变器和晶体管为例介绍逆变电路的基本工作原理。

2. 晶闸管逆变电路

图 8-27(a)所示的为电压型单相桥式逆变电路，是采用晶闸管作为开关器件的逆变电路。整流器输出的直流电压为 U_1。令晶闸管 VT_1、VT_3 和 VT_2、VT_4 轮流切换导通，则在负载上得到交流电压 u_0。它是一矩形波电压，如图 8-27(b)所示，其幅值为 U_1；其频率 f_0 由晶闸管切换导通的时间来决定。如果负载是电感性的，则 i_0 应滞后于 u_0。为此，特设有与各个晶闸管反向并联的二极管 $VD_1 \sim VD_4$。当 VT_1、VT_3 导通时，负载电流 i_0 的方向如图所示；当 VT_2、VT_4 导通时，电流通路为 $VD_2 \rightarrow$ 电源 $\rightarrow VD_4$，i_0 的方向没有改变，并将电感性能量由负载反馈回电源（此时，输出电压不是矩形波）。如果是电阻性负载，i_0 与 u_0 同相，此时二极管中没有电流流过，不起作用。

需要指出的是，图中所用晶闸管不是普通的晶闸管，而是一种具有自关断能力的快速功率开关元件，称为可关断晶闸管。当其阳极和阴极间加正向电压时，控制极加正脉冲可使其导通；反之，加负脉冲可使其关断。

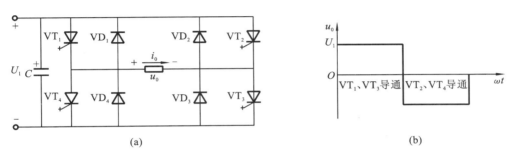

图 8-27　电压型单相桥式逆变电路

（a）电路图；（b）波形图

三、晶体管逆变电路

晶体管逆变电路是采用晶体管作为开关元件的逆变电路。目前各种医学仪器中大多采用双管推挽式逆变电路，图 8-28(a)就是这种逆变电路的原理图。当加上低压直流电源 U_1 后，分压电阻 R_1、R_2 使逆变器启动，R_2 上的电压同时加到晶体管的基极。由于电路中各元件参数的不完全对称，VT_1 和 VT_2 两管的导通程度不同。假设 VT_1 导通能力较强，那么它的集电极电流 i_{c1} 就比 i_{c2} 上升得快，i_{c1} 流过 N_1 绕组使变压器 T_r 磁化，并同时在所有的绕组上产生感应电动势，极性如图 8-28(a)所示。其中 N_{b1} 绕组感应的电动势使 u_{be1} 增加，从而增加了基极电流 i_{b1}，又使集电极电流 i_{c1} 增加，因而 VT_1 导电更强。与此同时，绕组 N_{b2} 感应的电动势使 u_{be2} 减小，因而减小 i_{b2}，i_{c2} 也进一步减小，所以 VT_2 导电更弱。对于 VT_1 管，有：

$$i_{c1} \uparrow \rightarrow u_{c1} \downarrow \rightarrow N_{b1} 耦合 \rightarrow u_{b1} \uparrow \rightarrow u_{e1} \uparrow \rightarrow i_{b1} \uparrow \rightarrow i_{c1} \uparrow$$

这个强烈的正反馈，使 VT_1 迅速饱和。对于 VT_2 管，有：

$$i_{c2} \downarrow \rightarrow u_{c2} \uparrow \rightarrow N_{b2} 耦合 \rightarrow u_{b2} \downarrow \rightarrow u_{be2} \downarrow \rightarrow i_{b2} \downarrow \rightarrow i_{c2} \downarrow$$

这个过程使 VT_2 迅速截止。

在 VT_1 饱和和 VT_2 截止的状态下，电源电压 U_1 几乎全部都加到绕组 N_1 的两端，通过 N_1 和 N_L 耦合，在变压器输出绕组 N_L 上产生感应电压 u_L，极性为上负下正。当 VT_1 的集电极电流 i_{c1} 增加到最大值 I_{cm} 或铁芯内的磁通趋于饱和时，磁通的变化趋近于零，N_b、N_L 两端的感应电压减小，以致 i_{b1} 不能维持在最大基极电流 I_{bm} 上，i_{c1} 开始下降，变压器所有绕组上感应反电动势，极性与图 8-28(a)所示的相反。铁芯内的磁通脱离饱和，形成一个与前述相反的过程，其结果使 VT_1 迅速由饱和转变为截止，而 VT_2 迅速由截止转变为饱和。这时电源电压 U_1 几乎全部加到初级绕组 N_2 的两端，并通过 N_2、N_L 的耦合作用，在变压器的输出绕组 N_L 上感应电压 u_L，极性为上正下负。通过 N_2 的电流线性增加到一定程度时，铁芯内磁通反向饱和，其变化趋近于零，即感应电动势趋近于零，电路再次翻转。如此反复，在变压器 T_r 输出绕组 N_L 上产生矩形波电压 u_2，如图 8-28(b)所示。如果再接上整流滤波电路，输出可得到高压直流电。

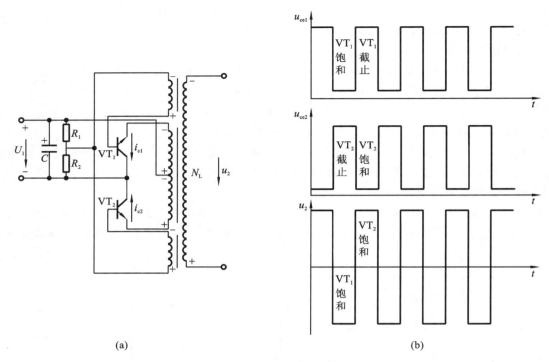

图 8-28　双管推挽式逆变器
（a）原理图；（b）波形图

本章小结

1．直流电源的组成：电源变压器、整流电路、滤波电路、稳压电路。

2．利用二极管的单相导电性可以组成整流电路，在单相半波、单相全波、单相桥式三种基本整流电路中，单相桥式整流电路的输出直流电压较高，输出波形脉动成分相对较低，整流管承受的反向峰值电压不高，而变压器的利用率较高，因此应用比较广泛。

3．滤波电路的主要任务是尽量滤掉输出电压中的脉动成分，同时，尽量保留其中的直流成分。滤波电路主要由电容、电感等储能元件组成。电容滤波适用于小负载电流，而电感滤波适用于大负载电流。实际工作中，常常将两者结合起来，以便进一步降低脉动成分。

4．稳压电路的任务是在电网电压波动或负载电流变化时，使输出电压保持基本稳定。常用的稳压电路有以下几种。

1）硅稳压管稳压电路

硅稳压管稳压电路又称为并联型稳压电路，其结构最简单，适用于输出电压固定，且负载电流较小的场合。主要缺点是输出电压不可调节；当电网电压和负载电流变化范围较大时，电路无法适应。

2）串联型直流稳压电路

串联型直流稳压电路主要包括四部分：调整管、采样电阻、放大电路和基准电压。其稳压的原理实质上是引入电压负反馈来稳定输出电压。串联型稳压电路的输出电压可以在一定范围内进行调节。

3）集成稳压器

集成稳压器由于其体积小、可靠性高以及温度特性好等优点，得到了广泛的应用，特别是三端集成稳压器，只有三个引出端，使用更加方便。集成稳压器的内部，实质上是将串联型直流稳压电路的各个组成部分全部集成在一个芯片上而做成的。

4）开关型稳压电路

与线性稳压电路相比，开关型稳压电路的特点是调整管工作在开关状态，因而具有效率高、体积小、重量轻以及对电网电压要求不高等优点，广泛应用于医用电子仪器中。但也存在调整管的控制电路比较复杂,输出电压中噪声成分较大的特点。

5. 晶闸管与逆变电路

主要介绍晶闸管逆变电路的结构及其工作原理,在实际运用中,晶闸管逆变电路使用得比较多。

习题

8-1 直流电源主要由_____、_____、_____、_____四部分组成。

8-2 图 8-29 所示的为利用 W7812 可少量提高输出电压的电路,试分析电路原理,推导输出电压公式。

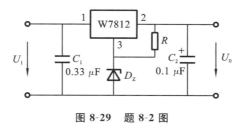

图 8-29 题 8-2 图

8-3 比较晶闸管与二极管的异同。

8-4 简述电容滤波、电感滤波、RC π 型滤波电感滤波与 LC 滤波的优缺点。

8-5 简述单相半波整流电路、单相全波整流电路与单相桥式整流电路的优缺点。

8-6 简述 W7800 系列和 W317 三端集成稳压器有哪些相似之处,有哪些不同之处。

8-7 简述串联型直流稳压电路与开关型稳压电路的优缺点。

第九章　数字电路基础

数字电路在电子技术中有着十分重要的地位。随着数字技术的发展,数字电路已广泛应用于工业、军事、通信、航空航天、医学影像设备以及医用电子仪器等领域。

本章主要介绍数字电路的概念及特点、数制和码制、逻辑代数的基础知识等,它们是数字电路的基础。

图 9-1 是一个数字频率计的方框图,用来测量周期信号频率。它包括脉冲信号的放大、秒脉冲的产生、门电路以及计数、译码、显示等。数字频率计的内容涵盖了数字电路绝大多数的单元电路。因此,数字频率计是一种典型的数字电路。

学完数字电路后,你将能够完成以下任务:

(1) 由图 9-1 所示的数字频率计的方框图画出数字频率计的原理电路图;

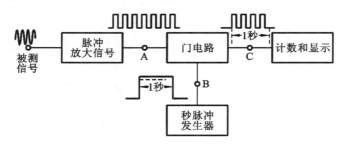

图 9-1　数字频率计的方框图

(2) 为数字频率计选用合适的芯片;

(3) 组装并调试数字频率计。

第 一 节　数　　制

一、数字电路概述

1. 数字电路概念

电子技术所传递和处理的信号有两种类型:模拟信号和数字信号。

模拟信号是指在时间和数值上都是连续变化的信号,如体温、声音、速度、正弦交流电等都是模拟信号。把传递、处理模拟信号的电路称为模拟电路,如放大电路、正弦波振荡电路、采样保持电路、电压比较电路和有源滤波电路等都是模拟电路。

数字信号是指时间和数值上都是断续变化的离散信号,又称脉冲信号,如灯的开和关、交通信号灯、数字式电子仪表等都是数字信号。用于传递、处理数字信号的电路称为数字电路。

2．数字电路的特点

与模拟电路相比,数字电路具有以下特点:

（1）数字信号是用 0 和 1 来表示,常用矩形脉冲来描述。

（2）数字电路分析的是输入信号与输出信号之间的逻辑关系,它反映电路的逻辑功能,因此,数字电路又称为逻辑电路。而模拟电路研究的对象是电路对输入信号的放大和变换功能。

（3）数字电路中,元器件工作在开关状态,即饱和或截止状态,而模拟电路器件工作在放大状态。

（4）数字电路的基本电路元件是逻辑门和触发器,而模拟电路的基本电路元件是晶体三极管、场效应管和集成运算放大器等。

（5）数字电路的分析工具是逻辑代数,表达电路的逻辑功能主要用真值表、逻辑表达式和波形图等,而模拟电路采用的分析方法是图解法和微变等效电路法。

数字集成电路具有抗干扰能力强、产品系列多、通用性强和成本低等优点,广泛应用于医学影像设备。

3．数字电路的分类

（1）按电路结构分:分立元件数字电路和集成数字电路。

分立元件数字电路是将晶体管、电阻等元器件用导线在线路板上连接起来的电路;集成数字电路则是将晶体管、电阻等元器件通过半导体制造工艺制作在一片硅片上而成为一个不可分割的整体电路。

（2）按电路所用的器件分:双极型数字集成电路和单极型数字集成电路。

以双极型晶体管作为基本器件的数字集成电路,称为双极型数字集成电路,如 TTL、ECL 等集成电路;以单极型晶体管作为基本器件的数字集成电路,称为单极型数字集成电路,如 NMOS、PMOS、CMOS 等集成电路。

（3）按电路逻辑功能分:组合逻辑电路和时序逻辑电路。

二、数 制

所谓数制就是计数的方法。常用的数制有二进制、八进制、十进制、十六进制等。通常,二进制用 $(N)_2$ 或 $(N)_B$ 表示,八进制用 $(N)_8$ 或 $(N)_O$ 表示,十进制用 $(N)_{10}$ 或 $(N)_D$ 表示,十六进制用 $(N)_{16}$ 或 $(N)_H$ 表示。

（一）几种常用的数制

1．十进制

十进制数是最经常、最广泛使用的一种计数体制,它有如下的特点。

所谓十进制就是以 10 为基数的计数体制。它有 0、1、2、3、4、5、6、7、8、9 十个数码,其进位规则是"逢十进一"。

一般来说,任意十进制数都可表示为

$$(N)_{10} = \sum_{i=-\infty}^{\infty} K_i \times 10^i$$

式中:K_i 称为基数;10^i 称为位权,i 为数字中各数码 K 的位置号,为整数。

小数点前第一位为 0 号位（$i=0$）,第二位为 1 号位（$i=1$）,依此类推;小数点后第一位为 -1 号位（$i=-1$）,第二位为 -2 号位（$i=-2$）。其中,10^i 为第 i 位的位权。

【**例题 9-1**】 用位权来表示十进制数 $(568.78)_{10}$。

解 将基数与位权相乘,然后相加,得到数的按权展开式。

$$(568.78)_{10} = 5 \times 10^2 + 6 \times 10^1 + 8 \times 10^0 + 7 \times 10^{-1} + 8 \times 10^{-2}$$

从数字电路的角度来看,采用十进制是不方便的,因而在数字电路中一般不直接采用十进制数,往往采用二进制数。

2．二进制

二进制是以 2 为基数的计数体制。二进制用 0 和 1 两个数码表示,其进位规则是"逢二进一",即 $1+1=(10)_2$,读为"壹零"。注意:二进制的"10"与十进制数的"10"是完全不同的,它不代表"十",右边的"0"

表示 0 个 2^0,左边"1"表示 1 个 2^1。二进制的表示方法:

$$(N)_2 = \sum_{i=-\infty}^{\infty} K_i \times 2^i$$

式中:K_i 是基数;2^i 是位权。

【例题 9-2】 将二进制数 $(100101.11)_2$ 转换为十进制数。

解 将每 1 位二进制的基数乘以位权,然后相加便得到相应的十进制数。

$$(100101.11)_2 = 1 \times 2^5 + 0 \times 2^4 + 0 \times 2^3 + 1 \times 2^2 + 0 \times 2^1 + 1 \times 2^0 + 1 \times 2^{-1} + 1 \times 2^{-2}$$
$$= 32 + 0 + 0 + 4 + 0 + 1 + 0.5 + 0.25$$
$$= (37.75)_{10}$$

3. 十六进制和八进制

由于使用二进制数时位数很多,不便书写和记忆,因此在数字电路中常采用十六进制数或八进制数来表示二进制数,十进制数和二进制数的表示法可以推广到十六进制和八进制。

1)十六进制

十六进制是以 16 为基数的计数体制。它有 0、1、2、3、4、5、6、7、8、9、A(10)、B(11)、C(12)、D(13)、E(14)、F(15)十六个数码,其进位规则是"逢十六进一"。

【例题 9-3】 将十六进制数 $(6D8)_{16}$ 转换为十进制数。

解 将每 1 位十六进制的基数乘以位权,然后相加便得到相应的十进制数。

$$(6D8)_{16} = 6 \times 16^2 + 13 \times 16^1 + 8 \times 16^0 = 1536 + 208 + 8 = 1752$$

2)八进制

八进制是以 8 为基数的计数体制。它有 0、1、2、3、4、5、6、7 八个数码,其进位规则是"逢八进一"。

【例题 9-4】 将八进制数 $(6745)_8$ 转换为十进制数。

解 将每 1 位八进制的基数乘以位权,然后相加便得到相应的十进制数。

$$(6745)_8 = 6 \times 8^3 + 7 \times 8^2 + 4 \times 8^1 + 5 \times 8^0 = 3072 + 448 + 32 + 5 = 3557$$

几种常用计数进制之间的对照关系如表 9-1 所示。

表 9-1 几种常用计数进制对照表

计数进制	数码表示方法															
十进制	0	1	2	3	4	5	6	7	8	9	10	11	12	13	14	15
二进制	0	1	10	11	100	101	110	111	1000	1001	1010	1011	1100	1101	1110	1111
八进制	0	1	2	3	4	5	6	7	10	11	12	13	14	15	16	17
十六进制	0	1	2	3	4	5	6	7	8	9	A	B	C	D	E	F

(二)不同数制之间的相互转换

1. 非十进制数转换为十进制数

非十进制数转化为十进制数,只要将非十进制数每 1 位的基数乘以位权,然后相加便得到相应的十进制数。

【例题 9-5】 将二进制数 $(110101.01)_2$ 转换为十进制数。

解 $(110101.01)_2 = 1 \times 2^5 + 1 \times 2^4 + 0 \times 2^3 + 1 \times 2^2 + 0 \times 2^1 + 1 \times 2^0 + 0 \times 2^{-1} + 1 \times 2^{-2}$
$$= 32 + 16 + 0 + 4 + 0 + 1 + 0 + 0.25$$
$$= (53.25)_{10}$$

【例题 9-6】 将八进制数 $(368.64)_8$ 转换为十进制数。

解 $(368.64)_8 = 3 \times 8^2 + 6 \times 8^1 + 8 \times 8^0 + 6 \times 8^{-1} + 4 \times 8^{-2}$
$$= 192 + 48 + 8 + 0.75 + 0.0625$$
$$= (248.8125)_{10}$$

【例题 9-7】 将十六进制数 $(7EF.C8)_{16}$ 转换为十进制数。

解　$(7\text{EF.C8})_{16} = 7 \times 16^2 + 14 \times 16^1 + 15 \times 16^0 + 12 \times 16^{-1} + 8 \times 16^{-2}$

$\qquad\qquad\qquad = 1792 + 224 + 15 + 0.75 + 0.03125$

$\qquad\qquad\qquad = (2031.78125)_{10}$

2. 十进制数转换为非十进制数

十进制数转换为非十进制数,是把十进制数的整数部分和小数部分分别进行转换,然后把它们合并起来。

1) 十进制整数转换成 N 进制数

十进制整数转换成 N 进制数,采用除以基数 N,倒取余数的方法:

(1) 将给定的十进制整数除以基数 N,余数作为 N 进制的最低位;

(2) 把步骤(1)的商再除以基数 N,余数作为次低位;

(3) 重复步骤(2),记下余数,直至商为零,最后的余数即为 R 进制的最高位。

2) 十进制纯小数转换成 N 进制数

十进制纯小数转换成 N 进制数,采用小数乘以基数 N,取整数的方法:

(1) 将给定的十进制纯小数乘以基数 N,乘积的整数部分作为 N 进制小数的最高位;

(2) 把步骤(1)乘积的纯小数乘以基数 N,乘积的整数作为 N 进制小数次高位;

(3) 重复步骤(2),直到乘积的小数为 0 或达到一定的精度为止。

【例题 9-8】　把十进制数 $(139)_{10}$ 转换为二进制数。

解　因为二进制基数为 2,所以逐次除以基数 2,倒取余数 1

$$
\begin{array}{r|l}
2 & 139 \\
2 & 69 \\
2 & 34 \\
2 & 17 \\
2 & 8 \\
2 & 4 \\
2 & 2 \\
2 & 1 \\
& 0
\end{array}
\qquad
\begin{array}{l}
\cdots\cdots\cdots\cdots\ \text{余数} = 1 = b_0 \\
\cdots\cdots\cdots\cdots\ \text{余数} = 1 = b_1 \\
\cdots\cdots\cdots\cdots\ \text{余数} = 0 = b_2 \\
\cdots\cdots\cdots\cdots\ \text{余数} = 1 = b_3 \\
\cdots\cdots\cdots\cdots\ \text{余数} = 0 = b_4 \\
\cdots\cdots\cdots\cdots\ \text{余数} = 0 = b_5 \\
\cdots\cdots\cdots\cdots\ \text{余数} = 0 = b_6 \\
\cdots\cdots\cdots\cdots\ \text{余数} = 1 = b_7
\end{array}
$$

即　　　　　　　　　　　　　　$(139)_{10} = (10001011)_2$

【例题 9-9】　将十进制数 $(563)_{10}$ 分别转换为八进制数、十六进制数。

解　将十进制数 $(563)_{10}$ 转换为八进制数,逐次除以基数 8,倒取余数:

$$
\begin{array}{r|l}
8 & 563 \\
8 & 70 \\
8 & 8 \\
8 & 1 \\
& 0
\end{array}
\qquad
\begin{array}{l}
\cdots\cdots\cdots\cdots\ \text{余数} = 3 = b_0 \\
\cdots\cdots\cdots\cdots\ \text{余数} = 6 = b_1 \\
\cdots\cdots\cdots\cdots\ \text{余数} = 0 = b_2 \\
\cdots\cdots\cdots\cdots\ \text{余数} = 1 = b_3
\end{array}
$$

即　　　　　　　　　　　　　　$(563)_{10} = (1063)_8$

将十进制数 $(563)_{10}$ 转换为十六进制数,逐次除以基数 16,倒取余数:

$$
\begin{array}{r|l}
16 & 563 \\
16 & 35 \\
16 & 2 \\
& 0
\end{array}
\qquad
\begin{array}{l}
\cdots\cdots\cdots\cdots\ \text{余数} = 3 = b_0 \\
\cdots\cdots\cdots\cdots\ \text{余数} = 3 = b_1 \\
\cdots\cdots\cdots\cdots\ \text{余数} = 2 = b_2
\end{array}
$$

即　　　　　　　　　　　　　　$(563)_{10} = (233)_{16}$

【例题 9-10】　把十进制数 $(53.375)_{10}$ 转换为二进制数。

解　把一个带有整数和小数的十进制数转换为二进制数时,将整数部分和小数部分分别进行转换,然后将结果合并起来。

整数部分：

$$
\begin{array}{r|l}
2 & 53 \\
2 & 26 \\
2 & 13 \\
2 & 6 \\
2 & 3 \\
2 & 1 \\
& 0
\end{array}
$$

············ 余数 $= 1 = b_0$
············ 余数 $= 0 = b_1$
············ 余数 $= 1 = b_2$
············ 余数 $= 0 = b_3$
············ 余数 $= 1 = b_4$
············ 余数 $= 1 = b_5$

即 $(53)_{10} = (110101)_2$

小数部分：

$$
\begin{array}{r}
0.375 \\
\times \quad 2 \\
\hline
0.750 \\
0.750 \\
\times \quad 2 \\
\hline
1.500 \\
0.500 \\
\times \quad 2 \\
\hline
1.000
\end{array}
$$

············ 整数部分 $= 0 = b_{-1}$

············ 整数部分 $= 1 = b_{-2}$

············ 整数部分 $= 1 = b_{-3}$

即 $(0.375)_{10} = (0.011)_2$

由此可得，十进制数$(53.375)_{10}$对应的二进制数为

$$(53.375)_{10} = (110101.011)_2$$

3．二进制数与八进制数之间的转换

1）二进制数转换为八进制数

八进制数的基数是$8(2^3)$，每位八进制数可用3位二进制数来表示。二进制数转换为八进制数的方法是：整数部分从低位开始，每3位二进制数组成一组，最后不足3位的，则在高位加0补足3位为止；小数点后的二进制数则从高位开始，每3位二进制数组成一组，最后不足3位的，则在低位加0补足3位，然后每组二进制数用对应的一个八进制数来表示，再按顺序排列，便得到相应的八进制数。

【**例题 9-11**】 把二进制数$(101110011.101010101)_2$转换为八进制数。

二进制数　　101　110　011　.　101　010　101
八进制数　　 5 　 6 　 3 　.　 5 　 2 　 5

$$(101110011.101010101)_2 = (563.525)_8$$

2）八进制数转换为二进制数

八进制数转换为二进制数方法是：将每位八进制数用3位二进制数来表示，再按原来的顺序排列起来，便得到了相应的二进制数。

【**例题 9-12**】 把八进制数$(1723.51)_8$转换为二进制数。

八进制数：　 1 　 7 　 2 　 3 　.　 5 　 1
二进制数：　001　111　010　011　.　101　001

$$(1723.51)_8 = (1111010011.101001)_2$$

4．二进制数与十六进制数之间的转换

1）二进制数转换为十六进制数

十六进制数的基数为$16(2^4)$，每位十六进制数可用4位二进制数来表示。二进制数转换为十六进制数的方法是：整数部分从低位开始，每4位二进制数组成一组，最后不足4位的，则在高位加0补足4位为止；小数部分从高位开始，每4位二进制数组成一组，最后不足4位的，在低位加0补足4位，然后每组二进制数用对应的一个十六进制数来表示，再按顺序排列写出，便得到相应的十六进制数。

【例题 9-13】 把二进制数$(11010101011.110110100101)_2$转换为十六进制数。

二进制数　　　0110　1010　1011　.　1101　1010　0101

十六进制数　　　6　　　A　　　B　　.　　D　　　A　　　5

$$(11010101011.110110100101)_2 = (6AB.DA5)_{16}$$

2) 十六进制数转换为二进制数

十六进制数转换为二进制数方法是:每位十六进制数用 4 位二进制数来表示,再按原来的顺序排列起来,便得到相应的二进制数。

【例题 9-14】 把二进制数$(4FD7.CE3)_{16}$转换为二制数。

十六进制数　　　4　　　F　　　D　　　7　　.　　C　　　E　　　3

二进制数　　0100　1111　1101　0111　.　1100　1110　0011

$$(4FD7.CE3)_{16} = (100111111010111.110011100011)_2$$

(三) 码制

将有特定含义的输入信号的数字、文字、符号等转换为二进制代码的过程称为编码。

1. 二-十进制编码(BCD 码)

数字电路中,十进制数除了转换为二进制数参加运算外,还可以直接用十进制数进行运算。把一个 4 位二进制代码来表示 1 位十进制数的编码方法称为二-十进制编码,也称 BCD 码。由于 4 位二进制数有 $2^4 = 16$ 种不同的组合状态,用于表示十进制数只需 10 个数码。因此,BCD 码有多种形式,表 9-2 中列出了常用的 BCD 码。BCD 码分为有权码和无权码。表 9-2 中的 8421 码、5421 码、2421 码为有权码;余 3 码为无权码。

表 9-2　几种常用 BCD 码

十进制数	8421 码	5421 码	2421 码	余 3 码
0	0000	0000	0000	0011
1	0001	0001	0001	0100
2	0010	0010	0010	0101
3	0011	0011	0011	0110
4	0100	0100	0100	0111
5	0101	1000	1011	1000
6	0110	1001	1100	1001
7	0111	1010	1101	1010
8	1000	1011	1110	1011
9	1001	1100	1111	1100

有权码将 4 位二进制数的 16 个组合舍去 6 个而得到的,只不过舍去的具体组合不同而已,被保留的 10 个组合中的每 1 位都是有位权的。它们按权展开计算结果分别对应 10 个阿拉伯数字,所以也称为二-十进制码。

余 3 码是由 8421 码加 3 得到的。

将十进制数转换为 BCD 码就是分别将十进制数中的每 1 位按顺序写成 4 位二进制码。

【例题 9-15】 把十进制数 67 用 8421 码、5421 码、2421 码、余 3 码表示。

$$(67)_{10} = (01100111)_{8421码} = (10011010)_{5421码} = (11001101)_{2421码} = (10011010)_{余3码}$$

2. 其他常用代码

常用代码中的格雷码又称为循环码,它是一种无权码。格雷码的特点是:任意相邻两个代码之间只有 1 位不同,其余位都是相同的。表 9-3 中列出了 4 位格雷码的编码表。格雷码常用于模拟量和数字量的转换,在模拟量发生微小变化而可能引起数字量发生变化时,格雷码只改变 1 位,这样与其他码同时改变两位或多位的情况相比更为可靠,即可减少转换和传输出错的可能性。

常用代码除格雷码外,还有其他代码,如奇偶校验码、汉明码等。

表 9-3　4 位格雷码的编码表

十进制数	格雷码	十进制数	格雷码
0	0000	8	1100
1	0001	9	1101
2	0011	10	1111
3	0010	11	1110
4	0110	12	1010
5	0111	13	1011
6	0101	14	1001
7	0100	15	1000

 第二节　基本逻辑关系

一、逻辑代数及其表示方法

逻辑代数是 19 世纪中叶英国数学家布尔创立的一门研究客观事物逻辑关系的代数,逻辑代数又称为布尔代数。随着数字电子技术的发展,逻辑代数已成为分析和设计数字逻辑电路不可缺少的数学工具。

(一)逻辑代数的基本概念

(1)逻辑常量:逻辑常量只有 0 和 1 两个。这里的 0 和 1 不是表示数量的大小,只代表两种相互对立的逻辑状态,如电位的"高"和"低"、开关的"闭合"和"断开"。

(2)逻辑变量:逻辑代数用字母或字母的组合来表示变量,这种变量称为逻辑变量。逻辑变量的取值只有 0 和 1 两个。

(3)逻辑函数:把数字电路的输入变量和输出变量之间的因果关系,称为逻辑关系,又称为逻辑函数。逻辑函数的运算和化简是数字电路的基础,也是数字电路分析和设计的关键。

(4)正逻辑和负逻辑:正逻辑和负逻辑是两种不同的逻辑体制。当电路中的高电平用 1 表示,低电平用 0 表示时,称为正逻辑。当电路中的高电平用 0 表示,低电平用逻辑 1 表示时,称为负逻辑。

(二)三种基本逻辑函数

基本的逻辑函数只有三种:与逻辑、或逻辑、非逻辑。

1. 与逻辑

图 9-2(a)所示的是一个表示与逻辑的电路。它是用两个串联的开关 A、B 来控制一盏灯 Y,用开关控制灯亮和灭的关系如表 9-4 所示。由表可知,只有当两个开关 A 与 B 同时接通时,灯才会亮。因此,只有当一件事情的几个条件全部具备之后,这件事情才会发生,把这种关系称为与逻辑关系。

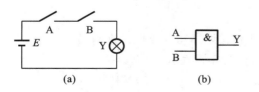

图 9-2　与逻辑及逻辑符号

(a)与逻辑电路;(b)与逻辑符号

将逻辑电路输入变量所有可能的取值组合和对应的输出函数值列成的表格,称为逻辑函数的真值表。

如果开关断开和灯灭均用 0 表示,而开关接通和灯亮均用 1 表示,则可得到如表 9-5 所示的与逻辑真值表。由真值表可得,与逻辑的逻辑功能为:"有 0 出 0,全 1 出 1"。

表 9-4 与逻辑关系

A	B	Y
断开	断开	灭
断开	闭合	灭
闭合	断开	灭
闭合	闭合	亮

表 9-5 与逻辑真值表

A	B	Y
0	0	0
0	1	0
1	0	0
1	1	1

与逻辑的逻辑表达式为:$Y = A \cdot B$ 或 $Y = AB$。读作"Y 等于 A 与 B"或"Y 等于 A 乘 B"。

逻辑乘与普通代数中的乘法不同,变量仅表示某种逻辑状态 0 态或 1 态,而不表示具体的数值。与逻辑的基本运算规则如下:

$$0 \times 0 = 0, \quad 0 \times 1 = 0, \quad 1 \times 0 = 0, \quad 1 \times 1 = 1$$

与逻辑的逻辑符号如图 9-2(b)所示,A、B 表示输入,Y 表示输出。

2. 或逻辑

图 9-3(a)所示的是一个表示或逻辑的电路。它是用两个并联的开关 A、B 来控制一盏灯,用开关控制灯 Y 亮和灭的关系如表 9-6 所示。由表 9-6 可知,只要有一个开关接通或两者均接通,灯 Y 就亮。因此,当一件事情的几个条件中只要有一个条件得到满足,这件事就会发生,把这种关系称为或逻辑关系。

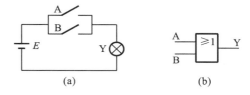

图 9-3 或逻辑及逻辑符号
(a) 或逻辑电路;(b) 或逻辑符号

如果开关断开和灯灭均用 0 表示,而开关接通和灯亮均用 1 表示,则可得到如表 9-7 所示的或逻辑真值表。由真值表可得,或逻辑的逻辑功能为:"有 1 出 1,全 0 出 0"。

表 9-6 或逻辑关系

A	B	Y
断开	断开	灭
断开	闭合	亮
闭合	断开	亮
闭合	闭合	亮

表 9-7 或逻辑真值表

A	B	Y
0	0	0
0	1	1
1	0	1
1	1	1

或逻辑的逻辑表达式为:$Y = A + B$。式中,符号"+"表示逻辑变量相加,又称逻辑加。逻辑加与普通

代数中的加法运算有所不同,或逻辑的基本运算规则如下:

$$0+0=0, \quad 0+1=1, \quad 1+0=1, \quad 1+1=1$$

或逻辑的逻辑符号如图 9-3(b)所示,A、B 表示输入,Y 表示输出。

3. 非逻辑

图 9-4(a)所示的是一个非逻辑关系的电路。它是用一个开关 A 来控制一盏灯,用开关控制灯 Y 亮和灭的关系如表 9-8 所示。由表可知,开关 A 接通时,灯不亮;开关 A 断开时,灯就亮。因此,某事情的发生取决于条件的否定,即结果总是与条件相反,把这种逻辑关系称为非逻辑关系。

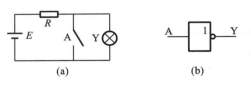

图 9-4 非逻辑及逻辑符号

(a) 非逻辑电路;(b) 非逻辑符号

非逻辑的真值表如表 9-9 所示。由表 9-9 可知,输入 A 为 0 时,输出 Y 为 1;输入 A 为 1 时,输出 Y 为 0。非逻辑的逻辑功能为:"入 0 出 1,入 1 出 0"。

非逻辑的逻辑表达式为:$Y=\overline{A}$。式中,A 上方的短线"—"表示非运算。变量 $\overline{A}$ 称为变量 A 的非,读作"A 非"或"A 反"。非逻辑运算只有一个输入变量。

表 9-8 非逻辑关系

A	Y
断开	亮
闭合	灭

表 9-9 非逻辑真值表

A	Y
0	1
1	0

非逻辑的运算规则为:$\overline{0}=1, \overline{1}=0$。

非逻辑符号如图 9-4(b)所示,输出端上的小圆圈表示非的意思。非逻辑也称为反相器。

(三)五种常用的复合逻辑函数

复合逻辑运算由基本逻辑运算组合而成,常用的复合逻辑函数有与非、或非、与或非、异或和同或等。

1. 与非逻辑

与非逻辑是与逻辑和非逻辑的组合,输入变量先进行与运算,然后再进行非运算。

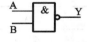

图 9-5 与非逻辑符号

与非逻辑表达式为:$Y=\overline{AB}$。

与非逻辑真值表如表 9-10 所示。由表 9-10 可得,与非逻辑的逻辑功能是:"全 1 出 0。有 0 出 1"。与非逻辑的逻辑符号如图 9-5 所示。

表 9-10 与非逻辑真值表

A	B	Y
0	0	1
0	1	1
1	0	1
1	1	0

2. 或非逻辑

或非逻辑是或逻辑和非逻辑的组合,输入变量先进行或运算,然后再进行非运算。

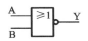

图 9-6 或非逻辑符号

或非逻辑表达式为:$Y = \overline{A+B}$。

或非逻辑的真值表如表 9-11 所示。由表 9-11 可得,或非逻辑的逻辑功能是:"有 1 出 0,全 0 出 1"。或非逻辑符号如图 9-6 所示。

表 9-11 或非逻辑真值表

A	B	Y
0	0	1
0	1	0
1	0	0
1	1	0

3. 与或非逻辑

与或非逻辑是与逻辑和或非逻辑的组合,输入变量先进行与运算,然后进行或运算,最后进行非运算。

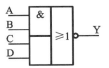

图 9-7 与或非逻辑符号

与或非逻辑表达式为:$Y = \overline{AB+CD}$。

与或非逻辑的真值表如表 9-12 所示。由表 9-12 可得,与或非逻辑的逻辑功能是:AB 和 CD 全为 0 时,Y 为 1;AB 和 CD 只要有 1 时,Y 为 0。与或非的逻辑符号如图 9-7 所示。

表 9-12 与或非逻辑真值表

AB	CD	Y
0	0	1
0	1	0
1	0	0
1	1	0

4. 异或逻辑

当两个输入变量 A 和 B 的取值不同时,输出 Y 为 1,输入变量 A 和 B 的取值相同时,输出 Y 为 0,把这种逻辑关系称为异或逻辑。

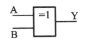

图 9-8 异或逻辑符号

逻辑表达式为:$Y = A \oplus B = A\overline{B} + \overline{A}B$,"$\oplus$"是异或运算符号。

异或逻辑真值表如表 9-13 所示。由表 9-13 可得,异或的逻辑功能是:当两个输入变量相同时,输出为 0;当两个输入变量不同时,输出为 1。

异或逻辑的逻辑符号如图 9-8 所示。

表 9-13 异或逻辑真值表

A	B	Y
0	0	0
0	1	1
1	0	1
1	1	0

5. 同或逻辑

当两个输入变量 A 和 B 的取值相同时,输出 Y 为 1,输入变量 A 和 B 的取值不同时,输出 Y 为 0,把这种逻辑关系称为同或逻辑。

逻辑表达式为：$Y = A \odot B = AB + \overline{A}\overline{B}$，"$\odot$"符号是同或运算符号。

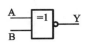

图 9-9　同或逻辑符号

同或逻辑真值表如表 9-14 所示。由表 9-14 可得，同或的逻辑功能是：当两个输入变量不同时，输出为 0；当两个输入变量相同时，输出为 1。其逻辑符号如图 9-9 所示。

根据异或运算和同或运算真值表可知：对于相同的两个输入变量来说，同或逻辑与异或逻辑正好相反，把同或逻辑也称为异或逻辑的非。

$$A \odot B = \overline{A \oplus B}$$

同或逻辑和异或逻辑都是只有两个输入变量的函数。同或门没有独立产品，通常用异或门加非门构成。

表 9-14　同或逻辑真值表

A	B	Y
0	0	1
0	1	0
1	0	0
1	1	1

（四）逻辑函数的表示方法

一个逻辑函数有多种表示方法，常用的有真值表、逻辑表达式、逻辑图、波形图、卡诺图等，它们各有特点，相互联系，还可以相互转换。

1. 真值表

真值表是根据给定的逻辑关系，把输入逻辑变量的各种可能取值组合与之对应的输出函数值按一定的规律排列成的表格，把这种表格称为真值表。真值表具有唯一性。若两个逻辑函数的真值表相同，这两个逻辑函数一定相等。

当逻辑函数有 n 个变量时，共有 2^n 个不同取值组合。在列真值表时，变量取值的组合一般按 n 位二进制数的递增顺序排列。

真值表优点是直观明了。一旦确定输入变量的值，即可从真值表中查出输出变量的值。缺点是真值表很难进行运算和变换，而且当变量比较多时，列写真值表将会变得十分烦琐。

2. 逻辑表达式

用与、或、非等基本的逻辑运算来表示输入变量和输出变量之间的逻辑关系的代数式，称为逻辑表达式。逻辑表达式的优点是列写简单，可以用公式、定理进行运算和变换，因此最为常用。但对于比较复杂的逻辑函数，很难从逻辑表达式中看出输入变量和输出变量之间的逻辑关系。

3. 逻辑图

将逻辑函数中各变量之间的与、或、非等逻辑关系用图形符号表示出来，就可以画出表示逻辑关系的逻辑图。

作图的时候，输入端到输出端的方向一般采用从左到右或从上至下的形式，并注意同级的逻辑符号尽可能地对齐排列。

逻辑图的优点是接近工程实际，可以将复杂电路的逻辑功能，层次分明地表示出来。缺点是表示的逻辑关系不直观，不能使用公式和定理进行运算和变换。

4. 波形图

给出输入变量的波形，根据输入变量与输出变量的对应关系，找出输出变量变化的规律。把这种反映输入和输出波形变化规律的图形，称为波形图，又称为时序图。

画波形图时要注意：横坐标是时间轴，纵坐标是变量取值，由于输入变量和输出变量时间轴相同，变量取值又只有低电平和高电平两种可能，所以在波形图中一般都不标出坐标轴，但一定要注意时间上的对应关系。

（五）逻辑函数的不同表示方法之间的转换

1. 已知逻辑表达式求真值表

已知逻辑表达式，只要把输入变量取值的所有组合逐一代入逻辑表达式，算出逻辑函数值，然后将输入变量取值与逻辑函数值一一对应地列成表格，就得到逻辑函数的真值表。

【例题 9-16】 列出函数 $Y=AB+A\bar{B}$ 的真值表。

解 将输入变量 A、B 的四种取值 00、01、10、11 代入逻辑表达式，算出逻辑函数 Y 的值，并对应地填入表 9-15 中就是其真值表。

表 9-15 例 9-16 的真值表

A	B	Y
0	0	0
0	1	0
1	0	1
1	1	1

2. 已知逻辑表达式画逻辑图

根据逻辑表达式画逻辑图时，只要把逻辑表达式各逻辑运算用相应逻辑符号来代替，就可画出逻辑函数相对应的逻辑图。

【例题 9-17】 画出逻辑表达式 $\overline{\overline{ABC}\cdot\overline{AC}}$ 的逻辑图。

解 要用逻辑图实现该表达式，必须用三个"非"门 $\bar{A}$、$\bar{B}$、$\bar{C}$，三个"与非"门 $\overline{AC}$、$\overline{ABC}$ 和 $\overline{\overline{ABC}\cdot\overline{AC}}$ 组成，其逻辑图如图 9-10 所示。

【例题 9-18】 已知逻辑表达式 $Y=\overline{\overline{AB}\,\overline{BC}\,\overline{AC}}$，求与它对应的真值表和逻辑图。

解 将输入变量 A、B、C 的 8 组取值 000、001、010、011、100、101、110、111，代入逻辑表达式，算出函数 Y 的值，并对应地填入表 9-16 中就是其真值表。

要用逻辑图实现该表达式，必须由 1 个"非"门 $\bar{B}$，4 个"与非"门 $\overline{AB}$、$\overline{BC}$、$\overline{AC}$、$\overline{\overline{AB}\,\overline{BC}\,\overline{AC}}$ 组成，其逻辑图如图 9-11 所示。

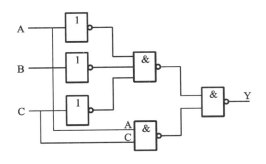

图 9-10 例 9-17 的逻辑图

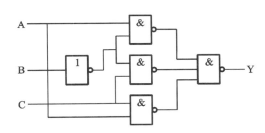

图 9-11 例 9-18 的逻辑图

表 9-16 例 9-18 的真值表

A	B	C	Y
0	0	0	0
0	0	1	1
0	1	0	0
0	1	1	0
1	0	0	1
1	0	1	1
1	1	0	0
1	1	1	1

3. 已知逻辑图求逻辑表达式

根据逻辑图求逻辑表达式时，只要从逻辑图的输入端到输出端逐级写出每个逻辑符号对应的逻辑表达式，就可以得到逻辑图对应的逻辑表达式。

【**例题 9-19**】 写出图 9-12 所示电路的逻辑函数表达式。

解

$$Y_1 = \overline{A}\,\overline{B}\,\overline{C}$$

$$Y_2 = \overline{B}\,\overline{C}$$

$$Y = Y_1 Y_2 = \overline{A}\,\overline{B}\,\overline{C} \cdot \overline{B}\,\overline{C}$$

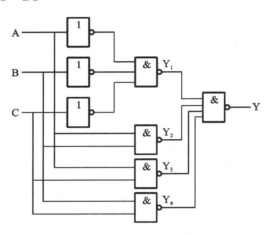

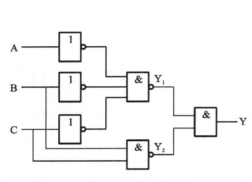

图 9-12　例 9-19 的逻辑图

图 9-13　例 9-20 的逻辑图

【**例题 9-20**】 写出图 9-13 所示电路的逻辑函数表达式。

解

$$Y_1 = \overline{\overline{A}\,\overline{B}\,\overline{C}}$$

$$Y_2 = \overline{AB}$$

$$Y_3 = \overline{AC}$$

$$Y_4 = \overline{BC}$$

$$Y = \overline{Y_1 Y_2 Y_3 Y_4}$$

$$= \overline{\overline{\overline{A}\,\overline{B}\,\overline{C}} \cdot \overline{AB} \cdot \overline{AC} \cdot \overline{BC}}$$

4. 已知真值表求逻辑表达式

根据真值表求逻辑表达式的方法是：

（1）找出真值表中输出为 1 的那些输入变量取值的组合；

（2）将真值表中每一组使输出为 1 的输入变量都写成一个与项，在这个与项中，将取值为 1 的变量写成原变量，取值为 0 的变量写成反变量；

（3）将这些与项相加，就得到了逻辑表达式。

【**例题 9-21**】 写出与表 9-17 所示的真值表相应的逻辑表达式。

表 9-17　例 9-21 的真值表

A	B	C	Y	A	B	C	Y
0	0	0	1	1	0	0	0
0	0	1	0	1	0	1	1
0	1	0	0	1	1	0	1
0	1	1	1	1	1	1	1

解　由表 9-17 可知，输入变量 A、B、C 共有五组使输出值 Y 为 1，分别是 000、011、101、110、111；根据变量为 1 写成原变量，变量为 0 写成反变量的原则，可得五个与项为 $\overline{A}\,\overline{B}\,\overline{C}$、$\overline{A}BC$、$A\overline{B}C$、$AB\overline{C}$、$ABC$，将这五个与项相加就是 Y 的逻辑表达式，即 $Y = \overline{A}\,\overline{B}\,\overline{C} + \overline{A}BC + A\overline{B}C + AB\overline{C} + ABC$。

二、逻辑代数的基本定律和规则

（一）逻辑代数公理

逻辑代数公理是逻辑代数的基础,利用逻辑代数公理可以化简逻辑函数,证明逻辑代数的一些基本定律。

1. 与运算

$$0 \times 0 = 0, \quad 0 \times 1 = 0, \quad 1 \times 0 = 0, \quad 1 \times 1 = 1$$

2. 或运算

$$0 + 0 = 0, \quad 0 + 1 = 1, \quad 1 + 0 = 1, \quad 1 + 1 = 1$$

3. 非运算

$$\overline{1} = 0, \quad \overline{0} = 1$$

（二）逻辑代数的基本定律

1. 交换律

$$A \cdot B = B \cdot A, \quad A + B = B + A$$

2. 结合律

$$A \cdot (B \cdot C) = (A \cdot B) \cdot C, \quad A + (B + C) = (A + B) + C$$

3. 分配律

$$A \cdot (B + C) = A \cdot B + A \cdot C, \quad A + (B \cdot C) = (A + B)(A + C)$$

4. 自等律

$$1 \cdot A = A, \quad 0 + A = A$$

5. 互补律

$$A \cdot \overline{A} = 0, \quad A + \overline{A} = 1$$

6. 重叠律

$$A \cdot A = A, \quad A + A = A$$

7. 吸收律

$$A + \overline{A}B = A + B, \quad A \cdot (\overline{A} + B) = A \cdot B$$

8. 还原律

$$\overline{\overline{A}} = A$$

9. 反演律（摩根定律）

$$\overline{AB} = \overline{A} + \overline{B}, \quad \overline{A + B} = \overline{A} \cdot \overline{B}$$

（三）逻辑代数的常用公式

利用逻辑代数基本公式可以推导出很多常用公式,熟练应用这些公式将给逻辑函数化简带来很大方便。

1. 并项公式

$$AB + A\overline{B} = A$$

2. 吸收公式

$$A + AB = A, \quad A + AB + ABC + \cdots = A$$

3. 消去公式

$$A + \overline{A}B = A + B, \quad \overline{A} + AB = \overline{A} + B$$

4. 去冗余项公式

$$AB + \overline{A}C + BC = AB + \overline{A}C$$

在逻辑代数运算中,运算的优先顺序与普通代数的相同,即先计算括号内的运算,再进行逻辑与运算,最后进行逻辑或运算。

三、逻辑函数的代数法变换与化简

根据逻辑表达式,可以画出相应的逻辑图。但是直接根据某种逻辑关系归纳出来的逻辑表达式及其对应的逻辑电路,往往不是最简的形式,这就需要对逻辑表达式进行化简。

一个逻辑函数有不同的逻辑表达式,可以用与或表达式、或与表达式、与非-与非表达式、或非-或非表达式以及与-或-非表达式等表示。例如,

$$Y = AB + \bar{B}C \qquad (与或表达式)$$
$$Y = (A + \bar{B})(B + C) \qquad (或与表达式)$$
$$Y = \overline{\overline{AB} \cdot \overline{\bar{B}C}} \qquad (与非-与非表达式)$$
$$Y = \overline{\overline{(A + \bar{B})} + \overline{(B + C)}} \qquad (或非-或非表达式)$$
$$Y = \overline{\overline{AB} + \overline{\bar{B}C}} \qquad (与-或-非表达式)$$

数字电路中,最常用的是与或表达式,这是因为从真值表写出的逻辑表达式就是与或表达式。只要一次摩根定律变换,就可以从最简与或表达式变换为与非-与非表达式,可以采用常用的与非电路来实现。因此,本节所谓逻辑函数的化简,就是指要求化为最简的与-或表达式。

最简与-或表达式的标准是逻辑表达式乘积项的数目最少,其次在满足乘积项最少的条件下,要求每个乘积项中变量的个数也最少。这样化简后的表达式构成逻辑电路可节省器件,降低成本,提高电路工作的可靠性。

化简逻辑函数经常用到的方法有两种:一种是公式化简法;另一种是卡诺图化简法。

(一)逻辑函数的公式化简法

公式化简法就是利用逻辑函数的基本公式、定律和常用公式消去逻辑表达式中多余的乘积项和每个乘积项中多余的变量,从而得到逻辑函数最简与-或表达式。

【例题 9-22】 利用逻辑函数的公式,化简逻辑函数式 $Y = B\bar{C}D + BC\bar{D} + B\bar{C}\bar{D} + BCD$。

解 $Y = B\bar{C}D + BC\bar{D} + B\bar{C}\bar{D} + BCD$
$= B\bar{C}(\bar{D} + D) + BC(\bar{D} + D)$
$= B\bar{C} + BC$
$= B(\bar{C} + C)$
$= B$

【例题 9-23】 利用逻辑函数的公式,化简逻辑函数式 $Y = A\bar{B} + \bar{A}B + ABCD + \bar{A}\bar{B}CD$。

解 $Y = A\bar{B} + \bar{A}B + ABCD + \bar{A}\bar{B}CD$
$= A\bar{B} + \bar{A}B + CD(AB + \bar{A}\bar{B})$
$= A \oplus B + CD \overline{A \oplus B}$
$= A \oplus B + CD$
$= A\bar{B} + \bar{A}B + CD$

公式法化简逻辑函数适用于变量较多、较复杂的逻辑表达式。除需要熟练掌握和灵活运用逻辑函数的基本公式、定律和常用公式外,还需要具有一定的逻辑函数化简经验和技巧,其最终结果是否已达到逻辑函数的最简形式也不易确定。

(二)逻辑函数的卡诺图化简法

逻辑函数的卡诺图化简法具有确定的化简步骤,能方便地获得逻辑函数的最简与或表达式。逻辑函数的卡诺图化简法只适用于四个变量以内的逻辑函数的化简。

1. 逻辑函数的最小项表达式

1)最小项的定义

一个具有 n 个变量的逻辑函数中,如果一个与项包含了所有 n 个变量,而且每个变量都是以原变量或者反变量的形式作为一个因子只出现一次,那么,这个与项就称为该逻辑函数的一个最小项。由最小项相加构成的与或表达式称为最小项表达式。

n 个变量的逻辑函数,最小项共有 2^n 个。例如,在三变量 A、B、C 的逻辑函数中,共有 $2^3 = 8$ 个最小项:$\overline{A}\overline{B}\overline{C}$、$\overline{A}\overline{B}C$、$\overline{A}B\overline{C}$、$\overline{A}BC$、$A\overline{B}\overline{C}$、$A\overline{B}C$、$AB\overline{C}$、$ABC$。

2）最小项的性质

为了分析最小项的性质,列出三个变量的所有最小项的真值表,如表 9-18 所示。由表 9-18 可得出最小项有以下性质:

（1）对于任意一个最小项,只有一组变量取值使它的值为 1,其他各组变量取值时,这个最小项的值都是 0；

（2）不同的最小项,最小项的值为 1 的变量取值不同；

（3）对于变量的任一组取值,任意两个最小项的乘积为 0；

（4）对于变量的任一取值,全体最小项的和为 1。

表 9-18 三变量最小项真值表

ABC	$\overline{A}\overline{B}\overline{C}$	$\overline{A}\overline{B}C$	$\overline{A}B\overline{C}$	$\overline{A}BC$	$A\overline{B}\overline{C}$	$A\overline{B}C$	$AB\overline{C}$	ABC
000	1	0	0	0	0	0	0	0
001	0	1	0	0	0	0	0	0
010	0	0	1	0	0	0	0	0
011	0	0	0	1	0	0	0	0
100	0	0	0	0	1	0	0	0
101	0	0	0	0	0	1	0	0
110	0	0	0	0	0	0	1	0
111	0	0	0	0	0	0	0	1

3）最小项的编号

为了方便地表达最小项,通常用 m_i 表示最小项,其下标 i 为最小项的编号。最小项编号的方法是:最小项的原变量取 1,反变量取 0,则最小项取值为一组二进制数,它对应的十进制数即为该最小项的编号。三变量最小项编号如表 9-19 所示。

表 9-19 三变量最小项的编号

ABC	对应的十进制数	最小项名称	编号
000	0	$\overline{A}\overline{B}\overline{C}$	m_0
001	1	$\overline{A}\overline{B}C$	m_1
010	2	$\overline{A}B\overline{C}$	m_2
011	3	$\overline{A}BC$	m_3
100	4	$A\overline{B}\overline{C}$	m_4
101	5	$A\overline{B}C$	m_5
110	6	$AB\overline{C}$	m_6
111	7	ABC	m_7

如 $$Y = \overline{A}\overline{B}\overline{C} + \overline{A}B\overline{C} + A\overline{B}\overline{C} + A\overline{B}C + ABC$$

可写成 $$Y(A,B,C) = m_0 + m_2 + m_4 + m_5 + m_7 = \sum m(0,2,4,5,7)$$

如 $$Y = \overline{A}\overline{B}\overline{C}D + \overline{A}B\overline{C}D + A\overline{B}\overline{C}D + A\overline{B}CD + ABC\overline{D} + ABCD$$

可写成 $$Y(A,B,C,D) = m_1 + m_5 + m_9 + m_{11} + m_{14} + m_{15} = \sum m(1,5,9,11,14,15)$$

4）相邻最小项

如两个最小项中只有一个变量互为反变量,其余变量都相同,把这两个最小项称为相邻最小项,简称相邻项。

例如,三变量最小项 $\overline{A}B\overline{C}$ 和 $\overline{A}\overline{B}\overline{C}$,其中 B 和 $\overline{B}$ 互为反变量,其余变量 A、C 都相同,所以 $\overline{A}B\overline{C}$ 和 $\overline{A}\overline{B}\overline{C}$ 是相邻最小项。两个相邻最小项相加可以合并为一项,同时可以消去互反变量的因子,如 $\overline{A}B\overline{C}$ + $\overline{A}\overline{B}\overline{C}$ = $\overline{A}\overline{C}(B+\overline{B})$ = $A\overline{C}$。

5)逻辑函数的最小项表达式

利用逻辑代数的基本公式 $A+\overline{A}=1$,可以把任一个逻辑函数转换为最小项表达式,最小项表达式是唯一的。

【例题 9-24】 将逻辑函数 $Y(A,B,C)=AB+A\overline{C}+\overline{B}C$ 转换为最小项表达式。

解 利用公式 $A+\overline{A}=1$,使逻辑表达式中的每一项都包含所有变量 A、B、C 的项。

$$Y(A,B,C)=AB+A\overline{C}+\overline{B}C$$
$$=AB(C+\overline{C})+A(B+\overline{B})\overline{C}+(A+\overline{A})\overline{B}C$$
$$=ABC+AB\overline{C}+AB\overline{C}+A\overline{B}\overline{C}+A\overline{B}C+\overline{A}\overline{B}C$$
$$=ABC+AB\overline{C}+A\overline{B}\overline{C}+A\overline{B}C+\overline{A}\overline{B}C$$
$$=m_1+m_4+m_5+m_6+m_7=\sum m(1,4,5,6,7)$$

2. 逻辑函数的卡诺图表示

1)卡诺图的画法

卡诺图是逻辑函数的图形表示法,又称最小项方格图。将逻辑函数最小项表达式各最小项按照逻辑相邻的原则填入一个特定的方格图内,此方格图称为卡诺图。常用的卡诺图有二变量卡诺图、三变量卡诺图和四变量卡诺图。

n 变量卡诺图的画法:

(1)将一个矩形分成 2^n 个小方格;

(2)每个小方格对应逻辑变量的一个取值组合;

(3)为了使两个相邻最小项之间只有一个变量不同,逻辑变量的取值组合按照相邻最小项的顺序排列。

二变量、三变量、四变量卡诺图分别如图 9-14、图 9-15 和图 9-16 所示。

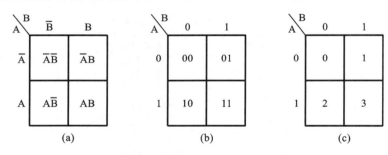

图 9-14 二变量卡诺图

(a)方格内标最小项;(b)方格内标最小项取值;(c)方格内标最小项编号

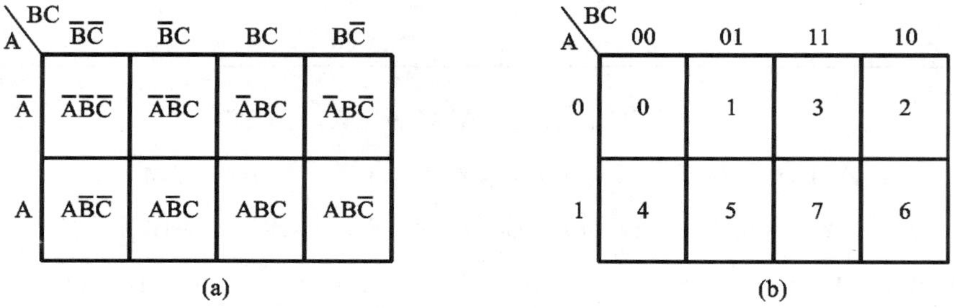

图 9-15 三变量卡诺图

(a)方格内标最小项;(b)方格内标最小项编号

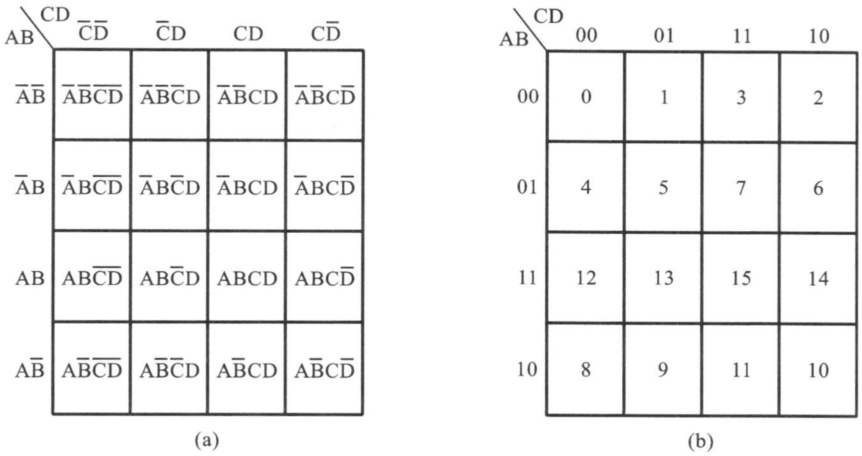

图 9-16 (a)

AB\CD	$\overline{C}\overline{D}$	$\overline{C}D$	CD	$C\overline{D}$
$\overline{A}\overline{B}$	$\overline{A}\overline{B}\overline{C}\overline{D}$	$\overline{A}\overline{B}\overline{C}D$	$\overline{A}\overline{B}CD$	$\overline{A}\overline{B}C\overline{D}$
$\overline{A}B$	$\overline{A}B\overline{C}\overline{D}$	$\overline{A}B\overline{C}D$	$\overline{A}BCD$	$\overline{A}BC\overline{D}$
AB	$AB\overline{C}\overline{D}$	$AB\overline{C}D$	$ABCD$	$ABC\overline{D}$
$A\overline{B}$	$A\overline{B}\overline{C}\overline{D}$	$A\overline{B}\overline{C}D$	$A\overline{B}CD$	$A\overline{B}C\overline{D}$

(a)

图 9-16 (b)

AB\CD	00	01	11	10
00	0	1	3	2
01	4	5	7	6
11	12	13	15	14
10	8	9	11	10

(b)

图 9-16 四变量卡诺图

（a）方格内标最小项；（b）方格内标最小项编号

2）已知逻辑函数的真值表填卡诺图

已知逻辑函数的真值表，在卡诺图中对应变量取值组合的每一个方格内，根据真值表的函数值，是 1 填 1，是 0 填 0。

【例题 9-25】 已知逻辑函数 Y 的真值表如表 9-20 所示，试画出 Y 的卡诺图。

解 将真值表 9-20 中对应每一组变量取值的函数值填入卡诺图，是 1 填 1，是 0 填 0，得到如图 9-17 所示的卡诺图。

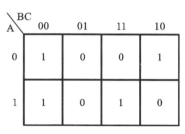

A\BC	00	01	11	10
0	1	0	0	1
1	1	0	1	0

图 9-17 例 9-25 函数 Y 的卡诺图

表 9-20 例 9-25 的真值表

A	B	C	Y
0	0	0	1
0	0	1	0
0	1	0	1
0	1	1	0
1	0	0	1
1	0	1	0
1	1	0	0
1	1	1	1

3）已知逻辑函数填卡诺图

根据逻辑函数的最小项表达式，可以得到此逻辑函数的卡诺图。具体做法是：先把逻辑表达式变换成最小项表达式，把各最小项所对应的小方格内填入 1，其余方格填入 0，这样就得到该逻辑函数的卡诺图。

【例题 9-26】 用卡诺图表示下列逻辑函数

$$Y = \overline{A}\overline{B}\overline{C}\overline{D} + \overline{A}\overline{B}\overline{C}D + \overline{A}BC\overline{D} + \overline{A}BCD + A\overline{B}\overline{C}D + AB\overline{C}\overline{D} + AB\overline{C}D + ABCD$$

解 首先确定各最小项编号，并把函数写为 $Y = \sum m_i$ 的形式。

$$Y = \overline{A}\overline{B}\overline{C}\overline{D} + \overline{A}\overline{B}\overline{C}D + \overline{A}BC\overline{D} + \overline{A}BCD + A\overline{B}\overline{C}D + AB\overline{C}\overline{D} + AB\overline{C}D + ABCD$$

$$= m_0 + m_1 + m_6 + m_7 + m_9 + m_{12} + m_{13} + m_{15} = \sum m(0,1,6,7,9,12,13,15)$$

将对应于表达式中各最小项的方格位置上填入 1，其余方格位置上填入 0，就得到了如图 9-18 所示的函数 Y 的卡诺图。

【例题 9-27】 用卡诺图表示逻辑函数 $Y = A + B\overline{C} + ABC$。

解 (1) 首先把逻辑函数变换成最小项表达式。

$$\begin{aligned}Y &= A+B\overline{C}+ABC\\&=A(B+\overline{B})(C+\overline{C})+(A+\overline{A})B\overline{C}+ABC\\&=A(\overline{B}\overline{C}+\overline{B}C+B\overline{C}+BC)+AB\overline{C}+\overline{A}B\overline{C}+ABC\\&=A\overline{B}\overline{C}+A\overline{B}C+AB\overline{C}+ABC+AB\overline{C}+\overline{A}B\overline{C}+ABC\\&=A\overline{B}\overline{C}+A\overline{B}C+AB\overline{C}+\overline{A}B\overline{C}+ABC\\&=\sum m(2,4,5,6,7)\end{aligned}$$

(2) 填卡诺图。在最小项对应的方格中填 1,其余填 0,得到图 9-19 所示的卡诺图。

AB\CD	00	01	11	10
00	1	1	0	0
01	0	0	1	1
11	1	1	1	0
10	0	1	0	0

图 9-18 例 9-26 函数 Y 的卡诺图

A\BC	00	01	11	10
0	0	0	0	1
1	1	1	1	1

图 9-19 例 9-27 函数 Y 的卡诺图

3. 逻辑函数的卡诺图化简法

1) 化简的依据

卡诺图中两个相邻的方格均为 1,表示两个相邻最小项的和可以消去一个变量。如图 9-16 所示,四变量卡诺图中的方格 5 和方格 13,它们的逻辑加是

$$\overline{A}B\overline{C}D+AB\overline{C}D=B\overline{C}D(A+\overline{A})=B\overline{C}D$$

消去了相邻方格中互为反变量 A 的因子。如图 9-16 所示,四变量卡诺图中 9、11、13、15,它们的逻辑加是

$$\begin{aligned}A\overline{B}\overline{C}D+A\overline{B}CD+AB\overline{C}D+ABCD&=A\overline{B}D(C+\overline{C})+ABD(C+\overline{C})\\&=A\overline{B}D+ABD=AD\end{aligned}$$

消去相邻 4 个方格中互为反变量的 B 和 C 两个因子。

卡诺图法化简逻辑函数的基本原理是应用 $A+\overline{A}=1$ 的关系,2^n 个相邻最小项有 n 个变量相异,相加可以消去这 n 个变量,这样可使逻辑表达式得到简化。

2) 用卡诺图化简逻辑函数的步骤

(1) 将逻辑函数变换成最小项表达式。

(2) 按最小项表达式或真值表填入卡诺图,凡最小项表达式中包含的最小项,其对应方格填 1,其余方格填 0。

(3) 将相邻为 1 方格圈成一组,每一组一定含 2^n 个方格,每个包围圈写成一个与项。

(4) 将所有包围圈所对应的与项相加。

3) 画包围圈时应遵循的原则

(1) 包围圈内的方格数必须是 2^n 个,n 是自然数。

(2) 相邻方格包括上下底、左右边和四角。

(3) 同一方格可以被不同的包围圈重复包围,但新包围圈中一定要有新的 1 方格,否则该包围圈为多余的。

(4) 画包围圈时应遵从由小到大的顺序圈,首先圈独立的 1 方格,然后再圈 2 个、4 个、8 个相邻的 1

方格。

（5）包围圈内的 1 方格数要尽可能多，即包围圈应尽可能大。

化简后，一个包围圈对应一个与项，包围圈越大，所得到的与项变量越少，这样得到的函数表达式中与项的个数和逻辑变量最少，就可以获得逻辑函数最简的与或表达式。

【例题 9-28】 用卡诺图化简函数 $Y = \overline{A}\overline{B}C + \overline{A}BC + A\overline{B}\overline{C} + A\overline{B}C + AB\overline{C} + ABC$。

解 （1）画三变量卡诺图，如图 9-20 所示。

（2）填卡诺图。直接在最小项对应的方格中填 1，其余填 0。

（3）画包围圈合并最小项。将函数值为 1 的相邻小方格圈在一起，共可圈成 2 个圈，每个圈写成一个与项。

（4）将 2 个与项相加，可得化简的与或表达式：$Y = A + \overline{B}$。

【例题 9-29】 用卡诺图化简下列函数

$$Y(A,B,C,D) = AB\overline{C} + \overline{B}C\overline{D} + ABCD + A\overline{B}C\overline{D} + \overline{A}\overline{B}C\overline{D} + A\overline{B}CD$$

解 （1）将逻辑函数写成最小项表达式

$$Y(A,B,C,D) = AB\overline{C} + \overline{B}C\overline{D} + ABCD + A\overline{B}C\overline{D} + \overline{A}\overline{B}C\overline{D} + A\overline{B}CD$$
$$= AB\overline{C}(D+\overline{D}) + (A+\overline{A})\overline{B}C\overline{D} + ABCD + A\overline{B}C\overline{D} + \overline{A}\overline{B}C\overline{D} + A\overline{B}CD$$
$$= AB\overline{C}D + AB\overline{C}\overline{D} + A\overline{B}C\overline{D} + \overline{A}\overline{B}C\overline{D} + ABCD + A\overline{B}C\overline{D} + \overline{A}\overline{B}C\overline{D} + A\overline{B}CD$$
$$= \sum m(0,2,8,9,10,11,12,13,15)$$

（2）填卡诺图。

根据函数的最小项表达式，直接将表达式中的最小项对应的方格内填 1，其余方格内填 0，得到逻辑函数卡诺图，如图 9-21 所示。

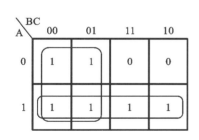

图 9-20 例 9-28 函数 Y 的卡诺图

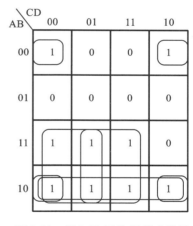

图 9-21 例 9-29 函数 Y 的卡诺图

（3）画包围圈。将函数值为 1 的相邻小方格圈在一起，共可圈成 4 个圈，每个圈写成一个与项。

（4）写最简与或表达式：$Y = \overline{B}\overline{D} + A\overline{C} + A\overline{B} + AD$。

4. 具有无关项的逻辑函数及其化简

1）关于无关项的含义

n 个变量的逻辑函数最小项共有 2^n 个。逻辑函数不一定与 2^n 个最小项都有关，而只与其中的一部分有关，称那些与函数逻辑值无关的最小项为无关项，又称为约束项，用 d 来表示。具有无关项的逻辑函数称为有约束条件的逻辑函数。

例如，用 8421 码表示十进制数，有 0000、0001、…、1001 等 10 种输入组合出现，其余 6 种组合 1010、1011、…、1111 不会出现，它们是与 8421 码无关的组合，与这些组合相对应的最小项 $A\overline{B}C\overline{D}$、$A\overline{B}CD$、$AB\overline{C}\overline{D}$、$AB\overline{C}D$、$ABC\overline{D}$、$ABCD$ 与输出值无关，它们是无关项，把这些无关项表示为 $\sum d(10,11,12,13,14,15)$。

2）无关项表示方法

如逻辑函数 $Y(A,B,C,D) = \sum m(2,4,6,7,8) + \sum d(10,12,13,15)$，其中 $\sum m$ 为函数的最小项；$\sum d$ 是与函数无关的、不会出现的项，即无关项。

还有一种函数无关项的表示方法是将无关项的集合写为恒等于 0 的与或式，列在有效函数式下面，如上例逻辑函数可写为

$$Y(A,B,C,D) = \sum m(2,4,6,7,8)$$
$$\sum d(10,12,13,15) = 0$$

无关项是不会出现的项，或对函数值无影响的项，无关项取为 0 还是取为 1 都可以。在卡诺图中，无关项所对应的小方格内填×。

3）无关项在卡诺图化简函数中的应用

卡诺图中的无关项用"×"表示，"×"既可当作 1，也可当作 0，画包围圈时可以把"×"包括在里面。原则是相邻最小项构成的包围圈越大、包围圈数目越少越好。但要注意包围圈中必须有最小项，不能全是无关项。

【例题 9-30】 化简具有无关项的函数
$$Y(A,B,C,D) = \sum m(4,6,12,13,15) + \sum d(0,1,2,5,7,8)$$

解 首先将 m 项、d 项填卡诺图，其余位置填 0，如图 9-22 所示。然后按规则画包围圈，化简后的函数式为 $Y = \overline{C}\overline{D} + \overline{A}B + BD$。

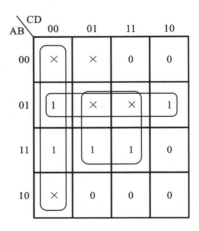

图 9-22 例 9-30 函数 Y 的卡诺图

本章小结

1. 数字信号在时间和数值上都是断续的、离散的电信号，它在数字电路中表现为突变的电压或电流，常用数字 0 和 1 表示。对数字信号进行传递、处理的电子电路称为数字电路。

2. 在数字电路中采用二进制、八进制、十进制、十六进制表示，它们的组成方法相同，基数不同。非十进制数转换成十进制数的方法是将非十进制数每 1 位的基数乘以位权，然后相加便得到相应的十进制数。十进制数转换为非十进制数（N 进制数）的方法是：整数部分采用"除基数 N 取余"法，小数部分采用"乘基数 N 取整"法，然后按顺序写出 N 进制数。二进制和八进制、十六进制间的相互转换采用数位对照关系进行转换。

3. 常用 BCD 码有 8421 码、5421 码、2421 码、余 3 码等，8421 码使用最广泛。

4. 逻辑代数是分析和设计逻辑电路的重要工具。逻辑代数的基本逻辑运算有三种：与运算、或运算和非运算，分别反映了与、或、非三种逻辑关系。常用的复合逻辑运算有与非、或非、与或非、异或和同或运算等，利用这些简单的逻辑关系可以组合成复杂的逻辑运算。

5. 逻辑代数有交换律、结合律、分配律、吸收律、摩根定律等公式。

6. 逻辑函数有 5 种常用的表示方法,分别是真值表、逻辑函数式、卡诺图、逻辑图和波形图。它们之间可以相互转换,在逻辑电路的分析和设计中会经常用到这些方法。

7. 在进行逻辑电路设计时,需要最简的逻辑表达式。逻辑函数化简的方法有公式化简法和卡诺图化简法两种。卡诺图化简法是合并相邻最小项的原理进行化简的。2^n 个相邻最小项合并,可以消去 n 个变量。

习题

9-1　(1) $(78E)_{16}=($ 　　 $)_2=($ 　　 $)_{10}$

(2) $(110110100010.101)_2=($ 　　 $)_{10}=($ 　　 $)_8=($ 　　 $)_{16}$

(3) $(36)_{10}=($ 　　 $)_{8421码}=($ 　　 $)_{2421码}($ 　　 $)_{5421码}=($ 　　 $)_{余3码}$

9-2　数字电路主要研究电路的输出和输入之间的_____,故数字电路又称为_____电路。数字信号是指在_____和_____都是_____变化的离散的信号。

9-3　有一数码 110010010101,作为自然二进制数时,它相当于十进制_____,作为 8421 码时,它相当于十进制_____。

9-4　在逻辑代数中,基本逻辑运算有三种:_____、_____、_____。逻辑函数的四种表示方法为_____、_____、_____和_____。

9-5　画出逻辑函数 $Y=AB+\bar{B}(A\oplus C)$ 的逻辑图。

9-6　试将逻辑函数式 $Y=\overline{AB\bar{C}}+\overline{A\bar{B}}+BC+\overline{AB}$ 化为与非-与非式,然后画出其相对应的逻辑图。

9-7　列出下列逻辑函数的真值表。

(1) $Y=AB+\bar{B}C+AC$

(2) $Y=(A+\bar{B})(B+C)$

9-8　用公式法化简下列函数,使之为最简与或式。

(1) $Y=\overline{AB}+\overline{AC}+\overline{BC}$

(2) $Y=ABC+\bar{A}+\bar{B}+C$

(3) $Y=A\bar{B}(C+D)+B\bar{C}+\overline{AB}+\overline{AC}+BC+\bar{B}\bar{C}D$

9-9　写出下列函数的最小项表达式。

(1) $Y_1=\overline{AB}C+AB+\overline{BC}D+A\overline{BC}\bar{D}+AB\bar{C}D$

(2) $Y_2=A+BC+CD+A\bar{C}D+\overline{ABC}\bar{D}$

9-10　用卡诺图化简下列函数,并写出最简与或表达式。

(1) $Y(A,B,C,D)=\overline{AB}C+\overline{AB}D+ABC+\overline{BD}+\overline{ABCD}+AB\overline{CD}+AB\overline{CD}$

(2) $Y(A,B,C)=AC+\overline{BC}+A\overline{BC}+ABC$

(3) $Y(A,B,C)=\sum m(0,1,2,6)$

(4) $Y(A,B,C,D)=\sum m(0,1,2,3,6,7)$

(5) $Y(A,B,C,D)=\sum m(0,1,2,3,4,5,8,10,11)$

(6) $Y(A,B,C,D)=\sum m(0,1,2,6,8)+\sum d(10,11,13,14,15)$

(7) $Y(A,B,C,D)=\sum m(0,2,3,4,5,6,11,12)+\sum d(8,9,10,13,14,15)$

(8) $Y(A,B,C,D)=\sum m(0,1,3,5,8,9)+\sum d(6,10,11,12,13)$

第十章　逻辑门电路及其组合逻辑电路

学习目标

　　逻辑门电路中的"门"就是开关,也称开关电路。逻辑门电路是数字电路的基本逻辑电路元件。数字电路中的组合逻辑部件都由逻辑门构成,如编码器、译码器、数据选择器、数据分配器、加法器等。

　　本章主要阐述两个方面的内容:一是介绍分立元件门电路、TTL 和 CMOS 集成门电路的电路结构和工作原理;二是介绍组合逻辑电路的分析和设计方法,然后介绍几种常用的组合逻辑部件。

　　图 10-1 所示的是交通灯的译码显示电路,1~12 都是逻辑门电路,74LS138 是译码器。

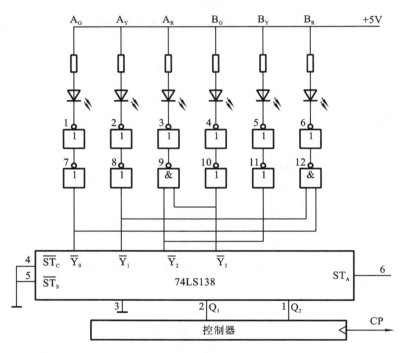

图 10-1　交通灯的译码显示电路

学完本章后,你将能够完成以下任务:

(1) 分析图 10-1 所示的逻辑门电路、译码电路、显示电路的工作原理。

(2) 合理选用图 10-1 所示的逻辑门电路和译码器芯片。

(3) 组装并调试逻辑门电路和译码、显示电路。

第一节 逻辑门电路

一、分立元件门电路

门电路是一种具有一定逻辑关系的开关电路。当它的输入信号满足某种条件时,才有信号输出,否则就没有信号输出。如果把门电路的输入信号看作条件,把输出信号看作结果,在门电路的输入信号与输出信号之间则存在一定的逻辑关系。因此,门电路又称为逻辑门电路。

基本逻辑关系有三种,分别是与逻辑、或逻辑和非逻辑。实现这些基本逻辑关系的电路分别称为与门、或门和非门。因此,基本逻辑门电路有三种,分别是与门、或门、非门。基本逻辑门电路可以组成其他复合门电路。

(一)基本逻辑门电路

1. 二极管与门电路

实现与逻辑关系的电路称为与门电路,简称与门。图10-2(a)所示的为由二极管组成的与门电路,A、B为输入端,Y为输出端。

设 $V_{CC}=5$ V,A、B输入端的低电平为 0 V,高电平为 3 V,二极管是理想元件。电路的工作原理如下:

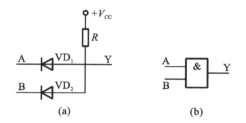

图 10-2 二极管与门电路及其逻辑符号

(a) 电路;(b) 逻辑符号

(1)当输入端 A、B 都为低电平时,即 $V_A=V_B=0$ V,两个二极管 VD_1、VD_2 都导通,输出端 Y 为 0 V。

(2)当输入端 A 为低电平、B 为高电平时,即 $V_A=0$ V,$V_B=3$ V,二极管 VD_1 优先导通,输出端被钳位在 0 V,即输出端 Y 为 0 V。

(3)当输入端 A 为高电平、B 为低电平时,即 $V_A=3$ V,$V_B=0$ V,二极管 VD_2 优先导通,输出端被钳位在 0 V,即输出端 Y 为 0 V。

(4)当输入端 A、B 都为高电平时,即 $V_A=V_B=3$ V,两个二极管 VD_1、VD_2 都导通,输出端 Y 为 3 V。

与门的真值表如表 10-1 所示。由真值表可知,只要输入有低电平"0"时,输出就为低电平"0",只有输入全为高电平"1"时,输出才为高电平"1"。与门的逻辑功能为:"有 0 出 0,全 1 出 1"。

表 10-1 与门真值表

A	B	Y
0	0	0
0	1	0
1	0	0
1	1	1

由表 10-1 可得与门的逻辑表达式:Y＝A・B 或 Y＝AB。

与门的逻辑符号如图 10-2(b)所示。

2. 二极管或门电路

实现或逻辑关系的电路称为或门电路,简称或门。图 10-3(a)所示的为由二极管组成的或门电路,A、B 为输入端,Y 为输出端。

设 $-V_{CC}=-5$ V,A、B 输入端的低电平为 0 V,高电平为 3 V,二极管是理想元件。电路的工作原理如下:

(1)当输入端 A、B 均为低电平时,即 $V_A=V_B=0$ V,两个二极管 VD_1、VD_2 都导通,输出端 Y 为 0 V。

（2）当输入端 A 为低电平、B 为高电平时，即 $V_A=0$ V，$V_B=3$ V，二极管 VD_2 优先导通，输出端被钳位在 3 V，即输出端 Y 为 3 V。

（3）当输入端 A 为高电平、B 为低电平时，即 $V_A=3$ V，$V_B=0$ V，二极管 VD_1 优先导通，输出端被钳位在 3 V，即输出端 Y 为 3 V。

（4）当输入端 A、B 都为高电平时，即 $V_A=V_B=3$ V，两个二极管 VD_1、VD_2 都导通，输出端 Y 为 3 V。

或门的真值表如表 10-2 所示。由真值表可知，输入中只要有高电平"1"时，输出就为高电平"1"，只有输入全为低电平"0"时，输出才为低电平"0"。或门的逻辑功能为："有 1 出 1，全 0 出 0"。

表 10-2　或门真值表

A	B	Y
0	0	0
0	1	1
1	0	1
1	1	1

由表 10-2 可得或门的逻辑表达式：$Y=\overline{\overline{AB}}=A+B$。

或门的逻辑符号如图 10-3(b)所示。

3. 三极管非门电路

实现非逻辑功能的电路称为非门电路，简称非门。三极管组成的非门电路如图 10-4(a)所示，A 为输入端，Y 为输出端。电路的工作原理如下：

（1）当输入端 A 为高电平时，即 $V_A=3$ V，三极管饱和导通，输出端 Y 为低电平。

（2）当输入端 A 为低电平时，即 $V_A=0$ V，三极管截止，输出端 Y 为高电平。

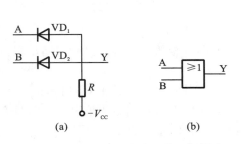

图 10-3　二极管或门电路及其逻辑符号

（a）电路；（b）逻辑符号

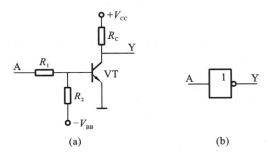

图 10-4　三极管非门电路及其逻辑符号

（a）电路；（b）逻辑符号

非门的真值表如表 10-3 所示。由真值表可知，输入高电平"1"时，输出为低电平"0"；输入低电平"0"时，输出为高电平"1"。非门的逻辑功能为："入 0 出 1，入 1 出 0"。

表 10-3　非门真值表

A	Y
0	1
1	0

由表 10-3 可得非门的逻辑表达式：$Y=\overline{A}$。

非门的逻辑符号如图 10-4(b)所示，输出端上的小圆圈表示非。

（二）几种常用复合逻辑门电路

前面介绍的二极管组成的与门和或门电路具有电路简单、经济等优点。许多门电路互相连接的时候，由于二极管有正向压降，通过一级门电路以后，输出电平对输入电平约有 0.7 V 的偏移。这样，经过一连串的门电路后，高低电平就会严重偏离原来的数值，会造成电路逻辑功能的错误。

为了解决这个问题，常在与门、或门后加一级非门，就组成与非门、或非门和与或非门等复合门电路。这些电路在带负载能力、工作速度和可靠性等方面都得到提高,因此成为逻辑电路中最常用的基本单元。

1. 与非门电路

1)电路

与非门电路如图 10-5(a)所示,它是由二极管与门和三极管非门组合而成,图 10-5(b)所示的是与非门的逻辑符号。

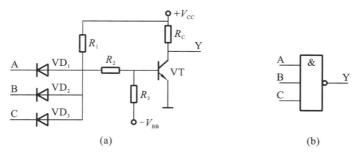

图 10-5　与非门电路及其逻辑符号

(a)电路;(b)逻辑符号

2)工作原理

(1)当输入端只要有低电平"0"时,与门输出为低电平"0",即非门的输入是低电平。这时,因电源 $-V_{BB}$ 的作用使三极管 VT 的发射结反向偏置,三极管截止,输出端 Y 为高电平"1"。

(2)当输入端全为高电平"1"时,与门输出为高电平"1",即非门的输入是高电平。高电平抵消了 $-V_{BB}$ 的作用,使三极管 VT 的发射结正向偏置,三极管饱和,输出端 Y 为低电平"0"。

与非门电路的真值表如表 10-4 所示。由真值表可知,当输入全为高电平"1"时,输出为低电平"0";输入端只要有低电平"0"时,输出就为高电平"1"。与非门的逻辑功能为:"有 0 出 1,全 1 出 0"。

由表 10-4 可写出与非门的逻辑函数式为:$Y = \overline{ABC}$。

表 10-4　与非门真值表

A	B	C	Y	A	B	C	Y
0	0	0	1	1	0	0	1
0	0	1	1	1	0	1	1
0	1	0	1	1	1	0	1
0	1	1	1	1	1	1	0

2. 或非门电路

1)电路

或非门电路如图 10-6(a)所示,它是由二极管或门和三极管非门组合而成,图 10-6(b)所示的是或非门逻辑符号。

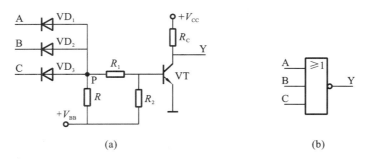

图 10-6　或非门电路及其逻辑符号

(a)电路;(b)逻辑符号

2) 工作原理

（1）当输入端全为低电平"0"时，或门输出 P 点为低电平"0"，即非门的输入是低电平，三极管发射极反向偏置而截止，输出端 Y 为高电平"1"。

（2）当输入端只要有高电平"1"时，P 点为高电平，即非门的输入是高电平，三极管发射极正向偏置而饱和导通，输出端 Y 为低电平"0"。

或非门的真值表如表 10-5 所示。由真值表可知，输入全为低电平"0"时，输出为高电平"1"，输入端只要有高电平"1"时，输出为低电平"0"。或非门的逻辑功能为："全 0 出 1，有 1 出 0"。

由表 10-5 可写出或非门的逻辑函数式为：$Y = \overline{A+B+C}$。

表 10-5　或非门真值表

A	B	C	Y	A	B	C	Y
0	0	0	1	1	0	0	0
0	0	1	0	1	0	1	0
0	1	0	0	1	1	0	0
0	1	1	0	1	1	1	0

二、TTL 集成逻辑门电路

前面分析的门电路是由二极管或三极管等元件组成的分立元件门电路。分立元件门电路的缺点是使用元件多、体积大、工作速度低、可靠性和带负载能力较差等。而集成门电路具有体积小、可靠性高、工作速度快等优点，因此，数字电路中广泛使用集成逻辑门电路。

按照所采用的电子器件的不同，集成门电路分为 TTL 和 MOS 两类。TTL 是晶体管-晶体管集成逻辑门电路的简称，TTL 集成电路内部由双极型晶体管组成。由于 TTL 具有结构简单、制造工艺成熟、性能稳定和可靠性高等特点，在集成电路中应用范围很广。

（一）TTL 与非门电路

在数字集成电路中最基本的门电路是与门、或门、非门三种，以及由它们组合而成的与非门、或非门等门电路。TTL 与非门电路是最常见的 TTL 集成门电路。

1. 电路结构

TTL 与非门电路如图 10-7(a)所示，它由输入级、中间放大级和输出级三部分组成。其逻辑符号如图 10-7(b)所示。

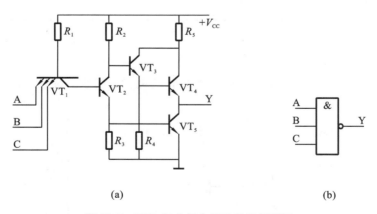

(a)　　　　　　　　　　　　　　　　(b)

图 10-7　TTL 与非门电路及其逻辑符号

（a）电路；（b）逻辑符号

（1）输入级：由多发射极三极管 VT_1 和电阻 R_1 组成，实现与逻辑功能。其中，VT_1 是一个三发射极的三极管，VT_1 集电极可视为一个二极管，而发射极可看成是三个二极管并联在基极和发射极之间的一个三极管。

（2）中间放大级：作为输出级的驱动电路，将单端输入信号转变为互补的双端信号。它由 VT_2、R_2 和 R_3 组成。从 VT_2 管的集电极和发射极输出两个相位相反的信号，作为 VT_3 管和 VT_5 管的驱动信号。

（3）输出级：输出级由 VT_3、VT_4、VT_5 和 R_4、R_5 组成，把这种电路形式称为推拉式电路。用推拉式电路来提高 TTL 电路的开关速度和负载能力。其中，VT_5 构成反相器，实现非逻辑功能，VT_3、VT_4 组成复合管，作为 VT_5 的有源负载。

2．电路的工作原理

（1）当输入端只要有低电平（设为 0.3 V）输入时，VT_1 管中接低电平的输入端的发射结正偏导通，VT_1 管的基极电位等于输入端的低电平和发射结的正向导通电压之和，即 $V_{B1} \approx 0.3\ \text{V} + 0.7\ \text{V} = 1\ \text{V}$。因为 V_{B1} 加在 VT_1 管的集电结以及 VT_2 管和 VT_5 管的发射结，V_{B1} 不足以使 VT_2、VT_5 管的发射结正偏，所以 VT_2 管和 VT_5 管处于截止状态。

由于 VT_2 管截止，电源 V_{CC} 经 R_2 向 VT_3 管提供基极电流使 VT_3 管导通，VT_3 管的发射极和 VT_4 管的基极连在一起，$V_{E3} = V_{B4} = V_{CC} - I_{B3}R_2 - U_{BE3} = 5\ \text{V} - 0.7\ \text{V} = 4.3\ \text{V}$。

V_{E3} 使 VT_4 管导通。输出电位为 $U_o = V_{E3} - V_{BE3} = 4.3\ \text{V} - 0.7\ \text{V} = 3.6\ \text{V}$。

因此，TTL 与非门电路输入端只要有低电平输入时，输出为高电平 3.6 V。

（2）当输入端全部接高电平（设为 3.6 V）时，VT_1 管的所有发射结均为反向偏置，VT_1 管集电结处于正向偏置。此时，电源 V_{CC} 通过 R_1 和 VT_1 的集电结向 VT_2 管提供足够的基极电流使 VT_2 管饱和导通，VT_2 管的发射极电流在 R_3 上产生的电压降使 VT_5 管处于饱和状态，VT_5 管发射极电位约为 0.3 V。与此同时，VT_2 管的集电极电位为 $V_{C2} = V_{CE2} + V_{BE3} \approx 0.3\ \text{V} + 0.7\ \text{V} = 1\ \text{V}$。

因 $V_{B3} = V_{C2}$，此电位值使 VT_3 管导通，VT_3 管的发射极电位 $V_{E3} = 1\ \text{V} - 0.7\ \text{V} = 0.3\ \text{V}$，$VT_3$ 管发射极的电位也是 VT_4 管的基极电位，而 VT_4 管的发射极电位 $V_{E4} = V_{CE5} \approx 0.3\ \text{V}$，$VT_4$ 管必然截止。即 TTL 与非门输入端全为高电平 3.6 V，输出为低电平 0.3 V。

总之，当 TTL 与非门电路输入端只要有低电平"0"时，输出就为高电平"1"；只有当输入端全为高电平"1"时，输出才为"0"，它符合与非的逻辑关系。因此，图 10-7（a）所示的电路实现了与非逻辑关系，图 10-7（b）所示的是 TTL 与非门的逻辑符号，它的逻辑表达式为

$$Y = \overline{ABC}$$

图 10-8（a）、（b）是 74LS00 和 74LS20 的引脚排列图。74LS00 内含 4 个二端输入与非门，74LS20 内含 2 个四端输入与非门。一片集成电路内的各个逻辑门是互相独立，可以单独使用，但它们共用一根电源线和一根地线。

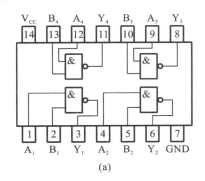 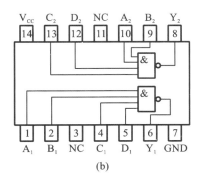

图 10-8 TTL 与非门外形引脚排列图

（a）74LS00 的引脚排列图；（b）74LS20 的引脚排列图

3．TTL 与非门的主要参数

（1）输出高电平 U_{OH}：当输入为低电平时的输出电平，称为输出高电平，U_{OH} 的典型值约为 3.6 V，产品规范值 $U_{OH} \geqslant 2.4\ \text{V}$。

（2）输出低电平 U_{OL}：当输入全为高电平时的输出电平，称为输出低电平。U_{OL} 典型值约为 0.3 V，产品规范值 $U_{OL} \leqslant 0.4\ \text{V}$。

（3）开门电平 U_{ON}：在额定负载条件下，达到输出电平的上限值时，所允许的输入高电平最小值，称为

开门电平。它表示与非门开通时的最小输入电平。当输入高电平受外界干扰而有所下降时,只要不低于开门电平,输出电平则仍为确定的低电平。因此,开门电平 U_{ON} 越小,抗干扰能力越强。

(4) 关门电平 U_{OFF}:在空载条件下,输出为额定高电平时,所允许的输入低电平最大值,称为关门电平。它表示与非门关断所需的最大输入电平。当输入低电平受外界干扰而有所上升时,只要不高于关门电平,输出电平则仍为确定的高电平。因此,关门电平 U_{OFF} 越大,抗干扰能力越强。

(5) 关门电阻 R_{OFF}:使 TTL 与非门输出为高电平的下限值时,输入端外接电阻 R 的最大值,称为关门电阻,用 R_{OFF} 表示。当 $R<R_{OFF}$ 时,TTL 与非门截止,输出高电平。在 TTL 与非门典型电路中,一般选用 $R_{OFF}=0.9\ k\Omega$。

(6) 开门电阻 R_{ON}:使 TTL 与非门输出为低电平的上限值时,输入端外接电阻 R 的最小值,称为开门电阻,用 R_{ON} 表示。当 $R>R_{ON}$ 时,TTL 与非门导通,输出低电平。在 TTL 与非门典型电路中,一般选用 $R_{ON}=2.5\ k\Omega$。

(7) 扇出系数 N:指 TTL 与非门在保证输出为额定电平的前提下,所能驱动同类型与非门的最大数目,称为扇出系数。它是反映门电路带负载能力的一个重要参数。一般 TTL 与非门的扇出系数 $N\geqslant 8$。

(8) 平均传输延迟时间 t_{pd}:平均传输延迟时间是用来表示电路开关速度的参数。由于晶体管由导通到截止或由截止到导通,都需要一定的时间,则输出信号总有一定的延时。t_{pd} 越小越好,TTL 与非门的 t_{pd} 在 10～40 ns 之间。

(9) 功耗-延迟积:门电路的速度与功耗之间往往是矛盾的。降低功耗会增加延时,使门电路速度降低,而提高门电路速度又要以增加功耗为代价。因此,通常用功耗与平均传输延迟时间的乘积作为门电路的一个质量指标,称为功耗-延迟积,用 M 表示,即 $M=Pt_{pd}$,M 值越小,表明门电路的性能越好。

4. TTL 集成电路系列

根据工作温度以及电源电压的不同,TTL 集成电路分为 54 系列和 74 系列两类。同一型号的 54 系列 TTL 电路和 74 系列 TTL 电路具有完全相同的电路结构和电气性能参数,所不同的是它们的工作条件不同。由表 10-6 可知,54 系列更适合在温度条件恶劣、供电电源变化大的环境中工作,常作军用;而 74 系列则适合在常规条件下工作,常作民用。

表 10-6 54 系列和 74 系列的对比

参 数	54 系列			74 系列		
	最小	一般	最大	最小	一般	最大
电源电压/V	4.5	5.0	5.5	4.75	5	5.25
工作温度/(℃)	−55	25	125	0	25	70

54 系列和 74 系列又分为几个子系列,它们分别是 54/74 标准系列、54/74H 高速系列、54/74S 肖特基系列、54/74LS 低功耗肖特基系列、54/74AS 先进肖特基系列、54/74ALS 先进低功耗肖特基系列等。54 系列和 74 系列的几个子系列的主要区别在功耗、速度、抗干扰能力等参数,其他电参数和器件管脚排列完全相同。

(二) 其他类型的 TTL 门电路

TTL 门电路除与非门外,还有与门、或门、非门、或非门和与或非门等,它们的逻辑功能与分立元件的对应门电路相同。下面介绍两种特殊的 TTL 门电路:集电极开路门(OC 门)和三态门(TSL 门)。

1. 集电极开路与非门(OC 门)

在实际应用中,有时需要将几个与非门的输出端并联,实现线与功能。从逻辑关系上看,最简单的方法是把各个与非门的输出端直接相连,如图 10-9 所示。电路中,只要 Y_1 或 Y_2 中有一个是低电平,Y 即为低电平;只有当 Y_1、Y_2 均为高电平时,Y 才为高电平。因此,这个电路实现的逻辑功能是 $Y=Y_1Y_2$,实现的是两输出端线与功能。由于普通的 TTL 与非门不能采用线与连接,而要采用集电极开路门。

集电极开路门(Open Collector),简称 OC 门。图 10-10(a)所示的是 OC 与非门的内部电路,图 10-10(b)所示的是其逻辑符号。

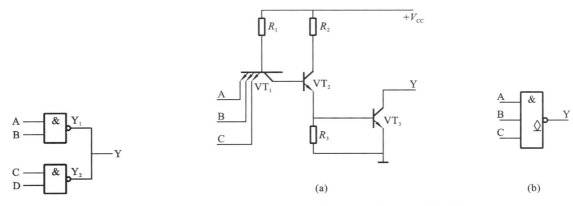

图 10-9 两个输出端并联的与非门

图 10-10 集电极开路与非门
(a) 电路；(b) 逻辑符号

OC 门工作时,需要在输出端 Y 和电源 V_{CC} 间外接一个上拉负载电阻 R_L。将多个 OC 门的输出端并联,实现的是线与功能,如图 10-11(a)所示。$Y=Y_1 Y_2=\overline{AB} \cdot \overline{CD}=\overline{AB+CD}$,这样,用 OC 门电路实现"与或非"运算,得到如图 10-11(b)所示的逻辑电路。线与功能可用于数据总线系统、驱动显示电路和实现电平转换等。

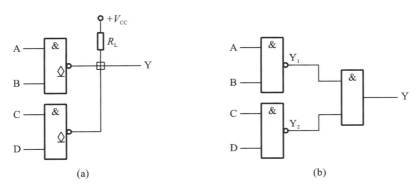

图 10-11 集电极开路与非门实现线与电路
(a) OC 门线与电路;(b) 线与逻辑电路

2. 三态门(TSL 门)

在数字电路中,为了在总线上能相互分时传送信号,就必须有三个状态输出门电路,即输出有"0"态、"1"态和高阻态三种逻辑状态,简称三态门。三态门的逻辑电路和逻辑符号如图 10-12 所示,EN 为控制端,又称使能端。

图 10-12(a)所示电路的逻辑功能是:当使能端 EN 接高电平时,输入端 A、B、C 与输出端 Y 之间实现与非逻辑功能,三态门处于工作状态;EN 为低电平时,三态门处于高阻状态,其输出端相当于与所连接的电路断开。

三态门主要用于构成计算机接口电路,它可以用一根导线轮流传送几组不同的数据或信号,如图 10-13所示,这根导线称为总线。使用总线来传送数据或信号的方法,在计算机中被广泛采用。

三、CMOS 集成逻辑门电路

CMOS 集成逻辑门电路是互补金属-氧化物-半导体场效应管门电路的简称。它是由增强型 PMOS 管和增强型 NMOS 管组成的互补对称 MOS 门电路。CMOS 电路的缺点是工作速度比 TTL 电路的略低;CMOS 电路具有微功耗、抗干扰能力强、电压范围宽(3~18 V)、噪声容限大和扇出系数大等优点,因此,它在中、大规模数字集成电路中得到广泛应用。CMOS 与 TTL 性能比较如表 10-7 所示。

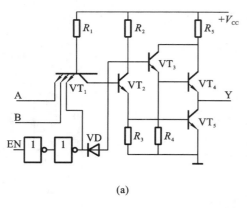

(a)

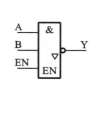

(b)

图 10-12 三态门电路及逻辑符号
（a）电路；（b）逻辑符号

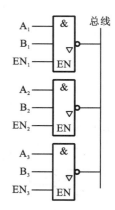

图 10-13 三态门用于总线传输

表 10-7 CMOS 与 TTL 电路性能比较

性 能 名 称	TTL	CMOS
主要特点	高速	微功耗、高抗干扰能力
集成度	中	极高
电源电压/V	5	3～18
平均延迟时间/ns	3～10	40～60
最高计数频率/MHz	35～125	2
平均导通功耗/mW	2～22	0.001～0.01
输出高电平/V	3.4	电源电压
输出低电平/V	0.4	0

（一）CMOS 反相器

1. 电路

CMOS 电路结构如图 10-14(a)所示，CMOS 反相器是由一个增强型的 NMOS 管作为驱动管，一个增强型的 PMOS 管作为负载管。

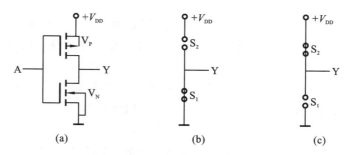

(a)　　　　　(b)　　　　　(c)

图 10-14 CMOS 反相器及其等效电路
（a）CMOS 反相器；（b）输入高电平的等效电路；（c）输入低电平的等效电路

2. 工作原理

（1）当输入信号为高电平"1"时，其等效电路如图 10-14(b)所示。V_N 导通，其导通电阻很小，相当于开关闭合；V_P 截止，截止电阻非常大，相当于开关断开。电源电压几乎全部降在 V_P 管上，输出为低电平"0"。

（2）当输入信号为低电平"0"时，其等效电路如图 10-14(c)所示。V_P 导通，其导通电阻很小，相当于开关闭合；V_N 截止，截止电阻非常大，相当于开关断开。电源电压几乎全部降在 V_N 管上，输出为高电平"1"。

因此,CMOS 反相器的逻辑功能是"入 0 出 1,入 1 出 0",它具有非门的逻辑功能。工作时只有一个管子导通,而另一个管子截止,故称为互补 MOS 电路,简称为 CMOS 门电路。

因为工作时只有一个管子导通,而另一个管子截止,因此,静态功耗很低,低到微瓦以下,这对提高集成度非常重要。

（二）CMOS 与非门

1. 电路结构

CMOS 与非门电路如图 10-15(a)所示,两个串联的增强型 NMOS 管 V_{N1} 和 V_{N2} 为驱动管,两个并联的增强型 PMOS 管 V_{P1} 和 V_{P2} 为负载管。CMOS 与非门逻辑符号如图 10-15(b)所示。

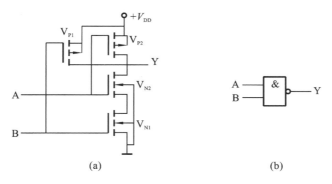

图 10-15　CMOS 与非门及逻辑符号

(a) 电路；(b) 逻辑符号

2. 工作原理

（1）当输入端 A、B 中有低电平"0"时,P 沟道管 V_{P1}、V_{P2} 必有导通的,N 沟道管 V_{N1}、V_{N2} 必有截止的,则输出为高电平"1"。

（2）当输入端 A、B 全为高电平"1"时,V_{N1}、V_{N2} 都导通,V_{P1}、V_{P2} 都截止,则输出为低电平"0"。

CMOS 与非门的逻辑功能是"有 0 出 1,全 1 出 0",因此,它实现逻辑功能是与非逻辑,它是一个与非门,逻辑表达式为 $Y=\overline{AB}$。

n 个输入端的与非门必须由 n 个 NMOS 管串联和 n 个 PMOS 管并联组成。

（三）CMOS 或非门

1. 电路结构

CMOS 或非门电路如图 10-16(a)所示,两个并联的增强型 NMOS 管 V_{N1} 和 V_{N2} 为驱动管,两个串联的增强型 PMOS 管 V_{P1} 和 V_{P2} 为负载管。CMOS 或非门逻辑符号如图 10-16(b)所示。

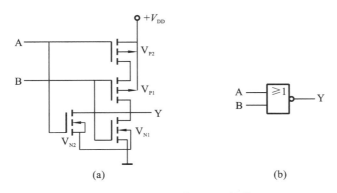

图 10-16　CMOS 或非门及逻辑符号

(a) 电路；(b) 逻辑符号

2. 工作原理

（1）当输入端 A、B 中有高电平"1"时,N 沟道管 V_{N1} 和 V_{N2} 中必有导通的,而 P 沟道管 V_{P1} 和 V_{P2} 中必有截止的,此时输出低电平"0"。

（2）当输入端 A、B 全为低电平"0"时，V_{N1} 和 V_{N2} 都截止，V_{P1} 和 V_{P2} 都导通,则输出为高电平"1"。

因此,这个电路的逻辑功能是"全 0 出 1,有 1 出 0",它实现逻辑功能是或非逻辑,它是一个或非门,逻辑表达式为 $Y=\overline{A+B}$。

n 个输入端的或非门必须由 n 个 NMOS 管并联和 n 个 PMOS 管串联组成。

（四）CMOS 传输门

1. 电路结构

CMOS 传输门的电路和逻辑符号如图 10-17 所示。将两个参数对称一致的增强型 NMOS 管 V_N 和 PMOS 管 V_P 并联就可构成 CMOS 传输门,它有一个输入端和一个输出端,有两个互补的控制端 C 和 $\overline{C}$。

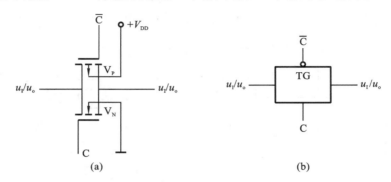

图 10-17　CMOS 传输门及逻辑符号

（a）电路；（b）逻辑符号

2. 工作原理

设控制信号的高、低电平分别是 V_{DD} 和 0。

（1）当 $C=0,\overline{C}=1$ 时,只要输入信号不在 $0\sim V_{DD}$ 范围内,则 V_N 和 V_P 同时截止,输入和输出之间呈现高阻态,相当于开关断开。

（2）当 $C=1,\overline{C}=0$ 时,只要输入信号在 $0\sim V_{DD}$ 范围内,至少有一个场效应管是导通的,输出与输入之间形成导电通路,相当于开关闭合。

MOS 管结构对称,源、漏极可以互换,所以 CMOS 传输门的输入和输出端可以互换,CMOS 传输门是一种传输信号的双向开关。

除了上述分析的几种 CMOS 逻辑门之外,CMOS 电路还有其他逻辑门,如与或非门、异或门等。从结构上来讲,也可以做成漏极开路门（OD 门）和三态门（TSL）等。

三、集成门电路多余输入端的处理

集成门电路多余的输入端在实际使用时一般不悬空,主要是防止干扰信号串入,造成逻辑错误。对于 MOS 门电路是绝对不允许悬空的,这是因为 MOS 管的输入阻抗很高,在外界静电干扰时,可能引起悬空的输入端积累高电压,造成栅极击穿。

多余的输入端的处理一般有以下三种方法。

（1）对于与门和与非门多余输入端应接高电平。可以采用直接接电源的正端,或通过一个几千欧的电阻接电源的正端;在前级驱动能力允许时,可以与有用输入端并联。

（2）对于或门和或非门多余输入端应接低电平。可以采用直接接地,也可以与有用的输入端并联。

（3）对于与或非门中不使用的与门至少有一个输入端接地。

 ## 第二节　组合逻辑电路

根据逻辑功能的不同,数字电路可以分为两类:一类为组合逻辑电路;另一类为时序逻辑电路。本节只介绍组合逻辑电路。

一、组合逻辑电路分析和设计

1. 组合逻辑电路的特点

组合逻辑电路的特点是：电路在任一时刻的输出状态取决于当时的输入状态，而与电路原来的状态无关。组合逻辑电路不具有记忆功能，这是组合逻辑电路与时序逻辑电路的本质区别。组合逻辑电路有以下特点。

（1）由逻辑门电路组成。

（2）电路的输出与输入之间无反馈途径。

（3）电路中不包含记忆单元。

在数字电路中，有很多逻辑部件如编码器、译码器、加法器、数值比较器、数据分配器等都属于组合逻辑电路。

2. 组合逻辑电路的分析

组合逻辑电路分析的目的是根据已知逻辑电路，分析出逻辑功能。组合逻辑电路分析的一般步骤如下：

（1）根据已知的逻辑电路写出各输出端的逻辑表达式；

（2）利用逻辑代数或卡诺图对逻辑表达式进行化简，得出最简式；

（3）根据最简式列出相应的真值表；

（4）根据最简式或真值表，确定电路的逻辑功能。

【例题 10-1】 分析图 10-18（a）所示逻辑电路的逻辑功能。

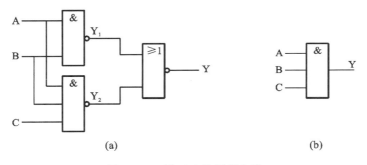

图 10-18 例 10-1 的逻辑电路

解 （1）逐级写出输出端的逻辑表达式。

$$Y_1 = \overline{AB}$$

$$Y_2 = \overline{ABC}$$

$$Y = \overline{Y_1 + Y_2} = \overline{\overline{AB} + \overline{ABC}} = AB \cdot ABC = ABC$$

（2）确定电路的逻辑功能。

由逻辑表达式可知，该电路实现的逻辑功能是三个输入端与门电路，如图 10-18（b）所示。

【例题 10-2】 分析图 10-19 所示逻辑电路的逻辑功能。

解 （1）逐级写出输出端的逻辑表达式并化简逻辑表达式。

$$Y_1 = \overline{\overline{A} + B} = A\overline{B}$$

$$Y_3 = \overline{A + \overline{B}} = \overline{A}B$$

$$Y_2 = \overline{Y_1 + Y_3} = \overline{\overline{\overline{A} + B} + \overline{A + \overline{B}}} = (\overline{A} + B)(A + \overline{B}) = \overline{A}\overline{B} + AB$$

（2）列出真值表。

列出如表 10-8 所示的真值表。

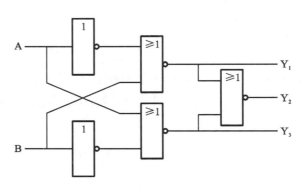

图 10-19 例 10-2 的逻辑电路

表 10-8 例 10-2 的真值表

A	B	Y_1	Y_2	Y_3
0	0	0	1	0
0	1	0	0	1
1	0	1	0	0
1	1	0	1	0

（3）确定电路的逻辑功能。

由表 10-8 可得：

当 A＞B 时，$Y_1 = 1$；

A＝B 时，$Y_2 = 1$；

A＜B 时，$Y_3 = 1$。

图 10-19 所示的是一位数值比较器，可对两个 1 位二进制数进行比较。

3. 组合逻辑电路的设计

组合逻辑电路设计的目的是根据逻辑功能的要求，设计出逻辑电路。因此，组合逻辑电路的设计过程与逻辑电路的分析过程刚好相反，它是根据给定的实际逻辑问题，画出满足逻辑功能要求的逻辑电路。组合逻辑电路设计的一般步骤如下：

（1）根据设计要求，确定输入、输出变量的数目，并对它们进行赋值；

（2）列出真值表；

（3）由真值表写出逻辑表达式，再利用逻辑代数或卡诺图进行化简，化简为最简逻辑表达式；

（4）根据最简逻辑表达式，画出逻辑电路图。

【例题 10-3】 用与非门设计一个举重比赛裁决电路，多数人同意，表决通过。

解 （1）设变量、赋值。

设变量和赋值：举重比赛由三个裁判组成，他们的裁决用输入变量 A、B、C 来表示，设同意为 1，不同意为 0；表决结果为输出变量 Y，设通过为 1，不通过为 0。

（2）列真值表：列出表 10-9 所示的真值表。

表 10-9 例 10-3 的真值表

A	B	C	Y	A	B	C	Y
0	0	0	0	1	0	0	0
0	0	1	0	1	0	1	1
0	1	0	0	1	1	0	1
0	1	1	1	1	1	1	1

（3）写出逻辑表达式，化简。

根据真值表写出逻辑表达式：

$$Y = \overline{A}BC + A\overline{B}C + AB\overline{C} + ABC$$
$$= (\overline{A}BC + ABC) + (A\overline{B}C + ABC) + (AB\overline{C} + ABC)$$
$$= AB + BC + AC$$

（4）用与非门画逻辑电路图。

根据上式可以得到三人表决的与或逻辑电路，逻辑电路图如图 10-20（a）所示。

如果用与非门来表示，故对上式进行变换

$$Y = AB + BC + AC = \overline{\overline{AB} + \overline{BC} + \overline{AC}} = \overline{\overline{AB}\ \overline{BC}\ \overline{AC}}$$

用与非门表示的逻辑电路图如图 10-20（b）所示。

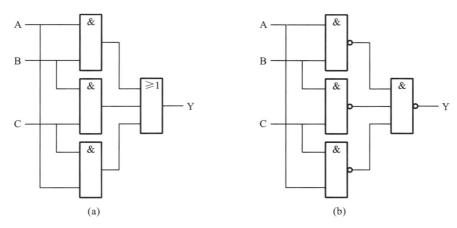

(a)   (b)

图 10-20　例 10-3 的逻辑电路

【**例题 10-4**】 一组交通灯有红绿黄灯各一个，灯都不亮或两个、三个亮均为故障，试用与非门设计交通灯报警逻辑电路图。

解 （1）设变量、赋值。

设输入 R、Y、G 分别代表红、黄、绿灯，灯亮为 1，灯灭为 0；F 表示报警输出：F＝1 表示报警，F＝0 表示不报警。

（2）列真值表：根据题意，列出表 10-10 所示的真值表。

表 10-10　例 10-4 的真值表

R	Y	G	F	R	Y	G	F
0	0	0	1	1	0	0	0
0	0	1	0	1	0	1	1
0	1	0	0	1	1	0	1
0	1	1	1	1	1	1	1

（3）写出逻辑表达式，化简表达式：根据表 10-10 可写出逻辑表达式。

$$F = \overline{R}\overline{Y}\overline{G} + \overline{R}YG + R\overline{Y}G + RY\overline{G} + RYG$$
$$= \overline{R}\overline{Y}\overline{G} + \overline{R}YG + RYG + R\overline{Y}G + RYG + RY\overline{G} + RYG$$
$$= \overline{R}\overline{Y}\overline{G} + RY + RG + YG$$
$$= \overline{\overline{\overline{R}\overline{Y}\overline{G} + RY + RG + YG}}$$
$$= \overline{\overline{\overline{R}\overline{Y}\overline{G}}\ \overline{RY}\ \overline{RG}\ \overline{YG}}$$

（4）画逻辑电路图。

根据逻辑表达式画出逻辑电路图，逻辑电路图如图 10-21 所示。

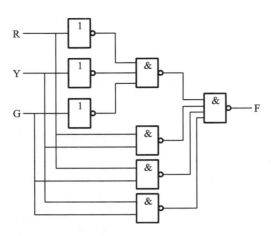

图 10-21 例 10-4 的逻辑电路

二、常用组合逻辑部件

组合逻辑部件是指具有某种逻辑功能的中规模集成组合逻辑电路芯片。组合逻辑部件的种类很多，常用的有编码器、译码器、加法器、数据选择器、数据分配器、比较器等，组合逻辑部件具有体积小、适用性强、兼容性好、功耗低、可靠性高和应用广泛等特点。

（一）编码器

用数字、符号或文字表示特定对象的过程称为编码。能够实现编码的逻辑电路称为编码器。常用的编码器有二进制编码器、二-十进制编码器、优先编码器。

1. 二进制编码器

将某种信号编成二进制代码的电路称为二进制编码器。用 n 位二进制代码可以对 $N = 2^n$ 个信号进行编码。常见的二进制编码器有 4 线-2 线、8 线-3 线、16 线-4 线等。

【例题 10-5】 试设计一个 8 线-3 线编码器，要求将 $I_0, I_1, \cdots, I_7$ 这 8 个输入信号编成二进制代码。

解 （1）确定输入、输出变量个数。

输入 8 个需要编码的信号，分别用 $I_0, I_1, \cdots, I_7$ 表示，输出的是 3 位二进制代码，分别用 Y_0、Y_1、Y_2 表示。

（2）列真值表。

由于任何时刻只能对其中一个输入信号进行编码，有编码请求时，输入信号用"1"表示，没有编码时用"0"表示，可列出真值表，真值表如表 10-11 所示。

表 10-11　8 线-3 线编码器的真值表

输　　入								输　　出		
I_0	I_1	I_2	I_3	I_4	I_5	I_6	I_7	Y_2	Y_1	Y_0
1	0	0	0	0	0	0	0	0	0	0
0	1	0	0	0	0	0	0	0	0	1
0	0	1	0	0	0	0	0	0	1	0
0	0	0	1	0	0	0	0	0	1	1
0	0	0	0	1	0	0	0	1	0	0
0	0	0	0	0	1	0	0	1	0	1
0	0	0	0	0	0	1	0	1	1	0
0	0	0	0	0	0	0	1	1	1	1

（3）写逻辑表达式。

$$Y_2 = I_4 + I_5 + I_6 + I_7 = \overline{\overline{I_4} \cdot \overline{I_5} \cdot \overline{I_6} \cdot \overline{I_7}}$$

$$Y_1 = I_2 + I_3 + I_6 + I_7 = \overline{\overline{I_2} \cdot \overline{I_3} \cdot \overline{I_6} \cdot \overline{I_7}}$$

$$Y_0 = I_1 + I_3 + I_5 + I_7 = \overline{\overline{I_1} \cdot \overline{I_3} \cdot \overline{I_5} \cdot \overline{I_7}}$$

（4）画逻辑电路图。

由逻辑表达式可画出逻辑电路图，如图 10-22 所示。

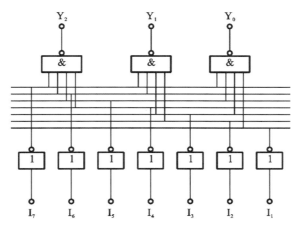

图 10-22 例 10-5 的逻辑电路

2. 二-十进制编码器

将十进制数的 10 个数字 0～9 编成二进制代码的电路，称为二-十进制编码器，又称 10 线-4 线编码器，也称为 BCD 编码器。二-十进制编码方法很多，最常用的是 8421 码。

【例题 10-6】 试设计一个 8421 码编码器，要求将 $0,1,2,\cdots,9$ 这 10 个十进制数编成二进制代码。

解 （1）确定输入、输出变量个数。

输入 $0,1,2,\cdots,9$ 共 10 个需要编码的信号，分别用 $I_0,I_1,\cdots,I_9$ 表示，输出是用 4 位二进制代码来进行编码，分别用 Y_0、Y_1、Y_2、Y_3 表示。

（2）列真值表。

有编码请求时，输入信号用"1"表示，没有编码时用"0"表示，可列出 8421 码编码器的真值表，如表 10-12 所示。

表 10-12 8421 码编码器的真值表

对应十进数	输入										输出			
	I_0	I_1	I_2	I_3	I_4	I_5	I_6	I_7	I_8	I_9	Y_3	Y_2	Y_1	Y_0
0	1	0	0	0	0	0	0	0	0	0	0	0	0	0
1	0	1	0	0	0	0	0	0	0	0	0	0	0	1
2	0	0	1	0	0	0	0	0	0	0	0	0	1	0
3	0	0	0	1	0	0	0	0	0	0	0	0	1	1
4	0	0	0	0	1	0	0	0	0	0	0	1	0	0
5	0	0	0	0	0	1	0	0	0	0	0	1	0	1
6	0	0	0	0	0	0	1	0	0	0	0	1	1	0
7	0	0	0	0	0	0	0	1	0	0	0	1	1	1
8	0	0	0	0	0	0	0	0	1	0	1	0	0	0
9	0	0	0	0	0	0	0	0	0	1	1	0	0	1

（3）写逻辑表达式。

$$Y_3 = I_8 + I_9 = \overline{\overline{I_8}\,\overline{I_9}}$$

$$Y_2 = I_4 + I_5 + I_6 + I_7 = \overline{\overline{I_4}\,\overline{I_5}\,\overline{I_6}\,\overline{I_7}}$$

$$Y_1 = I_2 + I_3 + I_6 + I_7 = \overline{\overline{I_2}\,\overline{I_3}\,\overline{I_6}\,\overline{I_7}}$$

$$Y_0 = I_1 + I_3 + I_5 + I_7 + I_9 = \overline{\overline{I_1}\,\overline{I_3}\,\overline{I_5}\,\overline{I_7}\,\overline{I_9}}$$

（4）画逻辑电路图：根据逻辑表达式画出逻辑电路图，如图 10-23 所示。

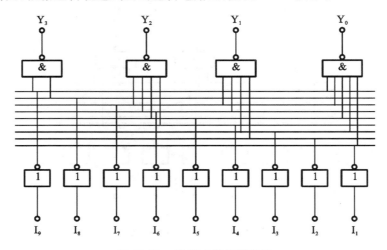

图 10-23　例 10-6 的逻辑电路

3. 优先编码器

前面分析的二进制编码器和二-十进制编码器有一个共同缺点，在任何时刻只允许输入一个编码信号，如果同时有两个或两个以上的输入信号要求编码时，编码器的输出端的逻辑功能就会发生错误。但在实际应用中，往往有多个信号同时要求编码。优先编码器就是对多个信号同时要求编码时，只对优先级别最高的输入信号进行编码。

常用的集成 8 线-3 线优先编码器有 74LS148，10 线-4 线 8421 优先编码器有 74LS147 等。

下面只分析 8 线-3 线优先编码器 74LS148 的工作原理及其应用。74LS148 的引脚排列图、示意框图如图 10-24 所示，其真值表如表 10-13 所示。

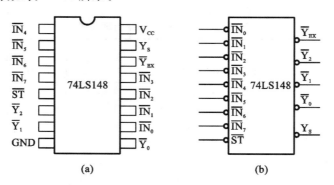

图 10-24　8 线-3 线优先编码器 74LS148

（a）引脚排列图；（b）示意框图

由图 10-24(b)可见，优先编码器 74LS148 有 8 个信号输入端 $\overline{IN_7} \sim \overline{IN_0}$，输入低电平有效，3 个二进制码输出端 $\overline{Y_0} \sim \overline{Y_2}$。输入优先级别的顺序由高到低依次为：$\overline{IN_7}$，$\overline{IN_6}$，…，$\overline{IN_0}$。

$\overline{ST}$ 为输入使能端，低电平有效。当 $\overline{ST}=0$ 时，编码器工作；而 $\overline{ST}=1$ 时，则不论 8 个输入端为何种状态，3 个编码器均为高电平，且 Y_S 和 $\overline{Y}_{EX}$ 也为高电平，编码器处于不工作状态。

表 10-13　74LS148 的真值表

输　入									输　出				
$\overline{ST}$	$\overline{IN}_0$	$\overline{IN}_1$	$\overline{IN}_2$	$\overline{IN}_3$	$\overline{IN}_4$	$\overline{IN}_5$	$\overline{IN}_6$	$\overline{IN}_7$	$\overline{Y}_2$	$\overline{Y}_1$	$\overline{Y}_0$	$\overline{Y}_{EX}$	Y_S
1	×	×	×	×	×	×	×	×	1	1	1	1	1
0	1	1	1	1	1	1	1	1	1	1	1	1	0
0	×	×	×	×	×	×	×	0	0	0	0	0	1
0	×	×	×	×	×	×	0	1	0	0	1	0	1
0	×	×	×	×	×	0	1	1	0	1	0	0	1
0	×	×	×	×	0	1	1	1	0	1	1	0	1
0	×	×	×	0	1	1	1	1	1	0	0	0	1
0	×	×	0	1	1	1	1	1	1	0	1	0	1
0	×	0	1	1	1	1	1	1	1	1	0	0	1
0	0	1	1	1	1	1	1	1	1	1	1	0	1

Y_S 为输出使能端。Y_S 只有在 $\overline{ST}=0$ 时,且所有输入端都为 1 时,输出为 0。

$\overline{Y}_{EX}$ 为优先编码工作状态标志,低电平有效。当 $\overline{ST}=0$ 时,且至少有 1 个输入端有编码请求信号时,$\overline{Y}_{EX}=0$,表明编码器处于工作状态,否则为 1。利用 $\overline{Y}_{EX}$ 的状态可以区别:8 个输入端均为无效电平和只有输入端 $\overline{IN}_0$ 低电平输入时,$\overline{Y}_2\overline{Y}_1\overline{Y}_0$ 都为 111 的两种情况。

（二）译码器

译码是编码的逆过程。译码就是把输入的代码译成对应的输出高低电平信号,能实现译码功能的数字电路称为译码器。译码器的种类很多,常见的中规模集成电路译码器有二进制译码器、二-十进制译码器和七段显示译码器。

1. 二进制译码器

如果译码器有 n 个输入信号和 N 个输出信号,并且 $N=2^n$,则称为二进制译码器,也称为全译码器。常用二进制译码器有 2 线-4 线译码器、3 线-8 线译码器、4 线-16 线译码器等。

下面以 3 线-8 线译码器为例,说明译码器的电路结构和工作原理。

【例题 10-7】　设计一个 3 线-8 线二进制译码器。

解　（1）确定输入、输出变量个数。

输入是 3 位二进制代码,分别用 A_2、A_1、A_0 表示,它有 000、001、010、011、100、101、110、111 共八种状态,输出是与 8 种状态一一对应的高低电平,分别用 $\overline{Y}_0$、$\overline{Y}_1$、$\overline{Y}_2$、$\overline{Y}_3$、$\overline{Y}_4$、$\overline{Y}_5$、$\overline{Y}_6$、$\overline{Y}_7$ 表示。

（2）列真值表。

真值表如表 10-14 所示。不难看出,译码器的每一个输出端对应一个最小项。

表 10-14　3 线-8 线译码器的真值表

输　入			输　出							
A_2	A_1	A_0	$\overline{Y}_7$	$\overline{Y}_6$	$\overline{Y}_5$	$\overline{Y}_4$	$\overline{Y}_3$	$\overline{Y}_2$	$\overline{Y}_1$	$\overline{Y}_0$
0	0	0	1	1	1	1	1	1	1	0
0	0	1	1	1	1	1	1	1	0	1
0	1	0	1	1	1	1	1	0	1	1
0	1	1	1	1	1	1	0	1	1	1
1	0	0	1	1	1	0	1	1	1	1
1	0	1	1	1	0	1	1	1	1	1
1	1	0	1	0	1	1	1	1	1	1
1	1	1	0	1	1	1	1	1	1	1

（3）根据真值表可写出逻辑表达式。

$$\overline{Y}_0 = \overline{\overline{A}_2 \cdot \overline{A}_1 \cdot \overline{A}_0}, \quad \overline{Y}_1 = \overline{\overline{A}_2 \cdot \overline{A}_1 \cdot A_0}$$

$$\overline{Y}_2 = \overline{\overline{A}_2 \cdot A_1 \cdot \overline{A}_0}, \quad \overline{Y}_3 = \overline{\overline{A}_2 \cdot A_1 \cdot A_0}$$

$$\overline{Y}_4 = \overline{A_2 \cdot \overline{A}_1 \cdot \overline{A}_0}, \quad \overline{Y}_5 = \overline{A_2 \cdot \overline{A}_1 \cdot A_0}$$

$$\overline{Y}_6 = \overline{A_2 \cdot A_1 \cdot \overline{A}_0}, \quad \overline{Y}_7 = \overline{A_2 \cdot A_1 \cdot A_0}$$

（4）画出电路图：由逻辑表达式可出画出逻辑电路图，如图 10-25 所示。

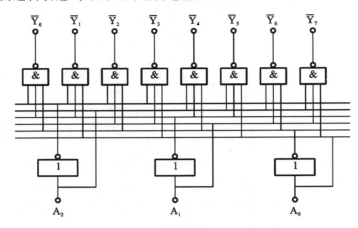

图 10-25　3 线-8 线译码器逻辑电路

2．集成译码器

1）二进制译码器 74LS138

74LS138 是典型的集成二进制译码器，其引脚排列图及示意框图如图 10-26 所示，真值表如表 10-15 所示。

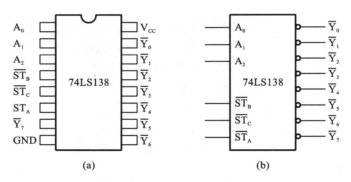

图 10-26　74LS138 译码器

（a）引脚排列图；（b）示意框图

表 10-15　74LS138 译码器真值表

输　　入						输　　出							
ST_A	$\overline{ST}_B$	$\overline{ST}_C$	A_2	A_1	A_0	$\overline{Y}_7$	$\overline{Y}_6$	$\overline{Y}_5$	$\overline{Y}_4$	$\overline{Y}_3$	$\overline{Y}_2$	$\overline{Y}_1$	$\overline{Y}_0$
$\times$	1	$\times$	$\times$	$\times$	$\times$	1	1	1	1	1	1	1	1
$\times$	$\times$	1	$\times$	$\times$	$\times$	1	1	1	1	1	1	1	1
0	$\times$	$\times$	$\times$	$\times$	$\times$	1	1	1	1	1	1	1	1
1	0	0	0	0	0	1	1	1	1	1	1	1	0
1	0	0	0	0	1	1	1	1	1	1	1	0	1

续表

输　　　入						输　　　出							
ST_A	$\overline{ST_B}$	$\overline{ST_C}$	A_2	A_1	A_0	$\overline{Y_7}$	$\overline{Y_6}$	$\overline{Y_5}$	$\overline{Y_4}$	$\overline{Y_3}$	$\overline{Y_2}$	$\overline{Y_1}$	$\overline{Y_0}$
1	0	0	0	1	0	1	1	1	1	1	0	1	1
1	0	0	0	1	1	1	1	1	1	0	1	1	1
1	0	0	1	0	0	1	1	1	0	1	1	1	1
1	0	0	1	0	1	1	1	0	1	1	1	1	1
1	0	0	1	1	0	1	0	1	1	1	1	1	1
1	0	0	1	1	1	0	1	1	1	1	1	1	1

由图 10-26(b)可知,74LS138 是 3 线-8 线译码器,属于全译码器。它有 3 个输入端 A_0、A_1、A_2,8 个输出端 $\overline{Y_0}$～$\overline{Y_7}$,且输出低电平有效。使能端 ST_A 为高电平有效,$\overline{ST_B}$ 和 $\overline{ST_C}$ 为低电平有效。由真值表可知,要保证 74LS138 正常译码,必须满足 $ST_A=1$,$\overline{ST_B}=\overline{ST_C}=0$。

由 74LS138 译码器的真值表可得到逻辑表达式:

$$\overline{Y_0}=\overline{ST_A \cdot \overline{ST_B} \cdot \overline{ST_C} \cdot \overline{A_2} \cdot \overline{A_1} \cdot \overline{A_0}}, \quad \overline{Y_1}=\overline{ST_A \cdot \overline{ST_B} \cdot \overline{ST_C} \cdot \overline{A_2} \cdot \overline{A_1} \cdot A_0}$$

$$\overline{Y_2}=\overline{ST_A \cdot \overline{ST_B} \cdot \overline{ST_C} \cdot \overline{A_2} \cdot A_1 \cdot \overline{A_0}}, \quad \overline{Y_3}=\overline{ST_A \cdot \overline{ST_B} \cdot \overline{ST_C} \cdot \overline{A_2} \cdot A_1 \cdot A_0}$$

$$\overline{Y_4}=\overline{ST_A \cdot \overline{ST_B} \cdot \overline{ST_C} \cdot A_2 \cdot \overline{A_1} \cdot \overline{A_0}}, \quad \overline{Y_5}=\overline{ST_A \cdot \overline{ST_B} \cdot \overline{ST_C} \cdot A_2 \cdot \overline{A_1} \cdot A_0}$$

$$\overline{Y_6}=\overline{ST_A \cdot \overline{ST_B} \cdot \overline{ST_C} \cdot A_2 \cdot A_1 \cdot \overline{A_0}}, \quad \overline{Y_7}=\overline{ST_A \cdot \overline{ST_B} \cdot \overline{ST_C} \cdot A_2 \cdot A_1 \cdot A_0}$$

根据上述逻辑表达式可画出逻辑电路图,如图 10-27 所示。

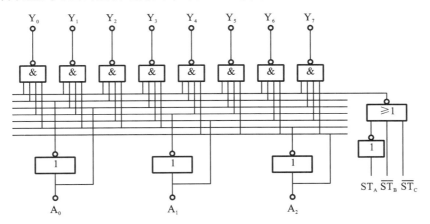

图 10-27　74LS138 逻辑电路

2) 二-十进制译码器 74LS42

将十进制数 0～9 的 8421 码译成 10 个状态输出的电路,称为二-十进制译码器。二-十进制译码器有 4 个输入端 A_0、A_1、A_2、A_3,与输入代码对应的有 10 个输出端 $\overline{Y_0}$～$\overline{Y_9}$,所以又称为 4 线-10 线译码器。

74LS42 是集成二-十进制译码器,它的引脚排列和示意框图如图 10-28 所示。74LS42 译码器的真值表如表 10-16 所示,由真值表可以看出,74LS42 译码器输出低电平有效。译码器的输入从 0000～1001,其输出端 $\overline{Y_0}$～$\overline{Y_9}$ 中,只有对应的一个输出为 0,其余均为 1。例如,当 $A_3 A_2 A_1 A_0=0111$ 时,输出 $\overline{Y_7}=0$,其余均为 1,它对应于十进制数 7。当译码器的输入从 1010 变到 1111 时,$\overline{Y_0}$～$\overline{Y_9}$ 中无低电位信号产生,译码器拒绝"翻译",这些没有被采用的代码称为伪码。74LS42 没有使能输入控制端。

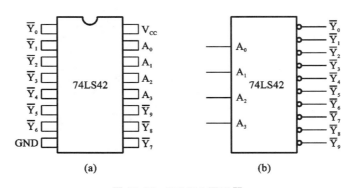

图 10-28　74LS42 译码器

(a) 引脚排列图；(b) 示意框图

表 10-16　74LS42 译码器真值表

十进制数	输入				输出									
	A_3	A_2	A_1	A_0	$\overline{Y_9}$	$\overline{Y_8}$	$\overline{Y_7}$	$\overline{Y_6}$	$\overline{Y_5}$	$\overline{Y_4}$	$\overline{Y_3}$	$\overline{Y_2}$	$\overline{Y_1}$	$\overline{Y_0}$
0	0	0	0	0	1	1	1	1	1	1	1	1	1	0
1	0	0	0	1	1	1	1	1	1	1	1	1	0	1
2	0	0	1	0	1	1	1	1	1	1	1	0	1	1
3	0	0	1	1	1	1	1	1	1	1	0	1	1	1
4	0	1	0	0	1	1	1	1	1	0	1	1	1	1
5	0	1	0	1	1	1	1	1	0	1	1	1	1	1
6	0	1	1	0	1	1	1	0	1	1	1	1	1	1
7	0	1	1	1	1	1	0	1	1	1	1	1	1	1
8	1	0	0	0	1	0	1	1	1	1	1	1	1	1
9	1	0	0	1	0	1	1	1	1	1	1	1	1	1
伪码	1	0	1	0	1	1	1	1	1	1	1	1	1	1
	1	0	1	1	1	1	1	1	1	1	1	1	1	1
	1	1	0	0	1	1	1	1	1	1	1	1	1	1
	1	1	0	1	1	1	1	1	1	1	1	1	1	1
	1	1	1	0	1	1	1	1	1	1	1	1	1	1
	1	1	1	1	1	1	1	1	1	1	1	1	1	1

由 74LS42 的真值表可写出逻辑表达式：

$$\overline{Y_0}=\overline{\overline{A_3}\,\overline{A_2}\,\overline{A_1}\,\overline{A_0}}, \quad \overline{Y_1}=\overline{\overline{A_3}\,\overline{A_2}\,\overline{A_1}\,A_0}, \quad \overline{Y_2}=\overline{\overline{A_3}\,\overline{A_2}\,A_1\,\overline{A_0}}, \quad \overline{Y_3}=\overline{\overline{A_3}\,\overline{A_2}\,A_1\,A_0}$$

$$\overline{Y_4}=\overline{\overline{A_3}\,A_2\,\overline{A_1}\,\overline{A_0}}, \quad \overline{Y_5}=\overline{\overline{A_3}\,A_2\,\overline{A_1}\,A_0}, \quad \overline{Y_6}=\overline{\overline{A_3}\,A_2\,A_1\,\overline{A_0}}, \quad \overline{Y_7}=\overline{\overline{A_3}\,A_2\,A_1\,A_0}$$

$$\overline{Y_8}=\overline{A_3\,\overline{A_2}\,\overline{A_1}\,\overline{A_0}}, \quad \overline{Y_9}=\overline{A_3\,\overline{A_2}\,\overline{A_1}\,A_0}$$

根据上述逻辑表达式可画出逻辑电路图，如图 10-29 所示。

3. 数字显示译码器

数字电路中的数字量都是以一定的代码形式出现的，这些数字量必须经过译码，才能送到显示器中显示。这种把数字量翻译成数字显示器所能识别的信号的译码器称为数字显示译码器。

数字显示器种类很多，按显示方式，可分为字形重叠式、点阵式、分段式等；按发光物质，可分为半导体显示器、荧光显示器、液晶显示器、气体放电管显示器等。目前应用最多的是由发光二极管构成的七段数字显示器。

1）七段数字显示器

图 10-30 所示的为由发光二极管构成的七段数字显示器。它是将 7 个发光二极管按一定的方式排列

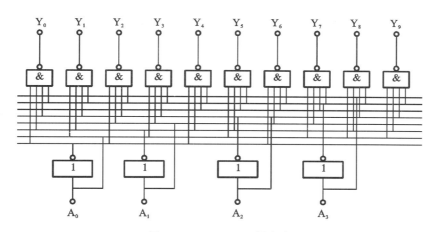

图 10-29 74LS42 逻辑电路

起来,a、b、c、d、e、f、g 各对应一个发光二极管,利用不同发光段的组合,显示 0~9 的阿拉伯数字。

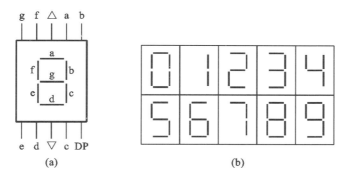

(a)　　　　　　　　　　(b)

图 10-30 七段数字显示器

（a）数字显示器；（b）显示的数字

根据 7 个发光二极管的连接形式不同,七段数字显示器分为共阴极和共阳极两种接法。

图 10-31(a)所示的是共阳极接法,它是将 7 个发光二极管的阳极连在一起作为公共端,使用时要接高电平。发光二极管的阴极经过限流电阻接到低电平。

图 10-31(b)所示的是共阴极接法,它是将 7 个发光二极管的阴极连在一起作为公共端,使用时接低电平。发光二极管的阳极经过限流电阻接到输出高电平。

改变限流电阻的阻值,可改变发光二极管电流的大小,从而控制显示器的发光亮度。

2）七段显示译码器 74LS48

由七段数字显示器可知,一个译码器和一个数码管配合可以显示一位十进制数。而七段显示译码器的功能就是将 8421 码译成七段字符显示驱动电路所需要的电平,显示出相应的十进制数码。七段显示译码器需要 7 个输出端 a、b、c、d、e、f、g,它们分别与七段数码管对应字段的电极相连。同时七段显示译码器还有 4 个输入端,分别为 4 位二进制数,可由十进制计数器的输出端提供,七段译码器连接示意图如图 10-32 所示。

配合七段数字显示器有多种七段显示译码器。适用于共阴极显示器的有 74LS48、74LS49 等;适用于共阳极显示器的有 74LS47 等。

七段显示译码器 74LS48 是常用的、具有驱动能力的集成七段显示译码器。74LS48 的引脚排列图和示意框图如图 10-33 所示,74LS48 真值表如表 10-17 所示。

由表 10-17 可知,A_0、A_1、A_2、A_3 为显示译码器的 4 个输入端,Y_a~Y_g 为 7 个输出端,输出高电平有效,可以直接驱动共阴极显示器。当输入为 0010 时,译码输出 Y_a、Y_b、Y_d、Y_e、Y_g 为 1,其他为 0,点亮共阴极七段显示器的 a、b、d、e、g 段,显示器显示数字 2。74LS48 除了输入、输出端外,还设置了一些辅助控制端:试灯输入$\overline{LT}$、灭零输入$\overline{RBI}$、灭灯输入/灭零输出$\overline{BI/RBO}$。

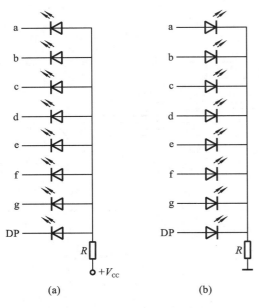

图 10-31　七段数字显示器内部接法

（a）共阳极；（b）共阴极

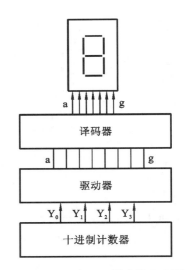

图 10-32　七段译码器连接示意图

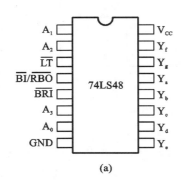

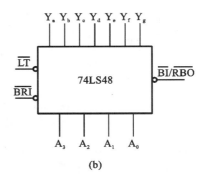

图 10-33　74LS48 七段显示译码器

（a）引脚排列图；（b）示意框图

表 10-17　74LS48 七段显示译码器真值表

十进制数	输入						输入/输出	输出							字符显示
	$\overline{LT}$	$\overline{RBI}$	A_3	A_2	A_1	A_0	$\overline{BI/RBO}$	Y_a	Y_b	Y_c	Y_d	Y_e	Y_f	Y_g	
0	1	1	0	0	0	0	1	1	1	1	1	1	1	0	0
1	1	×	0	0	0	1	1	0	1	1	0	0	0	0	1
2	1	×	0	0	1	0	1	1	1	0	1	1	0	1	2
3	1	×	0	0	1	1	1	1	1	1	1	0	0	1	3
4	1	×	0	1	0	0	1	0	1	1	0	0	1	1	4
5	1	×	0	1	0	1	1	1	0	1	1	0	1	1	5
6	1	×	0	1	1	0	1	0	0	1	1	1	1	1	6
7	1	×	0	1	1	1	1	1	1	1	0	0	0	0	7
8	1	×	1	0	0	0	1	1	1	1	1	1	1	1	8
9	1	×	1	0	0	1	1	1	1	1	0	0	1	1	9
灭灯	×	×	×	×	×	×	0	1	0	0	0	0	0	0	全暗
灭零	1	0	0	0	0	0	0	0	0	0	0	0	0	0	全暗
试灯	0	×	×	×	×	×	1	1	1	1	1	1	1	1	8

$\overline{LT}$为试灯输入端。当$\overline{LT}=0$时,无论输入什么信号,$Y_a \sim Y_g$ 七段输出均为 1,全亮,可以检测数码管的好坏。

$\overline{RBI}$为灭零输入端。将有效数字前、后无用的 0 熄灭,低电平有效。

$\overline{BI}/\overline{RBO}$为灭灯输入/灭零输出端。该端既可作为输入也可作为输出,当$\overline{BI}=0$时,不管输入如何,显示器不显示数字;当$\overline{BRO}=0$时,用来指示该位正处于灭零状态。

4. 译码器实现逻辑函数

由于译码器的每个输出端都表示一个最小项,而任何逻辑函数都可以写成最小项表达式。因此,可利用译码器和门电路来实现任何逻辑函数。

【例题 10-8】 用译码器和门电路实现逻辑函数 $Y = \overline{A}B + BC + AC$。

解 将逻辑函数转换为最小项表达式,再转换成与非-与非形式。

$$
\begin{aligned}
Y &= \overline{A}B + BC + AC \\
&= \overline{A}B(C+\overline{C}) + (A+\overline{A})BC + A(B+\overline{B})C \\
&= \overline{A}BC + \overline{A}B\overline{C} + ABC + \overline{A}BC + ABC + A\overline{B}C \\
&= \overline{A}BC + \overline{A}B\overline{C} + ABC + A\overline{B}C \\
&= m_2 + m_3 + m_5 + m_7 \\
&= \overline{\overline{m_2}\,\overline{m_3}\,\overline{m_5}\,\overline{m_7}}
\end{aligned}
$$

选用 3 线-8 线译码器 74LS138 来实现。设 $A=A_2$、$B=A_1$、$C=A_0$,根据 74LS138 的功能,$\overline{Y}_2 = \overline{m_2}$、$\overline{Y}_3 = \overline{m_3}$、$\overline{Y}_5 = \overline{m_5}$、$\overline{Y}_7 = \overline{m_7}$。所以 $Y = \overline{\overline{Y}_2\,\overline{Y}_3\,\overline{Y}_5\,\overline{Y}_7}$,用一片 74LS138 加一个与非门,就能实现逻辑函数 Y,逻辑电路图如图 10-34 所示。

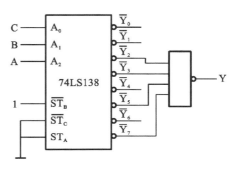

图 10-34 例 10-8 的逻辑电路

(三)数据选择器

1. 数据选择器的基本概念

在数字电路中,往往需要将公共数据线上的信号传输到不同单元,常常用数据选择器来完成。数据选择器又称为多路转换开关。数据选择器是从多路数据输入中选择与地址信号所对应的一路传送到输出端。它的功能类似单刀多掷开关,通过开关的转换,把多路输入信号中的一个信号传送到输出端。

常用的数据选择器有 2 选 1、4 选 1、8 选 1、16 选 1 等类型。下面以 4 选 1 数据选择器为例,说明它的功能。

表 10-18 4 选 1 数据选择器的功能表

$\overline{ST}$	A_1	A_0	Y
1	×	×	0
0	0	0	D_0
0	0	1	D_1
0	1	0	D_2
0	1	1	D_3

4 选 1 数据选择器的功能表如表 10-18 所示。表中 D_0、D_1、D_2、D_3 是 4 个数据输入端,A_1、A_0 为地址输入端,Y 为数据输出端,$\overline{ST}$为低电平有效的使能端。

由表 10-18 可得 4 选 1 数据选择器的逻辑表达式:

$$Y = (\overline{A}_1\overline{A}_0 D_0 + \overline{A}_1 A_0 D_1 + A_1 \overline{A}_0 D_2 + A_1 A_0 D_3)ST$$

当$\overline{ST}=1$时,输出 $Y=0$,数据选择器不工作,禁止数据输入。

0 当$\overline{ST}=0$时,数据选择器工作。由表 10-18 可得 4 选 1 数据选择器输出端的逻辑表达式:

$$Y = \overline{A}_1 \overline{A}_0 D_0 + \overline{A}_1 A_0 D_1 + A_1 \overline{A}_0 D_2 + A_1 A_0 D_3$$

$$= m_0 D_0 + m_1 D_1 + m_2 D_2 + m_3 D_3$$

由逻辑表达式可画出逻辑电路图,如图 10-35 所示。

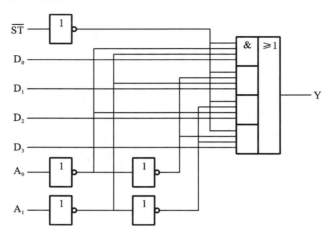

图 10-35   4 选 1 数据选择器逻辑电路

2. 集成数据选择器

集成数据选择器的种类很多,常用的集成数据选择器有 2 选 1(74LS157)、4 选 1(74LS153)、8 选 1(74LS151)、16 选 1(74LS150)等类型。下面以 8 选 1 集成数据选择器 74LS151 为例,说明它的功能。

74LS151 的示意框图如图 10-36 所示。74LS151 有 8 个数据输入端 $D_7 \sim D_0$,3 个地址输入端 A_2、A_1、A_0,2 个互补输出端 Y 和 $\overline{W}$,使能端 $\overline{ST}$ 为低电平有效。74LS151 的功能表如表 10-19 所示。

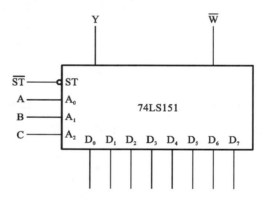

图 10-36   集成数据选择器 74LS151 示意图

表 10-19   74LS151 的功能表

输　　　入				输　　出
$\overline{ST}$	A_2	A_1	A_0	Y
1	×	×	×	0
0	0	0	0	D_0
0	0	0	1	D_1
0	0	1	0	D_2
0	0	1	1	D_3
0	1	0	0	D_4
0	1	0	1	D_5
0	1	1	0	D_6
0	1	1	1	D_7

由表 10-19 可得 8 选 1 数据选择器输出端的逻辑表达式：

$$Y = (\overline{A}\,\overline{B}\,\overline{C}D_0 + \overline{A}\,\overline{B}CD_1 + \overline{A}B\overline{C}D_2 + \overline{A}BCD_3 + A\overline{B}\,\overline{C}D_4 + A\overline{B}CD_5 + AB\overline{C}D_6 + ABCD_7)ST$$
$$= (m_0 D_0 + m_1 D_1 + m_2 D_2 + m_3 D_3 + m_4 D_4 + m_5 D_5 + m_6 D_6 + m_7 D_7)ST$$

当 $\overline{ST}=1$ 时，输出 $Y=0$，数据选择器不工作。

当 $\overline{ST}=0$ 时，数据选择器工作。

8 选 1 数据选择器输出端的逻辑表达式：

$$Y = \overline{A}\,\overline{B}\,\overline{C}D_0 + \overline{A}\,\overline{B}CD_1 + \overline{A}B\overline{C}D_2 + \overline{A}BCD_3 + A\overline{B}\,\overline{C}D_4 + A\overline{B}CD_5 + AB\overline{C}D_6 + ABCD_7$$

3. 数据选择器实现组合逻辑函数

由数据选择器输出端的逻辑表达式可知，数据选择器是一个逻辑函数的最小项输出器。任何逻辑函数都可以写成最小项表达式，可以用数据选择器实现组合逻辑函数。

数据选择器实现组合逻辑函数的方法是：当逻辑函数变量的个数和数据选择器的地址输入变量个数相同时，可直接用数据选择器实现逻辑函数。

【**例题 10-9**】 试用数据选择器实现逻辑函数 $Y = AB + A\overline{C} + \overline{A}BC + A\overline{B}C$。

解 由于逻辑函数有 A、B、C 三个变量，所以，可选用 8 选 1 数据选择器，现选用 74LS151。

（1）将逻辑函数转换为最小项表达式。

$$Y = AB + A\overline{C} + \overline{A}BC + A\overline{B}C$$
$$= AB(C + \overline{C}) + A(B + \overline{B})\overline{C} + \overline{A}BC + A\overline{B}C$$
$$= ABC + AB\overline{C} + AB\overline{C} + A\overline{B}\,\overline{C} + \overline{A}BC + A\overline{B}C$$
$$= ABC + AB\overline{C} + A\overline{B}\,\overline{C} + \overline{A}BC + A\overline{B}C$$
$$= m_3 + m_4 + m_5 + m_6 + m_7$$

（2）写出 8 选 1 数据选择器的输出表达式。

$$Y = \overline{A}\,\overline{B}\,\overline{C}D_0 + \overline{A}\,\overline{B}CD_1 + \overline{A}B\overline{C}D_2 + \overline{A}BCD_3 + A\overline{B}\,\overline{C}D_4 + A\overline{B}CD_5 + AB\overline{C}D_6 + ABCD_7$$
$$= m_0 D_0 + m_1 D_1 + m_2 D_2 + m_3 D_3 + m_4 D_4 + m_5 D_5 + m_6 D_6 + m_7 D_7$$

（3）比较 Y 与 F 两式中最小项的对应关系。

$$D_0 = D_1 = D_2 = 0, D_3 = D_4 = D_5 = D_6 = D_7 = 1$$

（4）画连线图。

根据上式可画出实现逻辑函数的逻辑电路图，如图 10-37 所示。

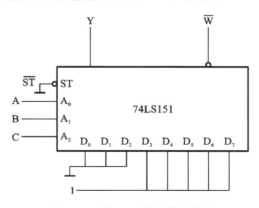

图 10-37 例 10-9 的逻辑电路图

（四）数据分配器

数据分配器的功能和数据选择器的相反。数据分配器是将一路输入数据分配到与地址信号对应的多路输出的某一个输出端，又称多路分配器。它由地址控制信号控制输出端的选择。n 个地址控制信号可控制 2^n 个输出端。数据分配器的功能类似于单刀多掷开关。

数据分配器有 1 个数据输入端，n 个地址控制端，2^n 个输出端，称为 2^n 路数据分配器。根据输出端个数不同，可分为 4 路数据分配器、8 路数据分配器等。下面以 4 路数据分配器为例来说明它的功能。

表 10-20 所示的为 4 路数据分配器的功能表。由表 10-20 可得

$$Y_0 = \overline{A_1}\,\overline{A_0}D, \quad Y_1 = \overline{A_1}A_0D, \quad Y_2 = A_1\overline{A_0}D, \quad Y_3 = A_1A_0D$$

表 10-20　4 路数据分配器的功能表

输　　入		输　　出			
A_1	A_0	Y_3	Y_2	Y_1	Y_0
0	0	0	0	0	D
0	1	0	0	D	0
1	0	0	D	0	0
1	1	D	0	0	0

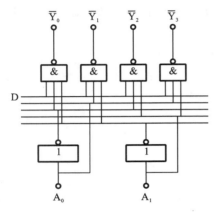

图 10-38　4 路数据分配器的逻辑电路

根据逻辑表达式可得 4 路数据分配器的逻辑电路,逻辑电路图如图 10-38 所示。

应当注意,厂家并不生产专门的数据分配器,由 $Y_0 \sim Y_3$ 端的表达式可知,可以把译码器的使能端作为数据输入端,二进制代码输入端作为地址码的输入端,则译码器便成为一个数据分配器。

（五）加法器

加法器的功能是实现二进制数的加法运算。加法器有半加器和全加器之分。

1. 半加器

两个 1 位二进制数 A 和 B 相加时,不考虑低位来的进位,称为半加。实现半加功能的逻辑电路称为半加器。半加器的真值表如表 10-21 所示,在真值表中,S 为本位和,C 为向高位的进位。由真值表可得半加器的逻辑表达式为

$$S = \overline{A}B + A\overline{B} = A \oplus B$$
$$C = AB$$

表 10-21　半加器真值表

输　　入		输　　出	
A	B	S	C
0	0	0	0
0	1	1	0
1	0	1	0
1	1	0	1

由半加器的逻辑表达式可得电路逻辑图,逻辑电路图和逻辑符号如图 10-39 所示。

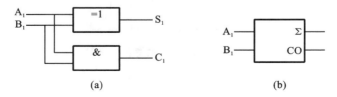

(a)　　　　　　　　　　(b)

图 10-39　半加器的逻辑电路和逻辑符号
（a）逻辑电路;（b）逻辑符号

2. 全加器

既要考虑本位数相加,又要考虑低位向高位进位的加法运算电路称为全加器。

设被加数为 A_i、加数为 B_i、相邻低位的进位为 C_{i-1}、输出本位和为 S_i 及向高位的进位为 C_i。根据二

制数的加法运算规则,可得全加器的真值表如表 10-22 所示。根据真值表,可得全加器的本位和 S_i 及进位为 C_i 的逻辑表达式。

表 10-22 全加器真值表

输 入			输 出		输 入			输 出	
A_i	B_i	C_{i-1}	S_i	C_i	A_i	B_i	C_{i-1}	S_i	C_i
0	0	0	0	0	1	0	0	1	0
0	0	1	1	0	1	0	1	0	1
0	1	0	1	0	1	1	0	0	1
0	1	1	0	1	1	1	1	1	1

由全加器的真值表可得全加器的逻辑表达式,逻辑表达式如下:

$$S_i = \overline{A_i}\,\overline{B_i}C_{i-1} + \overline{A_i}B_i\overline{C_{i-1}} + A_i\overline{B_i}\,\overline{C_{i-1}} + A_iB_iC_{i-1}$$
$$= (A_i \oplus B_i)\overline{C_{i-1}} + \overline{A_i \oplus B_i}C_{i-1}$$
$$= A_i \oplus B_i \oplus C_{i-1}$$
$$C_i = \overline{A_i}B_iC_{i-1} + A_i\overline{B_i}C_{i-1} + A_iB_i\overline{C_{i-1}} + A_iB_iC_{i-1}$$
$$= (A_i \oplus B_i)C_{i-1} + A_iB_i(C_{i-1} + \overline{C_{i-1}})$$
$$= (A_i \oplus B_i)C_{i-1} + A_iB_i$$

由全加器的逻辑表达式可得电路逻辑图,逻辑电路图和逻辑符号如图 10-40 所示。

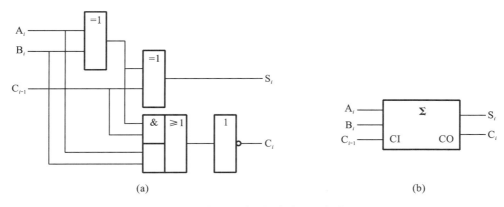

(a)　　　　　　　　　　　　　　　　　　　　(b)

图 10-40 全加器的逻辑电路和逻辑符号

(a) 逻辑电路;(b) 逻辑符号

3. 多位加法器

实现多位二进制数加法运算的电路称为多位加法器。根据进位方法的不同,多位加法器分为串行进位加法器和超前进位加法器两类。

1) 串行进位加法器

将多个全加器级联起来,便可构成串行进位加法器。4 位串行进位加法器逻辑图如图 10-41 所示。

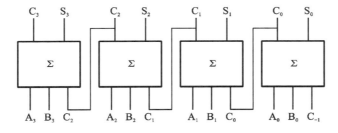

图 10-41 4 位串行进位加法器

串行进位加法器电路简单,连接方便。由于所有进位依次计算,每一位相加的结果必须等到低一位的进位信号产生后才能建立起来,运算速度不高。因此,对工作速度要求比较高的数字电路系统中,一般采用超前进位加法器。

2)超前进位加法器

由于加到第 i 位的进位信号 C_i 只与加数和被加数中比第 i 位低的数有关,是第 i 位之前各位状态的函数,C_i 由 A_0,A_1,$\cdots$,A_{i-1} 和 B_0,B_1,$\cdots$,B_{i-1} 唯一确定。如果能够根据加数和被加数预先得出各位的进位信号,就不需要依次传递进位信号,从而提高加法器的速度。常用的集成超前进位加法器有 74LS283、CC4008 等。

(六)数值比较器

在数字电路中,用于比较两个二进制数大小的组合逻辑电路,称为数值比较器。

1. 1 位数值比较器

1 位数值比较器的逻辑功能是比较输入的两个 1 位二进制数 A 和 B 的大小,比较结果有三种情况,即 A>B、A<B、A=B。其真值表如表 10-23 所示。

表 10-23 1 位数值比较器真值表

输　　入		输　　出		
A	B	$Y_{A>B}$	$Y_{A<B}$	$Y_{A=B}$
0	0	0	0	1
0	1	0	1	0
1	0	1	0	0
1	1	0	0	1

由真值表写出逻辑表达式:

$$Y_{A>B} = A\bar{B}$$
$$Y_{A=B} = \bar{A}\bar{B} + AB$$
$$Y_{A<B} = \bar{A}B$$

由逻辑表达式可画出逻辑电路图,如图 10-42 所示。

2. 多位数值比较器

如果要比较两个多位数的大小,从高位到低位逐位进行比较。如果 A 数最高位大于 B 数最高位,则 A>B;如果 A 数最高位小于 B 数最高位,则 A<B;如果 A 数最高位等于 B 数最高位,再比较次高位,以此类推。下面以 4 位二进制数值比较器为例来进行分析。

74LS85 是实现 4 位二进制数比较的多位数值比较器,它是中规模集成组合逻辑部件。74LS85 示意图如图 10-43 所示,真值表如表 10-24 所示。表 10-24 中,级联输入端 A>B、A<B、A=B 输入的是低位片来的比较信号。$F_{A>B}$、$F_{A<B}$、$F_{A=B}$ 是本级的比较结果。

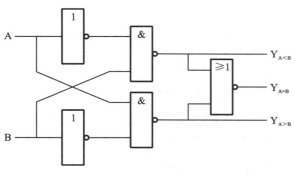

图 10-42 1 位数值比较器逻辑电路

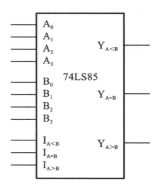

图 10-43 74LS85 示意图

表 10-24 4 位比较器 74LS85 的功能

比 较 输 入				级 联 输 入			输 出		
A_3B_3	A_2B_2	A_1B_1	A_0B_0	$A>B$	$A<B$	$A=B$	$F_{A>B}$	$F_{A<B}$	$F_{A=B}$
$A_3>B_3$	×	×	×	×	×	×	1	0	0
$A_3<B_3$	×	×	×	×	×	×	0	1	0
$A_3=B_3$	$A_2>B_2$	×	×	×	×	×	1	0	0
$A_3=B_3$	$A_2<B_2$	×	×	×	×	×	0	1	0
$A_3=B_3$	$A_2=B_2$	$A_1>B_1$	×	×	×	×	1	0	0
$A_3=B_3$	$A_2=B_2$	$A_1<B_1$	×	×	×	×	0	1	0
$A_3=B_3$	$A_2=B_2$	$A_1=B_1$	$A_0>B_0$	×	×	×	1	0	0
$A_3=B_3$	$A_2=B_2$	$A_1=B_1$	$A_0<B_0$	×	×	×	0	1	0
$A_3=B_3$	$A_2=B_2$	$A_1=B_1$	$A_0=B_0$	1	0	0	1	0	0
$A_3=B_3$	$A_2=B_2$	$A_1=B_1$	$A_0=B_0$	0	1	0	0	1	0
$A_3=B_3$	$A_2=B_2$	$A_1=B_1$	$A_0=B_0$	1	0	1	0	0	1

本章小结

1. 基本逻辑门电路有三种：与门、或门和非门。它们是数字电路的基本单元电路，可以组合复杂的逻辑电路。

2. 数字集成电路主要有双极型 TTL 逻辑门集成电路和单极型 MOS 逻辑门集成电路两大类。

3. TTL 集成逻辑门电路具有工作速度高、带负载能力强、抗干扰性能好等特点。CMOS 集成逻辑门与 TTL 集成逻辑门电路相比，CMOS 集成逻辑门的优点是功耗低、扇出系数大、集成度高、抗干扰能力强、电源电压范围大等优点，已成为数字集成电路的发展方向。

4. 为了更好地使用数字集成芯片，应熟悉 TTL 逻辑门集成电路和 CMOS 逻辑门集成电路各个系列产品的特性及主要参数，还应正确处理多余输入端。

5. 组合逻辑电路的特点：组合逻辑电路在任一时刻的输出状态只取决于当时的输入，而与电路原来的状态无关。组合逻辑电路是由门电路组成的，不含记忆元件，且电路输出端和输入端之间无反馈。

6. 组合逻辑电路的分析和设计是本章学习的重点。组合逻辑电路的分析就是已知逻辑电路确定逻辑电路的功能；组合逻辑电路的设计就是已知逻辑电路的功能设计出逻辑电路。

7. 介绍了具有特定逻辑功能常用的一些组合逻辑部件，包括编码器、译码器、数据选择器、数据分配器、加法器和数值比较器等，熟悉这些组合逻辑部件的逻辑功能，学会查询手册，看懂其逻辑符号，从而正确使用是本章学习的重点。

习题

一、填空题

10-1 同或门一个输入端接信号 A，另一个输入端接低电平，该同或门输出为_____。

10-2 TTL 与非门的多余输入端一般不悬空，而应接_____电平，以防接收干扰信号。

10-3 CMOS 与非门输入全为低电平，输出为_____电平；有多余端应接_____电平。

10-4 组合逻辑电路是指电路在任一时刻的_____状态仅取决于_____状态，而与电路的_____状态无关。

10-5 若要对 16 个输入信号编码，至少需要_____位二进制数码。

10-6 七段译码器的输入端是_____位_____码，有_____个输出端。

10-7 一个 4 选 1 数据选择器有_____个数据输入端，_____个地址输入端。

10-8 74LS138 输出低电平有效,当输入为 101 时,有信号输出的输出端为_____电平,其余输出端均为_____电平。若译码器带数码显示器,此时显示器为_____。

二、画波形

10-9 门电路如图 10-44(a)所示,输入端的信号波形如图 10-44(b)所示。画出各电路输出端 Y 的波形图。

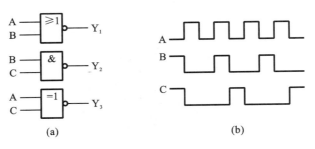

(a)   (b)

图 10-44 题 10-9 图

10-10 图 10-45(a)所示的门电路均为 TTL 门电路,试写出其逻辑表达式,并根据图 10-45(b)所示画出各输出电压波形。

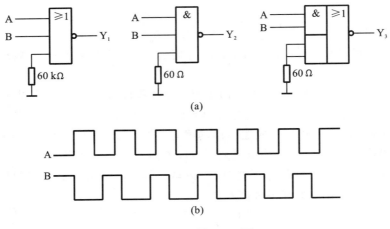

图 10-45 题 10-10 图

三、分析题

10-11 在图 10-46 所示的 TTL 门电路中有多余输入端,试问在实际使用时哪些接法是正确的?

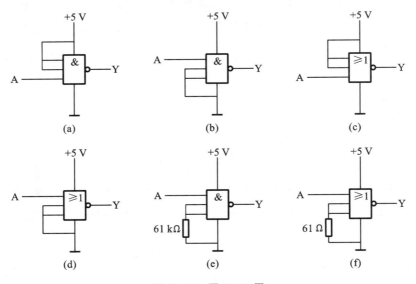

图 10-46 题 10-11 图

10-12 图 10-47 所示的是 CMOS 三态非门电路,试分析其工作原理。

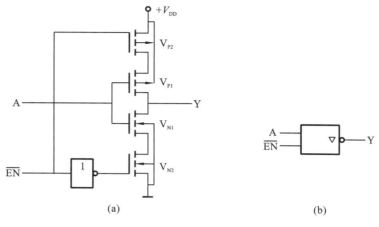

图 10-47 题 10-12 图

10-13 如图 10-48 所示的电路,继电器线圈通电的条件是:OC 门的线与输出端 Y 为低电平。当继电器线圈通电时,触点 S 闭合,灯亮;反之,灯灭。写出 Y 逻辑表达式,并化简为最简与或表达式,列出真值表。输入 A、B 为何组合时灯亮?

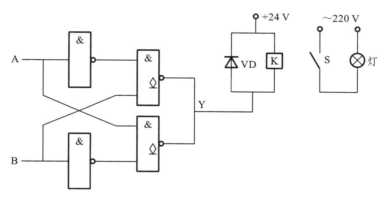

图 10-48 题 10-13 图

10-14 已知组合逻辑电路如图 10-49 所示,试写出其逻辑表达式并列出真值表,说明其逻辑功能。

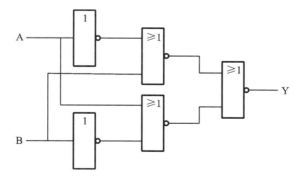

图 10-49 题 10-14 图

10-15 二进制译码器、二-十进制译码器和显示译码器有何区别?

10-16 列车分特快、直快和慢车三种。在同一时刻,只能有一趟列车从车站开出,它们的优先顺序是特快、直快和慢车,试设计一个优先编码器。

10-17 图 10-50 所示的是由译码器 74LS38 和门电路构成的电路。试写出输出端的逻辑表达式。

10-18 试用译码器 74LS138 和两个与非门实现一个二进制 1 位全减器,在图 10-51 中画出逻辑图。

10-19 试用 8 选 1 数据选择器 74LS151 实现逻辑函数 Y＝A⊕B⊕C。

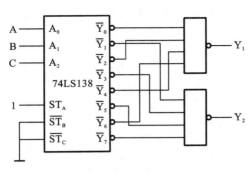

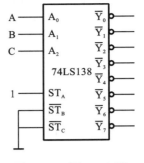

图 10-50 题 10-17 图   图 10-51 题 10-18 图

10-20 试分别用下列方法设计全加器:

(1) 与非门;

(2) 译码器 74LS138 和与非门;

(3) 8 选 1 数据选择器 74LS151。

10-21 设计一组合逻辑电路,输入为一个 4 位二进制数 D,要求能判断出以下三种情况:

(1) D 中有 1 个 0;

(2) D 中有两个 1;

(3) D 中有奇数个 1。

10-22 试用两输入与非门和反相器设计一个四位的奇偶校验码,即当四位数中有奇数个 1 时输出为 0,否则输出为 1。

第十一章 触发器及时序逻辑电路

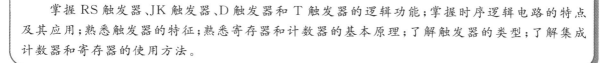

学习目标

掌握 RS 触发器、JK 触发器、D 触发器和 T 触发器的逻辑功能;掌握时序逻辑电路的特点及其应用;熟悉触发器的特征;熟悉寄存器和计数器的基本原理;了解触发器的类型;了解集成计数器和寄存器的使用方法。

本章介绍的是触发器及由其组成的时序逻辑电路,它的输出状态不仅与电路当时的输入状态有关,而且与电路原来的输出状态有关,即具有记忆功能。本章先讲述基本触发器的电路结构和逻辑功能,然后讨论计数器、寄存器等常用时序逻辑电路的工作原理和使用方法。

第一节 基本触发器

触发器是能够存储 1 位二进制码的逻辑电路,即有两个稳定状态(0 状态和 1 状态),它是组成时序逻辑电路的基本单元。在输入信号作用下,它可以从一个稳定状态翻转到另一个稳定状态。当输入信号消失后,它能够维持现有状态不变。所以触发器具有记忆功能,它能存储二进制信息 0 和 1。触发器按逻辑功能,可分为基本 RS 触发器、JK 触发器、D 触发器、T 触发器和 T′触发器等。

一、基本 RS 触发器

1. 电路组成和作用

如图 11-1(a)所示,把两个 TTL(或 CMOS)与非门的输入和输出端交叉连接,即可构成基本的 RS 触发器,图 11-1(b)所示的是基本 RS 触发器的逻辑符号。这种方式的组合,使得 RS 触发器具有了记忆功能。

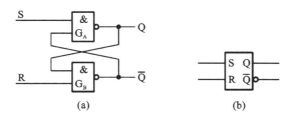

图 11-1　基本 RS 触发器

(a) 逻辑图;(b) 逻辑符号

如图 11-1(a)所示,Q 与 $\overline{Q}$ 是 RS 触发器的输出端,Q 与 $\overline{Q}$ 逻辑状态在正常条件下能保持相反。这种触发器有两种互补的稳定状态,一般把触发器的 Q 端作为触发器的状态。即一个状态是 Q=1,$\overline{Q}$=0 时,称为置位(1 态);反之 Q=0,$\overline{Q}$=1 时,称为复位(0 态)。对应的输入端分别是直接置位端 S(或置 1)和复位端 R(或置 0)。我们把触发器由 1 态变为 0 态,或由 0 态变为 1 态,称为触发器的翻转。

2. 逻辑功能

根据输入信号 R、S 不同状态的组合,触发器的输出与输入之间有四种逻辑关系。结合图 11-1(a)和与非门的逻辑关系,现分析如下。

1) S＝1,R＝0

就是将输入 S 端保持高电平,输入 R 端保持低电平。假设触发器的初始状态为 1 态,即,Q＝1,$\overline{Q}$＝0。此时与非门 G_B 中的一个输入端为 0,输出端 $\overline{Q}$ 变为 1;与非门 G_A 的两个输入端都为 1,所以其输出端 Q 变为 0。因此,在 R 端加低电平后,触发器状态就由 1 态翻转为 0 态。如果触发器的初始状态为 0 态,它仍保持 0 态不变。

2) S＝0,R＝1

假设触发器的初始状态为 0 态,即 Q＝0,$\overline{Q}$＝1。此时与非门 G_A 中的一个输入端为 0,输出端 Q 变为 1;与非门 G_B 的两个输入端都为 1,所以其输出端 $\overline{Q}$ 变为 0。因此,如果在 S 端加上低电平后,触发器就由 0 态翻转为 1 态。假设它的初始状态为 1 态,经分析后触发器仍保持 1 态不变。

3) S＝R＝1

假设触发器的初始状态为 0 态,即 Q＝0,$\overline{Q}$＝1。此时 G_B 门中的一个输入端为 0,输出端 $\overline{Q}$ 为 1,此时 G_B 输出为 1 的高电平反馈到 G_A 门的输入端,这时两个输入端都为 1,所以 G_A 门的输出端 Q 为 0,状态不变;假设触发器的初始状态为 1 态,即 Q＝1,$\overline{Q}$＝0,此时 G_A 门中的一个输入端为 0,输出端 Q 为 1,此时 G_B 输出的 1 电平反馈到 G_B 门的输入端,这时两个输入端都是 1,所以 G_B 门的输出端 Q 为 0。因此,S＝1,R＝1 时,触发器保持原状态不变,此时触发器具有存储或记忆的功能。

4) S＝R＝0

在此种状态下,S 端和 R 端同时加低电平时,两个与非门输出端 Q 和 $\overline{Q}$ 均为 1,输入信号同时撤掉,由于门电路反转速度的不确定性,触发器的状态将不能确定,因此这种情况应当避免出现。

综上分析可知,基本 RS 触发器的功能用表格形式列出,便得到了基本 RS 触发器状态表,如表 11-1 所示。它有两个稳定状态,可以直接置位或复位,并且具有存储或记忆的功能,Q^n 表示触发器原来状态(称为原态),Q^{n+1} 表示新的状态(称为次态)。在直接置位端加低电平即 S＝0 可置位,在直接复位端加低电平即 R＝0 可复位。当直接置位端和复位端都处于 1 态即高电平,此时触发器保持原状态不变,实现存储或记忆功能。低电平不能同时加在直接置位端和直接复位端。

表 11-1　基本 RS 触发器的特性表

S	R	Q^{n+1}
1	0	0
0	1	1
1	1	Q^n
0	0	不定

基本 RS 触发器电路结构简单,但是它是构成其他类型触发器的基础部件。

二、同步 RS 触发器

基本 RS 触发器的翻转过程是直接通过输入信号来控制的,而实际情况是要求触发器在规定时刻按各自输入状态同步触发触发器翻转,做到统一控制。为此,需要引入一个外加时钟脉冲信号 CP。由脉冲信号来控制基本 RS 触发器便组成了同步 RS 触发器。

1. 电路结构

同步 RS 触发器逻辑如图 11-2(a)所示,其逻辑符号如图 11-2(b)所示。由图 11-2(a)可知,同步 RS 触发器是在基本 RS 触发器的基础上加上两个与非门 G_C 和 G_D。输入信号要经过 G_C、G_D,故称与非门 G_C 和 G_D 为导引电路,通过导引电路就可实现时钟脉冲对输入端 R 和 S 的同步控制,R 为复位输入端,S 为置位输入端。$\overline{R_D}$ 和 $\overline{S_D}$ 用于设置初始状态,一般处于 $\overline{R_D}$＝0 为直接复位,$\overline{S_D}$＝1 为直接置位,置位端和复位端是不受时钟脉冲 CP 的控制直接对基本触发器置 0 或置 1。

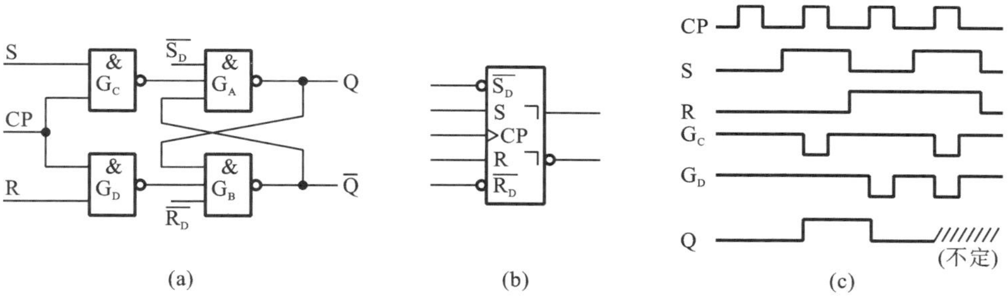

图 11-2 同步 RS 触发器

(a) 逻辑图；(b) 逻辑符号；(c) 工作波形

2. 工作原理

由图 11-2(a)可知，输入信号要经过 G_C、G_D 传递，这两个门同时受到 CP 信号的控制。当 CP 时钟脉冲来到之前，即 CP＝0 时，G_C、G_D 被封锁，两个门同时输出且均为 1，不管 R、S 输入端状态如何变化，G_A、G_B 的输出均不受影响，其基本触发器状态保持不变。

当时钟脉冲 CP＝1 时，G_C、G_D 门被同时打开，将输入信号 R、S 端的信号反向后传送到基本 RS 触发器的输入端，触发器触发翻转。其逻辑功能如表 11-2 所示。如果 S＝R＝0 时，则 G_C、G_D 两门均输出 1，触发器状态保持不变，即 $Q^{n+1}=Q^n$；如果 S＝0，R＝1 时，则 G_C 门输出 1，G_D 门输出 0，Q^{n+1} 处于 0 态，触发器置 0（即触发器原来是 1 态，将翻转为 0 态，原来是 0 态，仍将保持 0 态）；如果 S＝1，R＝0 时，则 G_C 门输出为 0，G_D 门输出为 1，触发器置 1；如果 R＝S＝1 时，则 G_C、G_D 两门均输出 0，使 G_A、G_B 两门输出均为 1，违背了 Q 与 $\overline{Q}$ 应该相反的逻辑要求，这种情况应禁止出现。图 11-2(c)为同步 RS 触发器的波形图，图中 G_C 和 G_D 为与非门 G_C 和 G_D 的输出波形。

表 11-2 同步 RS 触发器状态表

S	R	Q^{n+1}
0	0	Q^n
0	1	0
1	0	1
1	1	不定

注：表 11-2 是时钟脉冲 CP＝1 的情况，CP＝0 时，电路状态保持不变。

如果将同步 RS 触发器的 Q 端接到 R 端，$\overline{Q}$ 端接到 S 端，就变成了计数式 RS 触发器，具备了计数功能。如图 11-3 所示，在 CP 时钟脉冲端加入计数脉冲，则来一个计数脉冲它就能翻转一次，翻转的次数就等于脉冲的数目。

图 11-3 中的 G_C、G_D 两门分别受 Q 和 $\overline{Q}$ 控制，作为导引电路。当计数脉冲加到脉冲信号 CP 端时，G_C、G_D 两个门中只会有一个门产生负脉冲（低信号）。这个负脉冲刚好能使基本触发器发生翻转。

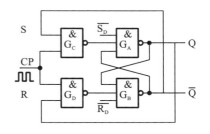

图 11-3 计数式 RS 触发器

例如，Q＝0，$\overline{Q}$＝1 时，在计数脉冲信号 CP（正脉冲）来到时，G_C 门两个输入端都是 1 态，它将输出一个负脉冲，送到 G_A 门的输入端去置 1，促使触发器翻转到 Q＝1，$\overline{Q}$＝0；若 Q＝1，$\overline{Q}$＝0 时，在计数脉冲（正脉冲）来到时，G_D 门两个输入端都是 1 态，它将输出一个负脉冲，送到 G_B 门的输入端去置 1，促使触发器翻转到 Q＝0，$\overline{Q}$＝1。总之，$Q^{n+1}=\overline{Q^n}$。

由此看来，引导电路能对计数脉冲实现引导，使触发器发生翻转。实际上，如果触发器状态翻转之后，计数脉冲（高电平）仍维持存在，触发器则会继续翻转。也就是说，在一个时钟脉冲 CP 的作用下，触发器可能会产生超过一次翻转现象，这种现象称为"空翻"，会造成触发器动作混乱。所以为了防止触发器的"空翻"，在结构上多采用主从型触发器。

三、主从结构 JK 触发器

1. 电路组成和工作原理

图 11-4(a)所示的是主从型结构 JK 触发器的逻辑图,它由两级同步 RS 触发器和一个非门构成。时钟脉冲通过一个非门倒相,使两个触发器形成相反的时钟脉冲输入,触发器先后翻转,也就是说其状态直接由输入信号决定,故称主从触发器。图中输入端靠近方框的小圆圈表示触发器以负脉冲(低电平)置位或复位,即低电平有效。

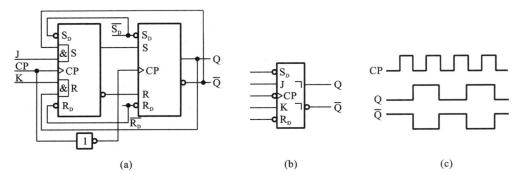

图 11-4 JK 触发器

(a) 逻辑图;(b) 逻辑符号;(c) J=K=1 输出波形

当时钟脉冲 CP=1 时,非门的输出为 0,故从触发器的状态不变。而主触发器的状态取决于输入 J、K 和 $\bar{Q}$、Q 所处状态,即 $S=J\bar{Q}$,$R=KQ$。当 CP 从 1 下跳变为 0 时,主触发器的状态不变,此时非门的输出为 1,使从触发器打开,主触发器信号可以送到从触发器,两者状态一致。

时钟脉冲 CP 从 1 下跳为 0 时,从触发器的状态翻转与主触发器的相同,但主触发器的状态不变;时钟脉冲 CP 从 0 上跳为 1 时,主触发器状态翻转,而从触发器的状态不变,避免了"空翻"现象。

2. 逻辑功能

下面分四种情况来分析主从型 JK 触发器的逻辑功能。

1)J=1,K=1

设时钟脉冲来到之前,即 CP=0 时,触发器的初始状态为 0,这时主触发器输入 $S=J\bar{Q}=1$,$R=KQ=0$。当时钟脉冲来到后,即 CP=1 时,主触发器状态翻转为 1 态。当 CP 从 1 下跳为 0 时,从触发器输入 S=1 和 R=0,它也就翻转为 1 态。反之,设初始状态为 1 态,这时主触发器的 S=0 和 R=1,当 CP=1 时,它翻转为 0 态;当 CP 下跳变为 0 时,从触发器也翻转为 0 态。

可见 JK 触发器在 J=K=1 的情况下,来一个时钟脉冲,状态就翻转一次,表明此时触发器具有计数功能。图 11-4(c)是主从型 JK 触发器在 J=K=1 时的输出波形。

2)J=0,K=0

设触发器的初始状态为 0 态。当 CP=1 时,主触发器的 S=0 和 R=0,它的状态保持不变。当 CP 下跳时,从触发器的 S=0 和 R=1,输出保持原态不变。若初始状态为 1 态,也保持原态不变。

3)J=1,K=0

设触发器的初始状态为 0 态。当 CP=1 时,主触发器的 S=1 和 R=0,故翻转为 1 态。当 CP 下跳时,从触发器的 S=1 和 R=0,故也翻转为 1 态。如果初始状态为 1 态,主触发器由于 S=0 和 R=0,当 CP=1 时保持原态不变;当 CP 下跳时,由于从触发器 S=1 和 R=0,也保持 1 态不变。

4)J=0,K=1

不论触发器原来处于什么状态,下一个状态一定是 0 态。

综上所述,主从型触发器在 CP=1 时,把输入信号暂时存储在主触发器中,为从触发器翻转或保持原态做好准备;到 CP 下跳为 0 时,存储的信号起作用,使从触发器翻转或保持原态。此外,主从型触发器具有在 CP 从 1 下跳为 0 时翻转的特点,也就是具有在时钟脉冲后沿触发的特点。

如图 11-4(b)所示,在 CP 输入靠近方框处用一小圆圈表示。这种在时钟脉冲前沿或后沿触发的触发器又称为边沿触发器。JK 触发器的状态如表 11-3 所示。

表 11-3 JK 触发器的状态表

J	K	Q^{n+1}
0	0	Q^n
0	1	0
1	0	1
1	1	$\overline{Q^n}$

四、不同触发器的转换

从逻辑功能来分,触发器共有四种类型:RS、JK、D 和 T 触发器。市场上出售的触发器多为集成 D 触发器和 JK 触发器,在数字电路中经常需要各种类型的触发器,需要对不同类型的触发器进行转换。一般可以将某种触发器经改接或附加一些门电路后实现转换。

1. T 触发器

如图 11-5 所示,把 JK 触发器的 J、K 端接在一起作为输入端便成为 T 触发器,也称为主从 T 触发器。T 端为触发器的控制端。当 T=0 时,时钟脉冲作用后触发器状态不变,即 $Q^{n+1}=Q^n$;当 T=1 时,触发器具有计数逻辑功能,每来一个 CP 脉冲,触发器就翻转一次。T 触发器的状态如表 11-4 所示。

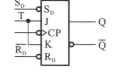

图 11-5 T 触发器

表 11-4 T 触发器状态表

T	Q^{n+1}
0	Q^n
1	$\overline{Q^n}$

2. D 触发器

如图 11-6(a)所示,D 触发器由 JK 触发器加非门电路组成,其逻辑符号如图 11-6(b)所示。D 触发器只有一个输入端,输入端接 J 端的同时,经非门反相后接 K 端。当 D=1,即 J=1 和 K=0 时,在 CP 的后沿触发器翻转(或保持)为 1 状态;当 D=0,即 J=0,K=1 时,在 CP 的后沿触发器翻转(或保持)为 0 状态。

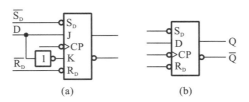

(a)　　　　　　(b)

图 11-6 D 触发器
(a) 逻辑图;(b) 逻辑符号

由上述可知,D 触发器具有这样的逻辑功能,它的输出状态随着输入 D 状态变化而变化,但总比输入状态的变化晚一步。设时钟脉冲的每一个脉冲算一步(一个工作节拍),某个时钟脉冲来到之后输出端 Q 的状态和该脉冲来到之前输入端 D 的状态一样,即 $Q^{n+1}=D^n$。状态如表 11-5 所示。D 触发器和 JK 触发器一样,常作为寄存器和计数器等的逻辑部件。

表 11-5 D 触发器状态表

D	Q^{n+1}
0	0
1	1

3. T′触发器

图 11-7(a)所示的是上升沿触发的 D 触发器的逻辑符号。为了与下降沿触发相区别,在时钟脉冲 CP 输入靠近方框处不加小圆圈。

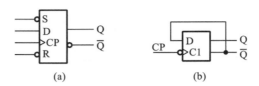

图 11-7 D 触发器及转换为 T′触发器

(a) 上升沿触发的 D 触发器逻辑符号;(b) T′触发器

如将 D 触发器的 D 端和 $\overline{Q}$ 相连,如图 11-7(b)所示,就转换为 T′触发器,它的逻辑功能是每来一个时钟脉冲就翻转一次,即 $Q^{n+1}=\overline{Q}^n$,具有计数功能。

4. 触发器的主要参数

描述触发器输入/输出特性的主要参数如下。

(1) 静态电流 $I′$:由于一个触发器是由多个门电路组成,门电路处于饱和或截止状态,静态电流是差别不大的。厂家规定,当所有输出端和输入端悬空时,电源向触发器提供的电流,表明了该触发器的空载功耗。

(2) 输出电平:当触发器为"1"态或"0"态时,在 Q 端和 $\overline{Q}$ 端对地的高电平 V_{OH} 和低电平 V_{OL}。

(3) 传输延迟时间 t_{pd}:是指从触发信号到达时刻开始,到触发器输出状态稳定建立时刻为止这段时间,称为触发器的延迟时间。触发器输出由高电平变为低电平时的传输延迟时间为 t_{pHL} 和由低电平变为高电平时的传输延迟时间为 t_{pLH},一般 t_{pHL} 和 t_{pLH} 是不相等的。手册上一般只给出平均传输延迟时间 t_{pd}:

$$t_{pd} = \frac{t_{pLH} + t_{pHL}}{2}$$

例如,集成双 D 触发器 74LS74 的 t_{pd} 为 150 ns。

(4) 时钟频率 $f_{(max)}$:是指触发器在计数正常工作状态下,所允许的最高时钟频率,表明了触发器的工作速度的一个指标。

第二节　常用时序逻辑电路

一、时序逻辑电路的基本概念

从输入和输出状态看,组合逻辑电路在任一时刻的输出信号仅与当时的输入信号相关,时序逻辑电路在任何时刻输出不仅与当时的输入有关,而且还与该逻辑电路的原有状态有关。因此,时序逻辑电路中必须含有存储电路,将由它将某一时刻之前的电路状态保存下来。从结构上看,时序逻辑电路一般是由触发器和组合逻辑电路两部分组成,因触发器具备存储和记忆的能力,所以时序逻辑电路的状态由触发器记忆和表征。因此,时序逻辑电路具有以下特点:

(1) 时序逻辑电路由组合逻辑电路和存储电路构成。

(2) 电路的工作状态与时间因素有关,即电路的工作输出状态是由电路的输入和原有的状态共同来决定。

按触发器时钟信号接入的方式不同,时序逻辑电路分为同步时序逻辑电路和异步时序逻辑电路两大类。

(1) 同步时序逻辑电路:在同步时序逻辑电路中,同一个时钟脉冲源控制着存储电路内所有触发器的时钟。因电路的状态是在统一的时钟脉冲 CP 控制下,同时变化的。

(2) 异步时序逻辑电路:也就是说,电路中没有统一的时钟脉冲信号,即电路中各个触发器时钟脉冲是不同的,因此各个触发器的状态变化是不一致的。任何输入信号的变化都可能立刻引起异步时序逻辑电路状态的变化。

二、寄存器

寄存器是主要由触发器组成的一种基本时序逻辑电路,用来存放系统中的数据或代码,它的应用十分广泛。在各种数字电路中常将需要处理的数据或代码先存放起来,以便需要时随时取用。一个触发器存放 1 位二进制代码,把 n 个这样的触发器组合起来,就能存储 n 位二进制代码。根据寄存器有无移位功能,寄存器分为基本寄存器和移位寄存器两类。

1. 基本寄存器

基本寄存器具有接收数据、存放数据和清除原有数码三种功能。如图 11-8 所示的电路,它是一个由 D 触发器组成的 4 位数码寄存器,对数码具有暂存功能(锁存器)。寄存器工作时,$\overline{R_D}$ 为高电平。$\overline{R_D}$ 为异步复位(清零)端,低电平有效。其作用是清除寄存器中原有的数码,使 4 个触发器全部置 0,即 $Q_0 Q_1 Q_2 Q_3 = 0000$。例如,数码 $D_0 D_1 D_2 D_3 = 1100$ 被送到寄存器的输入端,当寄存指令脉冲的上升沿到达时,由 D 触发器的特性可知,触发器的输出状态由输入状态决定,即 $Q_0^{n+1} Q_1^{n+1} Q_2^{n+1} Q_3^{n+1} = 1100$,于是输入端的数码被存入寄存器中。a、b、c、d 四个与非门组成数码取出控制电路,在取出指令到来之前,其输出均为低电平 0 态。由图 11-8 所示的电路可以知道,此寄存器的 4 个 D 触发器是同时输入,其输出状态也是同时建立起来的,我们将这种输入、输出方式称为并行输入、并行输出方式。

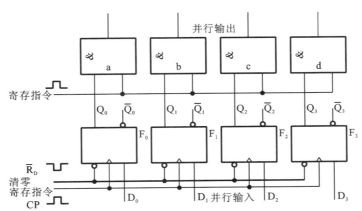

图 11-8 由 D 触发器组成的 4 位数码寄存器

74LS375、74HC173、74HCZC299、CC4076、CC40106 等是常用的 4 位双稳态锁存器。74LS375 是 4 位 D 锁存器,以它为例说明其内部结构和功能。其逻辑图如图 11-9 所示,外引脚图如图 11-10 所示,功能表如表 11-6 所示。

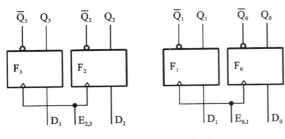

图 11-9 74LS375 逻辑图

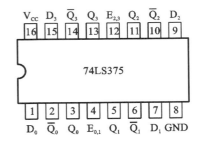

图 11-10 74LS375 外引脚排列图

由功能表可知 74LS375 有如下 2 个功能:

(1)接收数码:当 $E_{0,1}$(或 $E_{0,2}$)$=1$,$Q^{n+1}=D$,数码存入寄存器。

(2)锁存数码:当 $E_{0,1}$(或 $E_{0,2}$)$=0$,无论输入如何变化,寄存器的输出状态不变,具有锁存功能。

表 11-6　74LS375 功能表

输　　入		输　　出		功 能 说 明
D	$E_{0,1}$（或 $E_{0,2}$）	Q	$\overline{Q}$	
0	1	0	1	接收 0
1	1	1	0	接收 1
×	0	不改变		锁存数码

2. 移位寄存器

有时除了寄存数据或代码外，为了处理数据，需要将寄存器中的各位数据在移位控制信号作用下，依次向高位或低位移动 1 位。我们将具有移位功能的寄存器称为移位寄存器。所以移位寄存器除了具有基本寄存器的功能以外，还能在移位脉冲（时钟脉冲）的控制下，将寄存的数码向左移位或者向右移位；数码的输入、输出方式可以是串行的，也可以是并行的，因此能方便地进行串行码和并行码之间的转换。移位寄存器分为单向移位寄存器和双向移位寄存器。

（1）单向移位寄存器：把多个触发器串联起来，就可以构成一个移位寄存器。如图 11-11（a）所示，是由 4 个 D 触发器组成的四位单向移位寄存器电路，可以实现触发器的状态依次移入右侧相邻的触发器中。由一个移位时钟脉冲 CP 信号控制 4 个触发器的时钟输入端。从左至右每个触发器的输出接到下一个触发器的输入，数码从触发器 F_0 输入端输入。

其工作原理如下：由 D 触发器的逻辑功能 $Q^{n+1}=D$ 可知，只要来一个移位脉冲，输入端就有一位数码移入和每个触发器的状态都依次移入右侧相邻的触发器中。移位一次，存入一个新数码，在连续 4 个移位脉冲之后，4 位数码从高位至低位全部移入寄存器中存放。例如，假设移位寄存器的初始状态是 0000，现将数码 $D_3D_2D_1D_0$（1101）从高位移至低位，数码在移位寄存器中移位情况如表 11-7 所示。从表中可以看到，第 4 个移位时钟脉冲过去后，触发器的输出状态 $Q_3Q_2Q_1Q_0$ 为 1101，与输入数码是一致的。

数码取出的方式也有并行和串行两种。所谓并行输出就是在第 4 个移位时钟脉冲之后，从 4 个触发器的 Q 端并行输出数码；而串行输出就是在 F_3 的 Q_3 端再经过 4 个移位时钟脉冲逐位移出。图 11-11（b）描述了串行数码 1101 向右移位输入、输出过程中，各触发器 Q 端的电压变化情况，可见第 8 个脉冲过后，1101 全部从寄存器中移出。

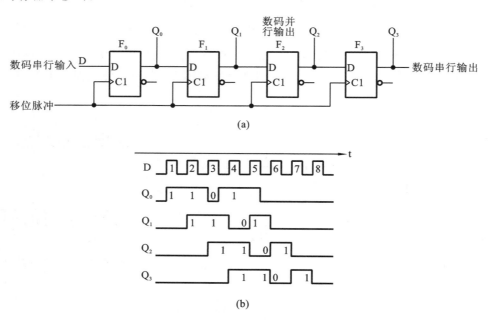

（a）

（b）

图 11-11　由 D 触发器组成的四位单向移位寄存器及工作波形图

表 11-7 四位右移寄存器中数码移动情况

数码输入	移位脉冲	触发器现态				触发器次态				工作过程说明
D_1	CP	Q_0^n	Q_1^n	Q_2^n	Q_3^n	Q_0^{n+1}	Q_1^{n+1}	Q_2^{n+1}	Q_3^{n+1}	
1	↑	0	0	0	0	1	0	0	0	右移 1 位
1	↑	1	0	0	0	1	1	0	0	右移 2 位
0	↑	1	1	0	0	0	1	1	0	右移 3 位
1	↑	0	1	1	0	1	0	1	1	右移 4 位

注:↑表示 CP 脉冲上升沿触发。

（2）双向移位寄存器:双向移位寄存器既可以实现左移（由高位到低位）,又可以实现右移（由低位到高位）,应用十分灵活。图 11-12 所示的是集成双向移位寄存器 74LS194 的外引脚图,功能表如表 11-8 所示。

表 11-8 74LS194 功能表

输 入									输 出				功能说明
$\overline{R_D}$	控制信号		串行输入			并行输入								
	S_1	S_0	CP	D_{1L}	D_{1R}	D_0	D_1	D_2	D_3	Q_0^{n+1}	Q_1	Q_2	Q_3	
0	×	×	×	×	×	×	×	×	×	0	0	0	0	异步清零
1	×	×	0	×	×	×	×	×	×	Q_0^n	Q_1^n	Q_2^n	Q_3^n	
1	1	1	↑	×	×	d_0	d_1	d_2	d_3	d_0	d_1	d_2	d_3	同步置数
1	0	1	↑	×	1	×	×	×	×	1	Q_0^n	Q_1^n	Q_2^n	右移位
1	0	1	↑	×	0	×	×	×	×	0	Q_0^n	Q_1^n	Q_2^n	右移位
1	1	0	↑	1	×	×	×	×	×	Q_1^n	Q_2^n	Q_3^n	1	左移位
1	1	0	↑	0	×	×	×	×	×	Q_1^n	Q_2^n	Q_3^n	0	左移位
1	0	0	×	×	×	×	×	×	×	Q_0^n	Q_1^n	Q_2^n	Q_3^n	保持

注:↑表示从低电平到高电平 1 表示高电平 0 表示低电平 ×表示不定

由功能表可知,74LS194 具有如下功能。

（1）清除功能:$\overline{R_D}$ 为异步置 0 端,当 $\overline{R_D}=0$ 时,无论其他输入端为何状态,都使 $Q_0Q_1Q_2Q_3=0000$。

（2）同步置数:S_1 和 S_0 是两个控制端,可取得 4 种控制信号（$S_1S_0=00,01,10,11$）,使寄存器完成 4 种不同的操作:保持、向右移位、向左移位、同步并行置数功能。当 $\overline{R_D}=1,S_1S_0=11$ 时,在 CP 上升沿作用下,寄存器并行置数。$Q_0Q_1Q_2Q_3=d_0d_1d_2d_3$。

（3）右移位操作:当 $\overline{R_D}=1,S_1S_0=01$ 时,在 CP 上升沿的作用下,$Q_1=Q_0^n,Q_2=Q_1^n,Q_3=Q_2^n$,寄存器向右移位。

（4）左移位操作:当 $\overline{R_D}=1,S_1S_0=10$ 时,在 CP 上升沿作用下,$Q_0=Q_1^n,Q_1=Q_2^n,Q_2=Q_3^n$,寄存器向左移位。

（5）记忆保持:当 $\overline{R_D}=1,S_1S_0=00$ 时,无论其他输入端为何状态,寄存器都保持原态。

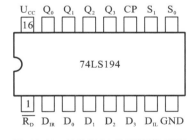

图 11-12 74LS194 外引脚排列图

三、计数器

计数器的基本功能是统计时钟脉冲的个数,它是电子计算机和数字逻辑系统中的基本逻辑器件。它可以进行加法计数,也可以进行减法计数,或者进行两者兼有的可逆计数。计数器的种类很多,按进位制来分,有二进制计数器、十进制计数器等多种计数器。以下我们主要讨论二进制加法计数器和十进制加法计数器。

二进制只有 0 和 1 两个数码。所谓二进制加法,就是逢二进一,即 0＋1＝1,1＋1＝10。也就是当本位是 1,再加 1 时,本位便变为 0,并向高位进位,使高位加 1。

由于触发器只有 1 和 0 两个状态,所以一个触发器可以表示 1 位二进制数。如果要表示 n 位二进制数,则用 n 个触发器。表 11-9 所示的为 4 位二进制加法计数器的状态表。

表 11-9 4 位二进制加法计数器的状态表

计数脉冲	二 进 制 数				十进制数	计数脉冲	二 进 制 数				十进制数
	Q_3	Q_2	Q_1	Q_0			Q_3	Q_2	Q_1	Q_0	
0	0	0	0	0	0	9	1	0	0	1	9
1	0	0	0	1	1	10	1	0	1	0	10
2	0	0	1	0	2	11	1	0	1	1	11
3	0	0	1	1	3	12	1	1	0	0	12
4	0	1	0	0	4	13	1	1	0	1	13
5	0	1	0	1	5	14	1	1	1	0	14
6	0	1	1	0	6	15	1	1	1	1	15
7	0	1	1	1	7	16	0	0	0	0	16

1. 异步二进制加法计数器

由表 11-9 可知,每来一个计数脉冲,最低位触发器翻转一次,而高位触发器是在相邻的低位触发器从 1 变为 0 进位时翻转。因此,可用 4 个主从型 JK 触发器来组成 4 位异步二进制加法计数器,如图 11-13(a)所示。

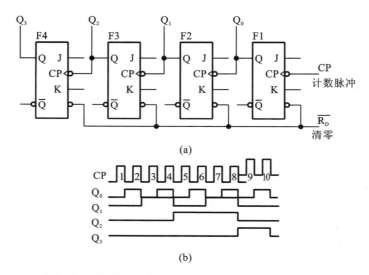

(a)

(b)

图 11-13 主从型 JK 触发器组成的 4 位异步二进制加法计数器及其工作波形

在开始计数前先清零,使计数器处于 0000 状态。由于每个触发器的 JK 端悬空,相当于接 1,故具有计数功能。当第一个计数脉冲下跳沿来到后 Q_0 由 0 态变为 1 态,即 $Q_0＝1$,计数器为 0001 状态;当第二个计数脉冲输入下跳沿来到后 Q_0 由 1 态变为 0 态。F_0 从 1 变为 0 时,其波形后沿下跳,触发 F_1,使其从 0 翻转为 1,$Q_1＝1$,计数器为 0010 状态。其余以此类推。

由上述可知,触发器的进位脉冲从 Q 端输出送到相邻高位触发器的 CP 端,这符合主从型触发器在输入正脉冲的后沿触发的特点;由于计数脉冲不是同时加到各位触发器的 CP 端,而只加到最低位触发器,其他各位触发器则由相邻低位触发器输出的进位脉冲来触发,因此它们的状态的变换有先有后,是异步的,所以称为"异步"加法计数器。该计数器的工作波形如图 11-13(b)所示。

二进制异步加法计数器种类很多,现以中规模集成电路 74LS93 为例说明其功能及应用。74LS93 是一种 4 位二进制加法计数器,它的内部逻辑图和外引脚图如图 11-14 所示。功能表如表 11-10 所示。

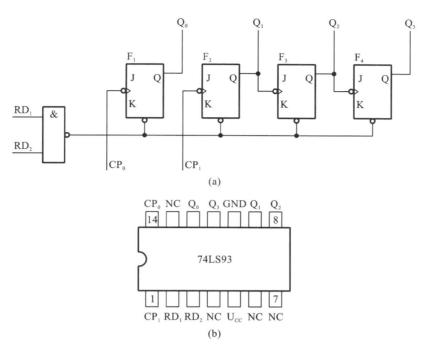

(a)

(b)

图 11-14 74LS93 **逻辑图和外引脚图**

（a）内部逻辑图；（b）外引脚线排列图

表 11-10 74LS93 **的功能表**

清 零 输 入		输 出 状 态				功 能
RD_1	RD_2	Q_0	Q_1	Q_2	Q_3	
1	1	0	0	0	0	清零
0	$\times$					计数
$\times$	0					计数

该芯片有两个异步清零端，当 RD_1、RD_2 同时为高电平时，$Q_0 Q_1 Q_2 Q_3 = 0000$，计数器禁止计数。计数器工作时，要求 RD_1、RD_2 至少一个为低电平。74LS93 的应用有以下几个方面。

（1）对时钟脉冲信号二分频：若计数脉冲 CP 加到 CP_0 端，每输入一个 CP 触发器 F_1 将翻转一次，其 Q_0 和 CP 波形的变化情况如图 11-15 所示。从图中可以看出，Q_0 波形的周期是 CP 波形周期的 2 倍，或者说 Q_0 波形的频率是 CP 波形频率的 1/2，把这一结果称为 Q_0 对时钟脉冲 CP 的二分频。

（2）构成 3 位二进制加法计数器：当计数脉冲加到 CP_1 端，此时由于 F_2、F_3、F_4 都是 T′ 触发器，每输入一个 CP（下降沿触发），Q_1 就要翻转一次，当 Q_1 出现下降沿时，Q_2 翻转，Q_2 出现下降沿时，Q_3 翻转。这样 Q_1、Q_2、Q_3 与 CP 脉冲的变化就构成了 3 位二进制加法计数器，Q_1、Q_2、Q_3 与 CP 脉冲的波形变化如图 11-16 所示。从图中可以看出，Q_1 对 CP 二分频，Q_2 对 Q_1 二分频，Q_3 对 Q_2 二分频，则 Q_3 对 CP 八分频。

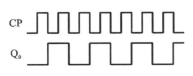

图 11-15 CP 加到 CP_0 端时的波形

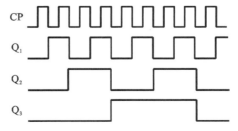

图 11-16 CP 脉冲和 Q_1、Q_2、Q_3 的波形图

（3）构成 4 位二进制加法计数器：当计数脉冲 CP 加到 CP_0，并将 Q_0 与 CP_1 相连，$Q_3Q_2Q_1Q_0$ 为输出端，这样就构成了 4 位二进制加法计数器。

（4）用反馈归零法构成 8421 码十进制计数器：从图 11-17 可以看出，74LS93 构成的 4 位二进制加法计数器有 16 个状态，它的前 10 个数 0000～1001 正好是 8421 码的 0～9，若计到 1001 时，再输入一个脉冲（即 1010）电路能回到 0000，则该电路就是一个按 8421 码变化的十进制加法计数器。利用电路的异步清零端即可实现上述功能，图 11-17 所示的电路便是其中方法之一。当计数到第 10 个 CP 时，$Q_3 = Q_1 = 1$，立即通过反馈使与非门 G 的输出为 0，$R_{D1} = R_{D2} = 1$，$Q_3Q_2Q_1Q_0 = 0000$。$Q_3Q_2Q_1Q_0 = 1010$ 只经过了短暂的瞬间，称为过渡状态。

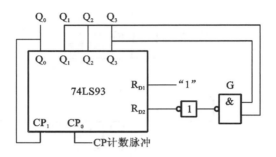

图 11-17　用反馈归零法构成十进制计数器

2. 同步二进制加法计数器

如果计数器还由 4 个主从型 JK 触发器组成，根据表 11-9 可得出各位触发器的 J、K 端的逻辑关系式：

（1）第一位触发器 F_0，每来一个计数脉冲就翻转一次，故 $J_0 = K_0 = 1$。

（2）第二位触发器 F_1，在 $Q_1 = 1$ 时再来一个脉冲才翻转，故 $J_1 = K_1 = Q_0$。

（3）第三位触发器 F_2，在 $Q_1 = Q_0 = 1$ 时再来一个脉冲才翻转，故 $J_2 = K_2 = Q_1 Q_0$。

（4）第四位触发器 F_3，在 $Q_2 = Q_1 = Q_0 = 1$ 时再来一个脉冲才翻转，故 $J_3 = K_3 = Q_2 Q_1 Q_0$。

由上述逻辑关系式可得出图 11-18 所示的 4 位同步二进制加法计数器的逻辑图。由于计数脉冲同时加到各位触发器的 CP 端，它们的状态变换和计数脉冲同步，故称为"同步"计数，同步计数器的计数速度较异步计数器的快。图中，每个触发器有多个 J 端和 K 端，J 端之间和 K 端之间都是"与"的逻辑关系。

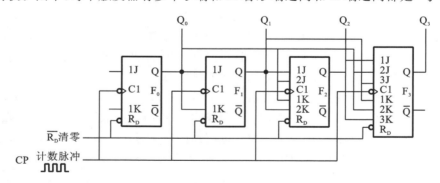

图 11-18　主从型 JK 触发器组成的 4 位同步二进制加法计数器

在上述的 4 位同步二进制加法计数器中，能计的最大十进制数为 $2^4 - 1 = 15$。n 位二进制加法计数器能计的最大十进制数为 $2^n - 1$。

3. 集成电路计数器

中规模集成电路 74LS161 是一种同步 4 位二进制（二-十六进制）可预置计数器，其外引脚图和符号如图 11-19 所示。

图中 Q_3、Q_2、Q_1、Q_0 是计数器由高到低的状态输出端，CCO 是动态进位输出端，用来作级联时的进位信号，高电平有效。$\overline{LD}$ 为同步置数控制端，D_3、D_2、D_1、D_0 是预置数的数据输入端，$\overline{R_D}$ 是异步清零端，CP 是计数脉冲输入端，ET、EP 是允许输入端（也称使能端）。其功能表如表 11-11 所示，其功能简述如下。

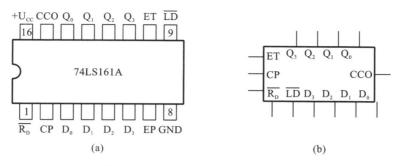

图 11-19 74LS161A 外引脚图和符号

表 11-11 74LS161A 功能表

输入控制端		输 出 端							功　能
$\overline{R_D}$	$\overline{LD}$	ET	EP	CP	Q_0	Q_1	Q_2	Q_3	
0	×	×	×	×	0	0	0	0	异步清零
1	0	×	×	↑	d_0	d_1	d_2	d_3	同步预置数
1	1	1	1	↑					计数
1	1	0	×	×	Q_0^n	Q_1^n	Q_2^n	Q_3^n	保持原来状态
1	1	×	0	×	Q_0^n	Q_1^n	Q_2^n	Q_3^n	保持原来状态

1）直接置 0（异步清零）功能

直接清零端$\overline{R_D}$与各个触发器的直接置 0 端相连，当$\overline{R_D}=0$ 时，无论 CP 为何状态，计数器立即清零，因此也把这种不需要时钟脉冲的清零称为异步清零。

2）预置数功能（送入数据功能）

当$\overline{R_D}=1$，$\overline{LD}=0$ 时，对 ET、EP 无要求。在时钟脉冲上升沿的作用下，能将输入端的数据 $d_0 d_1 d_2 d_3$ 送到 $Q_0 Q_1 Q_2 Q_3$ 中。

3）保持功能

当$\overline{R_D}=1$，$\overline{LD}=1$ 时，对 ET、EP 中至少有一个是低电平，即 ET·EP＝0 时，计数器停止计数，Q_0、Q_1、Q_2、Q_3 保持原态。

4）计数功能

当$\overline{R_D}=1$，$\overline{LD}=1$，ET·EP＝1 时，在 CP 脉冲上升沿作用下，计数器进行 4 位二进制的加法计数。当计满至 1111 时，进位输出 CCO＝1，表示低 4 位计满，向高位进 1。

4. 十进制计数器

二进制计数器结构简单，但是读数不习惯，所以在有些场合采用十进制计数器较为方便。十进制计数器是在二进制计数器的基础上得出的，用 4 位二进制数来代表十进制的每一位数，所以也称为二-十进制计数器。由表 10-9 可知，可取 4 位二进制数前面的 0000～1001 来表示十进制的 0～9 十个数码，而去掉后面的 1010～1111 六个数。也就是计数器计到第九个脉冲再来一个脉冲时，即由 1001 变为 0000。经过十个脉冲循环一次。与二进制加法计数器比较，来第十个脉冲不是由 1001 变为 1010，而是恢复 0000。

综上所述，十进制计数器可以用 4 个分立的 JK 触发器来组成，更方便的是用集成电路计数器来组成。现介绍用集成电路 74LS161A 和一些控制门电路来组成的十进制计数器，应用电路如图 11-20 所示。

将计数器的输出端 Q_3 和 Q_0 通过与非门 G 连到$\overline{LD}$端，而置数端 $D_0 D_1 D_2 D_3$＝0000（接地），当计数器处于计数而且未计到 9（1001）时，Q_0 和 Q_3 中必然有一个为 0，与非门 G 的输出为 1，即$\overline{LD}=1$，没有预置数功能，计数器继续计数。当计数器处于计到 9（1001）时，Q_3 和 Q_0 同时为 1，与非门 G 的输出为 0，即$\overline{LD}$＝0，计数器处于置数的前期状态。在下一个计数脉冲 CP 的上升沿（即第 10 个计数脉冲）作用后，计数器将预置数 $D_0 D_1 D_2 D_3$＝0000 送入 $Q_0 Q_1 Q_2 Q_3$。计数器的状态从 1001 返回至 0000，此时 $Q_0=Q_1=0$，$\overline{LD}$＝1，计数器又继续开始新一周期的计数。

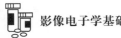

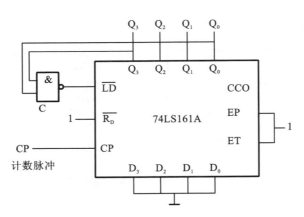

图 11-20　74LS161A 构成十进制计数器

　　根据上述原理,74LS161A 和一些控制门电路可以连接成二-十五进制中的任意进制的计数器。当然,用这种方法构成的任意进制计数器,其计数状态都是由 0000 开始的。

　　中规模集成电路计数器的种类很多,常用的十进制计数器有 TTL 型的 74HC160A、74HC162A、74HC190、74HC192、74HC290 等和 COM 型的 CC4017、CC40106、CCCC4510 等,可根据实际需要,查阅资料,选择最符合实际需要的品种。

本章小结

　　1. 触发器是一种能存储和记忆二进制信息的元件,有互补输出端 Q、$\overline{Q}$,它是构成时序逻辑电路的基本单元,它的输入、输出关系可以用状态表来反映。

　　2. 按逻辑功能不同,触发器有基本 RS 触发器、同步 RS 触发器、主从 JK 触发器、D 触发器、T 触发器和 T' 触发器等。各种触发器之间可以相互转换。

　　3. 时序逻辑电路具有两个特点:一是逻辑功能上,时序逻辑电路的输出不仅与输入有关,而且还与电路原来的状态有关;二是电路结构上,时序逻辑电路包含存储电路,而且存储电路的输出要反馈到输入端作为输入信号的一部分,共同确定输出的状态。

　　4. 寄存器具有接收、存放和清除数码的功能,由触发器组成,属于时序逻辑电路。寄存器分为基本寄存器和移位寄存器,前者能存储数码,每位触发器之间没有任何联系,移位寄存器不仅能暂存数据,而且有移动数码的功能,由多位触发器组成,相邻触发器之间存在着联系。

　　5. 计数器是一个能累计脉冲中数目的时序逻辑电路,它不仅可用来计脉冲数,还可实现数字系统的定时、分频和执行数字运算以及其他特定的逻辑功能。

　　6. 计数器按进位规律分类,有二进制计数器、十进制计数器和任意进制计数器。按触发器的翻转次序,计数器有同步计数器和异步计数器,还有可预置数和可编程序功能计数器等。目前,无论是 TTL 还是 CMOS 集成电路,都有品种较齐全的中规模集成计数器。只要借助于器件手册提供的信息,便能正确地运用这些器件。

习题

　　11-1　试分析图 11-21 所示的由或非门构成的基本 RS 触发器的工作原理。

　　11-2　同步 RS 触发器电路结构上有什么特点? CP 时钟脉冲的作用是什么?

　　11-3　图 11-22 所示的为由与非门组成的基本 RS 锁存器,为使锁存器处于置"1"状态,其 $\overline{S} \cdot \overline{R}$ 应为_____。

　　A. $\overline{S} \cdot \overline{R} = 00$　　　　B. $\overline{S} \cdot \overline{R} = 01$　　　　C. $\overline{S} \cdot \overline{R} = 10$　　　　D. $\overline{S} \cdot \overline{R} = 11$

　　11-4　在同步 RS 触发器电路中,若输入 S,R 和 CP 的波形如图 11-23(a)、(b)所示,试分别画出对应

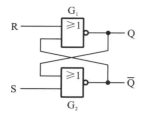

图 11-21 题 11-1 图

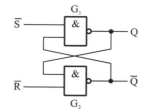

图 11-22 题 11-3 图

的输出 Q 和 $\overline{Q}$ 端的波形,设 Q 的初始状态为 0。

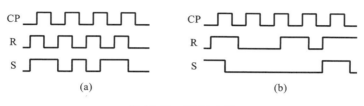

(a)   (b)

图 11-23 题 11-4 图

11-5 电路如图 11-24 所示,假设电路中各触发器的当前状态 $Q_2Q_1Q_0$ 为 100,请问在时钟作用下,触发器下一状态 $Q_2Q_1Q_0$ 为_____。

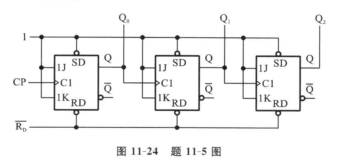

图 11-24 题 11-5 图

A. 101   B. 100   C. 011   D. 000

11-6 有一上升沿触发的 JK 触发器如图 11-25(a)所示,已知 CP、J、K 信号波形如图 11-25(b)所示,画出 Q 端的波形(设触发器的初始态为 0)。

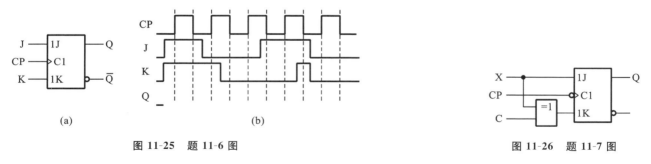

(a)   (b)

图 11-25 题 11-6 图

图 11-26 题 11-7 图

11-7 有一简单时序逻辑电路如图 11-26 所示,试写出当 C=0 和 C=1 时,电路的状态方程 Q^{n+1},并说出各自实现的功能。

11-8 在图 11-27(a)所示的 4 个边沿触发器中,若已知 CP、A、B、C 的波形如图 11-27(b)所示,试对应画出各个触发器输出 Q 端的波形。设触发器的初始状态均为 0。

11-9 在下降沿触发的 D 锁存器电路中,若输入 D、CP 的波形如图 11-28(a)、(b)所示,试分别对应地画出输出 Q 和 $\overline{Q}$ 端的波形。

11-10 电路如图 11-29 所示。实现 $Q^{n+1}=\overline{Q^n}$ 的电路是_____。

11-11 由 JK 触发器和 D 触发器构成的电路如图 11-30(a)所示,各输入端波形如图 11-30(b)所示,当各个触发器的初态为 0 时,试画出 Q_0 和 Q_1 端的波形,并说明此电路的功能。

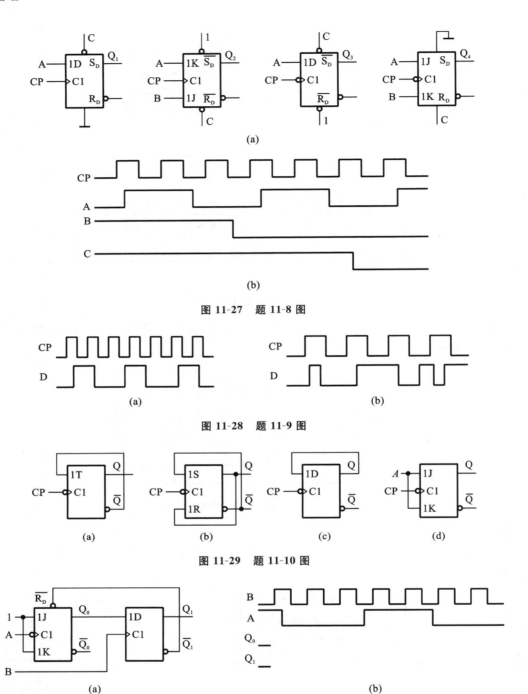

图 11-27 题 11-8 图

图 11-28 题 11-9 图

图 11-29 题 11-10 图

图 11-30 题 11-11 图

11-12 边沿触发器电路如图 11-31(a)所示。试根据图 11-31(b)所示的 CP、A 的波形,对应画出输出 Q_1 和 Q_2 的波形。

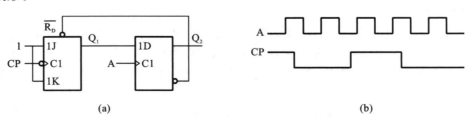

图 11-31 题 11-12 图

11-13 试用 4 个 D 触发器组成 4 位移位寄存器。

11-14 试用下降沿触发的 JK 触发器构成 4 位数码寄存器。

11-15 时序电路如图 11-32(a)所示。给定 CP 和 A 的波形如图 11-32(b)所示,画出 Q_1、Q_2、Q_3 的波形,假设初始状态为 0。

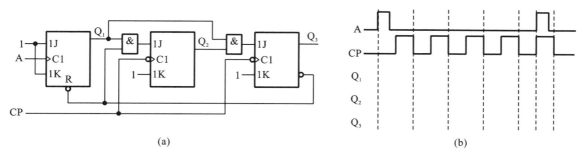

(a)   (b)

图 11-32 题 11-15 图

11-16 用 74LS161 构成十一进制计数器。要求分别用"清零法"和"置数法"实现。

11-17 同步 4 位二进制加法计数器 74LS161 构成如图 11-33 所示的电路,分析该电路为几进制计数器。

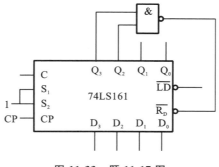

图 11-33 题 11-17 图

第十二章　模拟信号与数字信号的相互转换

学习目标

掌握数模转换器的基本原理,掌握模数转换器的一般步骤和基本原理;熟悉常见集成数模转换器和模数转换器的应用;了解数模转换器和模数转换器的技术指标。

本章主要介绍了数模转换器和模数转换器的基本原理,为集成数模转换器和模数转换器的应用打下基础。

第一节　概　　述

自然界中的物理量,如力、光、电、声、热等,大多都是连续变化的模拟信号。随着数字电子技术的飞速发展,用数字系统(如计算机)对模拟信号进行处理和运算成为一种趋势。为了能够使用数字系统处理模拟信号,首先必须将模拟信号转换成相应的数字信号。此外,往往还需要将处理和运算后的数字信号转换为模拟信号进行输出,以满足显示、控制等要求。由此可见,在模拟系统和数字系统之间,需要一座"桥梁",其功能是实现模拟信号和数字信号的相互转换。

我们把从模拟信号到数字信号的转换称为模数转换(analog to digital conversion),简称为 AD 转换,把从数字信号到模拟信号的转换称为数模转换(digital to analog conversion),简称为 DA 转换。同时,将实现 AD 转换的装置称为模数转换器,简称为 AD 转换器或 ADC;将实现 DA 转换的装置称为数模转换器,简称为 DA 转换器或 DAC。

图 12-1 是一个典型的数字 X 线成像系统原理框图。如图 12-1 所示,X 线源透过人体后,探测器将探测到的 X 线信号转换成电信号,经放大、滤波等预处理环节后,再用 ADC 将模拟信号转换成数字信号,然后送入数字系统进行处理和运算,得到的数字图像数据可以进行显示、存储和传输。处理后的数字信号通过 DAC 转换成模拟信号,可以实现对 X 线成像过程的控制。

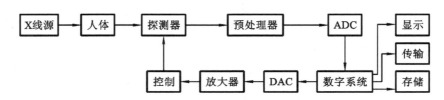

图 12-1　典型数字 X 线成像系统原理框图

本章将对 ADC 和 DAC 的基本原理进行简单介绍。考虑到 DAC 的基本原理比 ADC 的简单,而且在有些 ADC 中需要用到 DAC 作为内部反馈电路,所以本章首先讨论 DAC。

第二节 DAC

一、权电阻网络 DAC

数字信号是一组多位的二进制数,DAC 的目的就是将这组二进制数根据其数值按比例转换成电压或电流。图 12-2 是一个 4 位权电阻网络 DAC 的原理图,它由权电阻网络、4 个电子开关(S_3、S_2、S_1 和 S_0)和 1 个运算放大器组成。电路的输入是一个 4 位二进制数($D_4 = d_3 d_2 d_1 d_0$),运算放大器接成反相比例运算电路,其输出为模拟电压量 u_o。

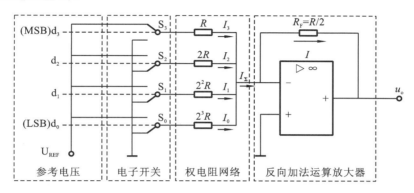

图 12-2 权电阻网络 DAC

S_3、S_2、S_1、S_0 4 个电子开关的状态分别受 4 位二进制代码 d_3、d_2、d_1、d_0 的控制。当 $d_i = 1$ 时,开关 S_i 接到参考电压 U_{REF} 上;当 $d_i = 0$ 时,开关 S_i 接地。

根据运算放大器工作在线性区时"虚短"的条件和欧姆定律,可得各支路流向运算放大器的电流:

$$I_3 = \frac{U_{REF}}{R} d_3$$

$$I_2 = \frac{U_{REF}}{2R} d_2$$

$$I_1 = \frac{U_{REF}}{2^2 R} d_1$$

$$I_0 = \frac{U_{REF}}{2^3 R} d_0$$

当反馈电阻为 $R/2$ 时,根据运算放大器工作在线性区时"虚断"的条件、基尔霍夫电流定律和欧姆定律可得

$$u_o = -\frac{U_{REF}}{2^4}(d_3 2^3 + d_2 2^2 + d_1 2^1 + d_0 2^0) = -\frac{U_{REF}}{2^4} D_4 \tag{12-1}$$

式(12-1)表明,输出的模拟电压量正比于输入的数字量,从而实现了由数字信号到模拟信号的转换。

对于 n 位的权电阻网络 DAC,当反馈电阻为 $R/2$ 时,输出电压的表达式可写为

$$u_o = -\frac{U_{REF}}{2^n}(d_{n-1} 2^{n-1} + d_{n-2} 2^{n-2} + \cdots + d_1 2^1 + d_0 2^0) = -\frac{U_{REF}}{2^n} D_n \tag{12-2}$$

可以看出,u_o 的最大变化范围是 $0 \sim -\frac{2^n - 1}{2^n} U_{REF}$。

权电阻网络 DAC 的优点是电路结构简单,所用电阻元件较少;缺点是电阻的阻值相差较大,造成精度不高,尤其是在输入信号的位数较多时,这个问题尤为突出,这给集成电路的设计和制作带来很大的困难。下面介绍的倒 T 形电阻网络 D/A 转换器可以解决这个问题。

二、倒 T 形电阻网络 DAC

倒 T 形电阻网络 DAC,也叫 R-2R 型 DAC。图 12-3 是一个 4 位倒 T 形电阻网络 DAC 的原理图。它由 R 和 $2R$ 构成的倒 T 形电阻网络、4 个电子开关(S_3、S_2、S_1 和 S_0)和 1 个运算放大器组成。电路的输入是 4 位二进制数($D_4 = d_3 d_2 d_1 d_0$),运算放大器接成反相比例运算电路,其输出为模拟电压量 u_o。

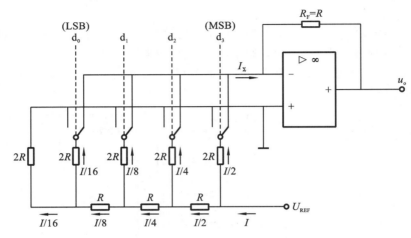

图 12-3 倒 T 形电阻网络 DAC

同理,电子开关 S_3、S_2、S_1、S_0 分别受 4 位二进制代码 d_3、d_2、d_1、d_0 的控制。根据运算放大器工作在线性区时"虚短"的条件可知,无论开关 S_3、S_2、S_1、S_0 接到哪一边,都相当于接地电位,因此流过每条支路的电流都不变。输入的数字信号 d_3、d_2、d_1、d_0 所控制的只是流过每条支路的电流是否流入运算放大器形成总电流 i_Σ。如果令 $d_i = 1$ 时,开关 S_i 接到运算放大器反相输入端,此时支路电流流入运算放大器形成总电流 i_Σ;而当 $d_i = 0$ 时,开关 S_i 接到运算放大器同相输入端,此时支路电流不流入运算放大器形成总电流 i_Σ。

假设总电流 $i_\Sigma = I$,根据电路中电阻网络的连接方式,可以计算出每条支路上的电流分别为 $\frac{I}{2}$、$\frac{I}{4}$、$\frac{I}{8}$、$\frac{I}{16}$,则根据基尔霍夫电流定律可知

$$i_\Sigma = \frac{I}{2}d_3 + \frac{I}{4}d_2 + \frac{I}{8}d_1 + \frac{I}{16}d_0 \tag{12-3}$$

当 $R_F = R$ 时,运算放大器的输出电压为

$$u_o = -Ri_\Sigma = -\frac{U_{REF}}{2^4}(d_3 2^3 + d_2 2^2 + d_1 2^1 + d_0 2^0) \tag{12-4}$$

对于 n 位输入的倒 T 形电阻网络 DAC,当 $R_F = R$ 时,输出电压与输入数字量之间的表达式为

$$u_o = -\frac{U_{REF}}{2^n}(d_{n-1} 2^{n-1} + d_{n-2} 2^{n-2} + \cdots + d_1 2^1 + d_0 2^0) = -\frac{U_{REF}}{2^n}D_n \tag{12-5}$$

上式与权电阻网络 DAC 的输出电压表达式(12-2)具有完全相同的形式。

倒 T 形电阻网络 DAC 电路结构中的电子开关在地和"虚地"之间转换,各支路电流始终不变,因此不需要电流建立时间,提高了转换速度。倒 T 形电阻网络中的电阻取值只有 R 和 $2R$ 两种,便于集成,是目前 DAC 中用得最多的一种。

三、DAC 的主要技术参数

(1) 分辨率(resolution):分辨率通常用输入二进制数码的位数表示,如 8 位、12 位、16 位等。在分辨率为 n 位的 DAC 中,输入代码从 00…00 到 11…11 能表示 2^n 个不同的输出模拟电压的数值。因此,分辨率表示 DAC 在理论上可以达到的精度。另外,分辨率也可以用 DAC 能够分辨出来的最小电压来表示,

即用输入二进制代码只有最低有效位为1（即00…01）时的输出电压与输入二进制代码全为1（即11…11）时的输出电压之比来表示。

例如,10 位 DAC 的分辨率为

$$\frac{1}{2^{10}-1}=\frac{1}{1023}\approx 0.001$$

当参考电压为 4.096 V 时,其能够分辨的最小电压为 0.004 V。DAC 的位数越多,分辨输出最小电压的能力越强。

（2）转换误差（conversion error）：是指实际的 DA 转换性能和理想转换特性之间的最大误差。一般用输入数字量的最低位（LSB）的倍数表示转换误差。

（3）转换时间（conversion time）：是指从输入数字信号起,到输出电压或电流达到稳定值所需要的时间。一般 DAC 的位数越多,转换时间越长。

（4）线性度（linearity）：线性度用非线性误差的大小表示 DA 转换的线性度,并且把理想的输入输出特性的偏差与满刻度输出之比的百分数定义为非线性误差。在转换器电路设计中,一般要求非线性误差不大于±1/2LSB。

四、集成 DAC

早期的 DAC 是由分立元件组成的,随着集成电路技术的实现和不断发展,DAC 目前已经实现了由分立元件到单片集成的革命性发展。目前,市场上比较有名的 DAC 和 ADC 生产制造商主要有德州仪器（Texas Instruments, TI）、亚德诺半导体（Analog Devices Inc, ADI）、国家半导体（National Semiconductor, NS）、美信（MAXIM）等。这些国际公司研发实力雄厚,其产品占据着此类高端芯片的大部分市场。

集成 DAC 芯片种类繁多,功能和性能也存在差异,按其性能不同,常用的有通用、高速和高精度等；按其输入方式不同,有并行输入和串行输入两种；按其输出模拟信号的类型不同,有电流输出型和电压输出型；按其位数不同,有 8 位、12 位和 16 位等。下面我们介绍一种通用的 8 位电流输出型集成 DAC 芯片——DAC0832。

DAC0832 是 TI 公司推出的一款 8 位 DAC 芯片,采用 CMOS 工艺和 R-2R 电阻网络,转换结果以一对差动电流 I_{out1} 和 I_{out2} 输出。如图 12-4 所示,DAC0832 芯片的内部结构主要由两个 8 位寄存器、控制电路（G_1、G_2、G_3 等门电路）和 DAC 组成。其转换时间为 1 μs,参考电压为 +10～-10 V,功耗为 20 mW。

DAC0832 外部有 20 个引脚,采用双列直插式封装,如图 12-5 所示,其引脚的使用说明如下。

$DI_7 \sim DI_0$：数字信号输入端,DI_7 为最高位（MSB）,DI_0 为最低位（LSB）,可直接与 CPU 数据总线相连。

I_{O1}、I_{O2}：模拟电流输出端 1 和 2,$I_{O1} + I_{O2} =$ 常数。

$\overline{CS}$：片选输入端,低电平有效。

ILE：允许输入锁存端。

$\overline{WR_1}$、$\overline{WR_2}$：写信号 1 输入端和 2 输入端,低电平有效。

$\overline{XFER}$：传送控制信号输入端,低电平有效。

R_{fb}：反馈电阻引出端,用于芯片外接运算放大器的反馈电阻,其值为 15 kΩ。

V_R：参考电压输入端,范围为 +10～-10 V,此电压越稳定,模拟输出精度越高。

V_{CC}：电源电压输入端,可在 +5～+15 V 范围内选择。

AGND：模拟地。

DGND：数字地。

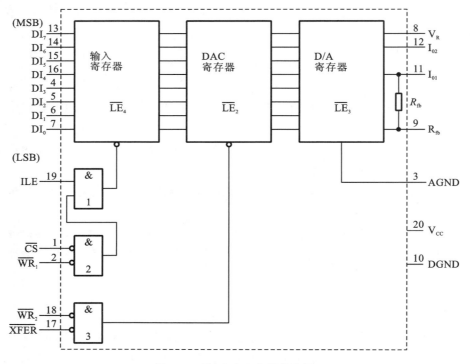

图 12-4 DAC0832 内部结构图

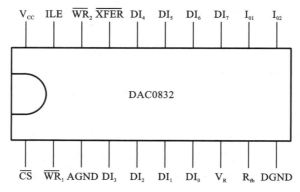

图 12-5 DAC0832 外部引脚图

 # 第三节 ADC

一、AD 转换的基本原理

AD 转换的目的是将模拟信号转换成数字信号,所以在 ADC 中,输入的是在时间上连续变化的模拟信号,而输出的则是离散的数字信号。因此,在实际转换中,只能在一系列选定的瞬间对输入的模拟信号进行采样,然后再将这些采样值转换成二进制代码。AD 转换的基本步骤一般包括采样、保持、量化、编码四个过程,如图 12-6 所示。

1. 采样和保持

由图 12-6 可见,为了能准确无误地用采样信号 u_S 表示模拟信号 u_i,u_S 必须有足够高的频率。可以证明,为了保证能从 u_S 将原来的 u_i 恢复,采样频率必须满足

$$f_s \geqslant 2f_{i(\max)} \tag{12-6}$$

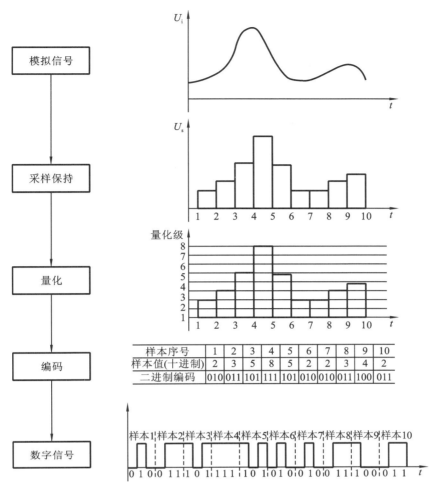

图 12-6　AD 转换的过程

式中：f_s 为采样频率；$f_{i(max)}$ 为输入 u_i 的最高频率分量的频率。

这就是所谓的采样定理，也称为奈奎斯特（Nyquist）采样定理。

由于转换是在采样结束后的保持时间内完成的，所以转换结果所对应的模拟电压是每次采样结束时的值。

2. 量化和编码

在前面已经指出，数字信号不仅仅在时间上是离散的，而且数值大小的变化也是不连续的。也就是说，任何一个数字量的大小只能是某个规定的最小数量单位的整数倍。在进行 AD 转换时，必须将采样电压表示为这个最小单位的整数倍。这个转化过程称为量化。将量化的结果用二进制代码表示出来，称为编码。这些代码就是 AD 转换的输出结果（数字信号）。

二、并联比较型 ADC

并联比较型 ADC，又称为 Flash ADC，它能将输入的模拟电压直接转换为输出的数字量，而不需要经过中间变量，是所有类型 ADC 中速度最快的一种。图 12-7 为并联比较型 ADC 的电路结构图，它由电压比较器、寄存器和代码转换器组成。输入为模拟电压信号 u_i，输出为 3 位二进制数字信号。

一个 3 位的并联比较型 ADC 需要 7 个电压比较器并行排列。7 个参考电压由 8 个相等的电阻串联分压产生，分别接入每一个电压比较器的一个输入端。电压比较器的另一个输入端短接在一起连接输入信号 u_i。如果 u_i 大于参考电压，则比较器的输出为高电平，寄存器中对应的位将被置 1；如果 u_i 小于参考电压，则比较器输出为低电平，寄存器中对应的位将被置 0。由于寄存器输出的是一组 7 位的二值代码，因此还需要经过代码转换器将二值代码转换为二进制数才能输出。

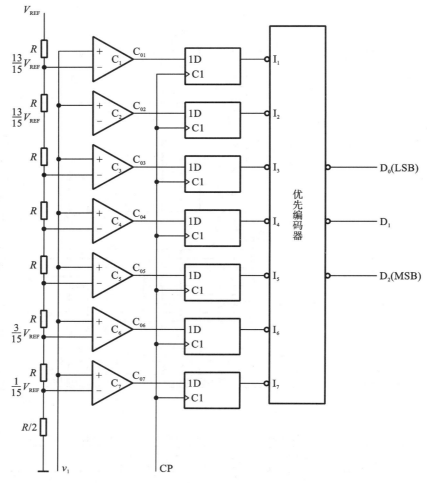

图 12-7　并联比较型 ADC 电路结构图

并联比较型 ADC 的优点是转换速度快,而且不需要附加采样-保持电路,缺点是需要的电压比较器和触发器数目较多。一个 N 位的并联比较型 ADC 需要 2^N-1 个电压比较器和 2^N-1 个触发器,这使得电路的规模相当庞大。

三、逐次逼近型 ADC

逐次逼近型(successive approximated register,SAR)ADC 的转换过程是一个数字量加到 DAC 上,得到一个对应的输出模拟电压,将此模拟电压与输入的模拟电压进行比较,如果两者不相等,则调整所取的数字量,直到两个模拟电压相等为止,这时的数字量就是所求的转换结果。

图 12-8 是逐次逼近型 ADC 的电路原理框图。它是由顺序脉冲发生器、n 位寄存器、n 位 DAC 和电压比较器等组成。输入为模拟电压信号 u_i,输出为 n 位二进制数字信号。

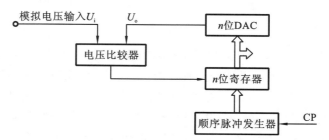

图 12-8　逐次逼近型 ADC 的电路原理框图

转换开始,顺序脉冲发生器首先将 n 位寄存器的最高位置 1,其余位置 0,这组数码经 DAC 转换成相应的模拟电压 u_o,然后送入电压比较器与 u_i 进行比较。若 $u_i < u_o$,则说明寄存器中的数字量过大,此时将

最高位的 1 清除,而将次高位置 1;若 $u_i > u_o$,则说明寄存器中的数字量不够大,应将最高位的 1 保留,将次高位置 1。然后通过 DAC 将此时寄存器的输出转换成相应的模拟电压 u_o,再与 u_i 比较,以此类推,逐位比较下去,直到 $u_i = u_o$ 为止。这样用逐次逼近的方法将输入模拟电压信号转换成数字信号输出,实现了模数转换。

四、ADC 的主要技术参数

(1) 分辨率:以输出二进制数的位数表示,位数越多,能分辨的数值越细,误差越小,转换精度越高。

(2) 转换误差:指 ADC 实际输出的数字量与理想输出数字量的差别。

(3) 转换时间:指 ADC 从接收到转换控制信号起,到输出端得到稳定数字信号所需要的时间。

五、集成 ADC

ADC 芯片的品种、型号很多,其内部功能强弱、转换速度快慢、转换精度高低有很大差别,但从外特性看,各种类型的 ADC 芯片都必不可少地要包括以下四种基本信号引脚端:模拟信号输入端(单极性或双极性)、数字量输出端(并行或串行)、转换启动信号输入端、转换结束信号输出端。下面我们介绍一种应用较广的 ADC0809 芯片。

ADC0809 是 CMOS 器件,不仅包括一个 8 位的逐次逼近型的 ADC 部分,而且还提供一个 8 通道的模拟多路开关和通道寻址逻辑。利用它可直接输入 8 个单端的模拟信号分时进行 A/D 转换,在多点巡回检测和过程控制、运动控制中应用十分广泛。ADC0809 芯片分辨率为 8 位,功耗为 15 mW,输入电压范围为 0~5 V,供电电源为 5 V。内部结构如图 12-9 所示。

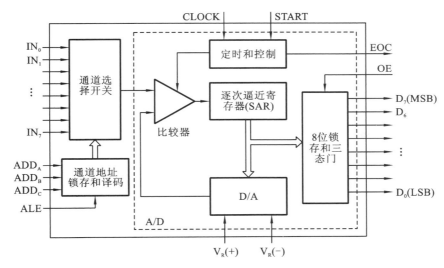

图 12-9 ADC0809 内部结构图

ADC0808/0809 采用 28 脚双列直插式封装,如图 12-10 所示,其引脚的使用说明如下。

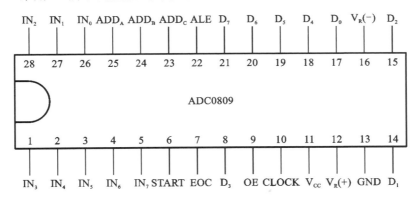

图 12-10 ADC0809 外部引脚图

$IN_0 \sim IN_7$:8 路模拟信号输入,通过 3 根地址译码线 ADD_A、ADD_B、ADD_C 来选择通路。

$D_7 \sim D_0$:A/D 转换后的数据输出端,为三态可控输出,可直接和微处理器数据线连接。8 位排列顺序是 D_7 为最高位,D_0 为最低位。

ADD_A、ADD_B、ADD_C:模拟通道选择地址信号,ADD_A 为低位,ADD_C 为高位。地址信号与选中通道对应关系如表 12-1 所示。

表 12-1　地址信号与选中通道的关系

地　　址			选 中 通 道
ADD_C	ADD_B	ADD_A	
0	0	0	IN_0
0	0	1	IN_1
0	1	0	IN_2
0	1	1	IN_3
1	0	0	IN_4
1	0	1	IN_5
1	1	0	IN_6
1	1	1	IN_7

$V_R(+)$、$V_R(-)$:正、负参考电压输入端,用于提供片内 DAC 电阻网络的基准电压。在单极性输入时,$V_R(+)=5$ V,$V_R(-)=0$ V;双极性输入时,$V_R(+)$、$V_R(-)$ 分别接正、负极性的参考电压。

ALE:地址锁存允许信号,高电平有效。当此信号有效时,A、B、C 三位地址信号被锁存,译码选通对应模拟通道。在使用时,该信号常和 START 信号连在一起,以便同时锁存通道地址和启动 A/D 转换。

START:A/D 转换启动信号,正脉冲有效。加于该端的脉冲的上升沿使逐次逼近寄存器清零,下降沿开始 A/D 转换。如正在进行转换时又接到新的启动脉冲,则原来的转换进程被中止,重新从头开始转换。

EOC:转换结束信号,高电平有效。该信号在 A/D 转换过程中为低电平,其余时间为高电平。该信号可作为被 CPU 查询的状态信号,也可作为对 CPU 的中断请求信号。在需要对某个模拟量不断采样、转换的情况下,EOC 也可作为启动信号反馈接到 START 端,但在刚加电时需由外电路第一次启动。

OE:输出允许信号,高电平有效。当微处理器送出该信号时,ADC0808/0809 的输出三态门被打开,使转换结果通过数据总线被读走。在中断工作方式下,该信号往往是 CPU 发出的中断请求响应信号。

本章小结

ADC 和 DAC 是连接模拟电路和数字电路的桥梁。由于 ADC 和 DAC 的种类十分繁杂,不可能逐一列举。因此,应该着重掌握和理解 ADC 和 DAC 的基本原理。在 DAC 中,本章主要介绍了权电阻网络型和倒 T 形电阻网络型 DAC 的电路结构和基本工作原理;在 ADC 中,本章首先介绍了 AD 转换的基本步骤,然后介绍了并联比较型 ADC 和逐次逼近型 ADC 的电路结构和工作原理。目前,市场上的 ADC 和 DAC 都是集成芯片,在学习过程中,应该着重掌握和理解基本原理和共同性的问题,并学会集成 ADC 和 DAC 芯片的选型和应用。

习题

12-1　在倒 T 形电阻网络 D/A 转换器中,如果最大输出电压为 10 V,输入数量为 1 时输出模拟电压为 4.885 mV,则该 D/A 转换器是多少位?

12-2　D/A 转换器的分辨率与转换器的位数有什么关系?

12-3　一个 8 位 D/A 转换器的最小输出电压增量 VLSB 为 0.02 V,当输入代码为 1001101,输出电压 U_o 为多少?

12-4　A/D 转换主要有哪些步骤?

12-5　在 8 位 A/D 转换器中,如果参考电压 $U_R = -5$ V,输入模拟电压 $U_1 = 3.91$ V,则输出数字量为多少?

12-6　在设计电路中选择 ADC 需要考虑哪些因素?

实验一 常用电子仪器的使用

一、实验目的

(1) 学习电子电路实验中常用的电子仪器——示波器、函数信号发生器、直流稳压电源、交流毫伏表、频率计等的主要参数、性能及正确使用方法。

(2) 初步掌握用双踪示波器观察正弦信号波形和读取波形参数的方法。

二、实验原理

在模拟电子电路实验中,经常使用的电子仪器有示波器、函数信号发生器、直流稳压电源、交流毫伏表及频率计等。它们和万用电表一起,可以完成对模拟电子电路的静态和动态工作情况的测试。

实验中要对各种电子仪器进行综合使用,可按照信号流向,以连线简捷、调节顺手、观察与读数方便等原则进行合理布局,各仪器与被测实验装置之间的布局与连接如实验图 1-1 所示。接线时应注意,为防止外界干扰,各仪器的公共接地端应连接在一起,称为共地。信号源和交流毫伏表的引线通常用屏蔽线或专用电缆线,示波器接线使用专用电缆线,直流电源的接线用普通导线。

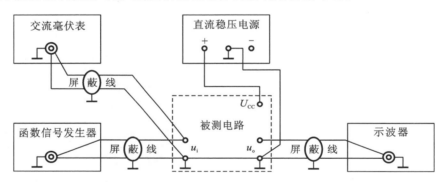

实验图 1-1 模拟电子电路中常用电子仪器布局

1. 示波器

示波器是一种用途很广的电子测量仪器,它既能直接显示电信号的波形,又能对电信号进行各种参数的测量。现着重指出以下几点。

(1) 寻找扫描光迹。

将示波器 Y 轴显示方式置"Y1"或"Y2",输入耦合方式置"GND",开机预热后,若在显示屏上不出现光点和扫描基线,可按下列操作去找到扫描线:①适当调节亮度旋钮;②触发方式开关置"自动";③适当调节垂直和水平"位移"旋钮,使扫描光迹位于屏幕中央(若示波器设有"寻迹"按键,可按下"寻迹"按键,判断光迹偏移基线的方向)。

(2) 双踪示波器一般有五种显示方式,即"Y1""Y2""Y1+Y2"三种单踪显示方式和"交替""断续"两种双踪显示方式。"交替"显示一般适宜于输入信号频率较高时使用。"断续"显示一般在输入信号频率较低时使用。

(3) 为了显示稳定的被测信号波形,"触发源选择"开关一般选为"内"触发,使扫描触发信号取自示波器内部的 Y 通道。

(4) 触发方式开关通常先置于"自动"调出波形后,若被显示的波形不稳定,可置触发方式开关于"常态",通过调节"触发电平"旋钮找到合适的触发电压,使被测试的波形稳定地显示在示波器屏幕上。

有时,由于选择了较慢的扫描速率,显示屏上将会出现闪烁的光迹,但被测信号的波形不在 X 轴方向左右移动,这样的现象仍属于稳定显示。

(5) 适当调节"扫描速率"开关及"Y 轴灵敏度"开关使屏幕上显示 1～2 个周期的被测信号波形。在测量幅值时,应注意将"Y 轴灵敏度微调"旋钮置于"校准"位置,即顺时针旋到底,且听到关的声音。在测量周期时,应注意将"X 轴扫速微调"旋钮置于"校准"位置,即顺时针旋到底,且听到关的声音。还要注意"扩展"旋钮的位置。

根据被测波形在屏幕坐标刻度上垂直方向所占的格数(div 或 cm)与"Y 轴灵敏度"开关指示值(v/div)的乘积,即可算得信号幅值的实测值。

根据被测信号波形一个周期在屏幕坐标刻度水平方向所占的格数(div 或 cm)与"扫速"开关指示值(t/div)的乘积,即可算得信号频率的实测值。

2. 函数信号发生器

函数信号发生器按需要输出正弦波、方波、三角波三种信号波形。输出电压最大可达 $20V_{P-P}$(峰峰值)。通过输出衰减开关和输出幅度调节旋钮,可使输出电压在毫伏级到伏级范围内连续调节。函数信号发生器的输出信号频率可以通过频率分挡开关进行调节。

函数信号发生器作为信号源,它的输出端不允许短路。

3. 交流毫伏表

交流毫伏表只能在其工作频率范围之内,用来测量正弦交流电压的有效值。为了防止过载损坏,测量前一般先把量程开关置于量程较大位置上,然后在测量中逐挡减小量程。

三、实验设备与器件

实验设备与器件有:函数信号发生器、双踪示波器、交流毫伏表。

四、实验内容

1. 用机内校正信号对示波器进行自检

1) 扫描基线调节

将示波器的显示方式开关置于"单踪"显示(Y1 或 Y2),输入耦合方式开关置"GND",触发方式开关置于"自动"。开启电源开关后,调节"辉度""聚焦""辅助聚焦"等旋钮,使荧光屏上显示一条细而且亮度适中的扫描基线。然后调节"X 轴位移"和"Y 轴位移"旋钮,使扫描线位于屏幕中央,并且能上下左右移动自如。

2) 测试"校正信号"波形的幅度、频率

将示波器的"校正信号"通过专用电缆线引入选定的 Y 通道(Y1 或 Y2),将 Y 轴输入耦合方式开关置于"AC"或"DC",触发源选择开关置"内",内触发源选择开关置"Y1"或"Y2"。调节 X 轴"扫描速率"开关(t/div)和 Y 轴"输入灵敏度"开关(V/div),使示波器显示屏上显示出一个或数个周期稳定的方波波形。

(1) 校准"校正信号"幅度。

将"Y 轴灵敏度微调"旋钮置"校准"位置,"Y 轴灵敏度"开关置适当位置,读取校正信号幅度,记入实验表 1-1 中。

实验表 1-1

	标 准 值	实 测 值
幅度 U_{P-p}/V		
频率 f/kHz		
上升沿时间/μs		
下降沿时间/μs		

注:不同型号示波器标准值有所不同,请按所使用示波器将标准值填入表格中。

（2）校准"校正信号"频率。

将"扫速微调"旋钮置"校准"位置，"扫速"开关置适当位置，读取校正信号周期，记入实验表 1-1 中。

（3）测量"校正信号"的上升时间和下降时间。

调节"Y 轴灵敏度"开关及微调旋钮，并移动波形，使方波波形在垂直方向上正好占据中心轴上，且上、下对称，便于阅读。通过扫速开关逐级提高扫描速度，使波形在 X 轴方向扩展（必要时可以利用"扫速扩展"开关将波形再扩展 10 倍），并同时调节触发电平旋钮，从显示屏上清楚地读出上升沿时间和下降沿时间，记入实验表 1-1 中。

2. 用示波器和交流毫伏表测量信号参数

调节函数信号发生器有关旋钮，使输出频率分别为 100 Hz、1 kHz、10 kHz、100 kHz，有效值均为 1 V（交流毫伏表测量值）的正弦波信号。

变换示波器"扫速"开关及"Y 轴灵敏度"开关等位置，测量信号源输出电压频率及峰峰值，记入实验表 1-2 中。

实验表 1-2

信号电压频率	示波器测量值		信号电压毫伏表读数/V	示波器测量值	
	周期/ms	频率/Hz		峰峰值/V	有效值/V
100 Hz					
1 kHz					
10 kHz					
100 kHz					

3. 测量两波形间相位差

1）观察双踪显示波形"交替"与"断续"两种显示方式的特点

Y1、Y2 均不加输入信号，输入耦合方式置"GND"，扫速开关置扫速较低挡位（如 0.5 s/div 挡）和扫速较高挡位（如 5 μs/div 挡），把显示方式开关分别置"交替"和"断续"位置，观察两条扫描基线的显示特点并记录。

2）用双踪显示测量两波形间相位差

（1）按实验图 1-2 所示连接实验电路，将函数信号发生器的输出电压调至频率为 1 kHz，幅值为 2 V 的正弦波，经 RC 移相网络获得频率相同但相位不同的两路信号 u_i 和 u_R，分别加到双踪示波器的 Y_A 和 Y_B 输入端。为便于稳定波形，比较两波形相位差，应使内触发信号取自被设定作为测量基准的一路信号。

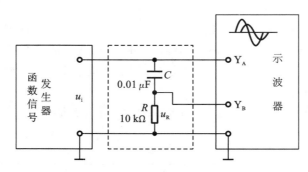

实验图 1-2　两波形间相位差测量电路

（2）把显示方式开关置"交替"挡位，将 Y_A 和 Y_B 输入耦合方式开关置"⊥"挡位，调节 Y_A、Y_B 的移位旋钮，使两条扫描基线重合。

（3）将 Y_A、Y_B 输入耦合方式开关置"AC"挡位，调节触发电平、扫速开关及 Y_A、Y_B 灵敏度开关位置，使在荧屏上显示出易于观察的两个相位不同的正弦波形 u_i 及 u_R，如实验图 1-3 所示。根据两波形在水平方向差距 X 及信号周期 X_T，则可求得两波形相位差。

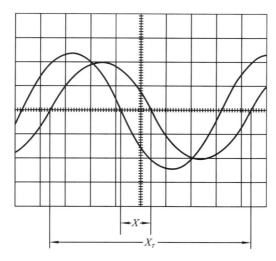

实验图 1-3 双踪示波器显示两相位不同的正弦波

式中:X_T 为一周期所占格数;X 为两波形在 X 轴方向差距格数。

记录两波形相位差于实验表 1-3 中。

实验表 1-3

一周期格数	两波形 X 轴差距格数	相位差	
		实测值	计算值
$X_T=$	$X=$	$\theta=$	$\theta=$

为数读和计算方便,可适当调节扫速开关及微调旋钮,使波形一周期占整数格。

五、实验总结

(1) 整理实验数据,并进行分析。

(2) 问题讨论。

① 如何操纵示波器有关旋钮,以便从示波器显示屏上观察到稳定、清晰的波形?

② 用双踪显示波形,并要求比较相位时,为在显示屏上得到稳定波形,应怎样选择下列开关的位置?

a. 显示方式选择(Y1;Y2;Y1+Y2;交替;断续)。

b. 触发方式(常态;自动)。

c. 触发源选择(内;外)。

d. 内触发源选择(Y1、Y2、交替)。

(3) 函数信号发生器有哪几种输出波形?它的输出端能否短接,如用屏蔽线作为输出引线,则屏蔽层一端应该接在哪个接线柱上?

(4) 交流毫伏表是用来测量正弦波电压还是非正弦波电压?它的表头指示值是被测信号的什么数值?它是否可以用来测量直流电压的大小?

六、预习要求

(1) 阅读实验附录中有关示波器部分内容。

(2) 已知 $C=0.01\ \mu F$、$R=10\ k\Omega$,计算实验图 1-2 所示的 RC 移相网络的阻抗角 θ。

实验二　电路元件伏安特性的测定

一、实验目的

（1）掌握线性电阻元件、非线性电阻元件——半导体二极管以及电压源伏安特性的测试技能。

（2）加深对线性电阻元件、非线性电阻元件以及电源伏安特性的理解，验证欧姆定律。

二、实验说明

（1）线性电阻元件：电阻元件的 R 值不随电压或电流的大小变化而变化。如实验图 2-1 所示，其伏安特性满足欧姆定律。

（2）非线性电阻元件：非线性电阻元件的伏安特性不满足欧姆定律，如实验图 2-2 所示。

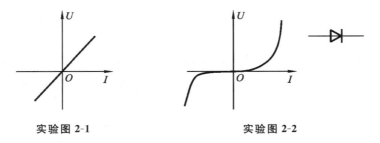

实验图 2-1　　　　　　　　　实验图 2-2

（3）理想电压源：端电压为恒定值的电压源，如实验图 2-3（a）所示。

（4）实际电压源：实际电压源存在内阻，可用一个理想电压源和一个电阻相串联来表示，如实验图 2-3（c）所示。

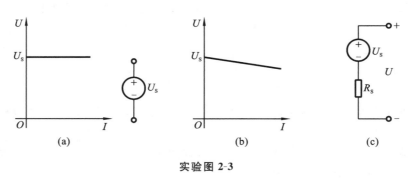

(a)　　　　　　　　　(b)　　　　　　　　　(c)

实验图 2-3

三、实验内容与步骤

（1）测定线性电阻的伏安特性。按实验图 2-4 接好线路。

依次调节直流稳压电源的输出电压（实验表 2-1 所列数值），并将相应电流填入实验表 2-1 中。

实验表 2-1

U/V	0	2	4	6	8	10	20
I/mA							

（2）测定二极管的正向伏安特性。按实验图 2-5 接好线路。

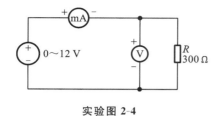

实验图 2-4

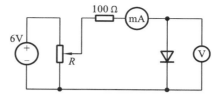

实验图 2-5

调节 R,使电流读数分别为实验表 2-2 中的数值,并测相应电压值填入实验表 2-2 中。

实验表 2-2

I/mA	0	2	4	6	8	10	20	30
U/V								

（3）测定晶体管稳压电源的伏安特性。晶体管稳压电源可视为理想电源,按实验图 2-6 接好线路。

调节稳压电源电压等于 10 V,然后调节 R,使电流表分别为实验表 2-3 中的数值,并将对应电压填入实验表 2-3 中。

实验表 2-3

I/mA	0	5	10	15	20	25	30	35
U/V								

（4）测定实际电压源的伏安特性。按实验图 2-7 接好线路。

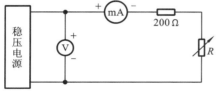

实验图 2-6

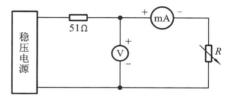

实验图 2-7

调节输出电压为 10 V,由大到小调节 R,使电流表读数为实验表 2-4 中的数值,并填入相应的电压值。

实验表 2-4

I/mA	0	5	10	15	20	25	30	35
U/V								

四、实验设备（略）

五、实验报告要求

根据实验中所得数据,在坐标纸上绘制线性电阻元件、半导体二极管、理想电压源和实际电压源的伏安特性曲线。

实验三 三相异步电动机的使用

一、实验目的

（1）熟悉三相异步电动机的结构。

（2）学会三相异步电动机定子绕组首尾段的判断方法。

（3）学会三相异步电动星形和三角形连接方法。

二、实验器材

实验器材有三相异步电动机、三相交流电源、万用表、导线等。

三、实验原理

三相异步电动机有定子和转子两大部分。定子的作用是通入三相对称交流电产生旋转磁场。转子的作用是在定子产生的旋转磁场作用下产生感应电动势或电流，从而使转子转动起来。旋转磁场的转速称为同步转速，转子的转速略小于同步转速，因此称为异步电动机。

四、实验内容与步骤

1. 三相异步电动机的检查

电动机使用前应做必要的检查。

1）机械检查

检查引出线是否齐全、牢靠；转子转动是否灵活、匀称，是否有异常声响等。

2）电气检查

定子绕组首、末端的判别：异步电动机三相定子绕组的六个出线端有三个首端和三个末端。一般地，首端标以 U1、V1、W1，末端标以 U2、V2、W2，在接线时如果没有按照首、末端的标记来接，则当电动机启动时磁势和电流就会不平衡，因而引起绕组发热、振动、有噪音，甚至电动机因过热而烧毁。由于某种原因定子绕组六个出线端标记无法辨认，可以通过实验方法来判别其首、末端（即同名端）。方法如下：用万用电表欧姆挡从六个出线端确定哪一对引出线是属于同一相的，分别找出三相绕组，将其中的任意两相绕组串联，给串联的两相绕组加单相低电压 $U=80\sim100\ V$，测出第三相绕组的电压，如测得的电压值有一定读数，表示两相绕组的末端与首端相联；反之，若测得的电压近似为零，则两相绕组的末端与末端（或首端与首端）相连，用同样方法可测出第三相绕组的首末端。

2. 三相异步电动机的连接

三相异步电动机有三角形连接和星形连接，采用哪种连接方法参照电动机的铭牌规定。

（1）星形连接：按照实验图 3-1 所示，将三相绕组的尾端 U2、V2、W2 连接在一起，首端 U1、V1、W1 分别接三相交流电源，这种连接为星形连接。观察电动机的转速和转向。

（2）三角形连接：按照实验图 3-2，将 W2 与 U1 连接，U2 与 V1 连接，V2 与 W1 连接，再分别接三相交流电源，就是三角形连接。观察电动机的转速和转向。

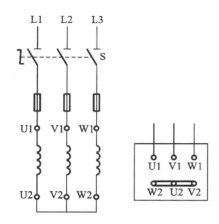
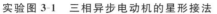

实验图 3-1　三相异步电动机的星形接法

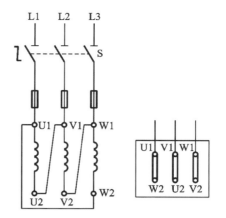

实验图 3-2　三相异步电动机的三角形接法

五、实验总结与讨论

（1）三相异步电动机定子绕组首尾端判断方法的依据是什么？

（2）在相同条件下，星形连接和三角形连接对电动机的转速和转矩有何影响？

（3）是否所有电动机都可以连接成星形？是否都可以连接成三角形？

实验四　三相异步电动机的正反转控制电路

一、实验目的

（1）熟悉按钮开关、继电器的工作原理。
（2）掌握三相异步电动机的正反转的原理和方法。
（3）掌握接触器联锁的正反转控制线路特点。

二、实验器材

实验器材有三相异步电动机、三相交流电源、电源开关 1 个、熔断器 5 个、按钮开关 3 个、交流接触器 2 个、导线等。

三、实验原理

三相异步电动机的转向与电源的相序有关,若调换任意两根电源进线,则电动机的转向就会发生改变。要实现接触器实现电动机正、反转控制需要用两个接触器,其中一个控制正转,另一个控制反转。

电动机由正转变为反转,必须要正转接触器断电,然后再让反转接触器工作,在操作过程中若忽略了这个过程,则会导致电源短路,危及电网安全,是很危险的!

为了避免误操作,实际电路中采用连锁电路来进行控制,它可以保证在正转状态时,反向接触器不可能通电工作,而在反转状态时,正转接触器也不可能通电工作,以确保操作安全。

四、实验内容与步骤

（1）点动控制电路按照实验图 4-1 连接线路,请指导老师检查无误后,进行通电测试。
（2）自锁控制电路在点动控制电路的基础上,增加一个按钮,利用接触器的一对动合辅助触点,如实验图 4-2 所示,改装成自锁控制电路。请指导老师检查无误后,进行通电测试。

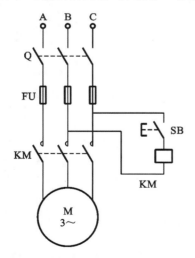 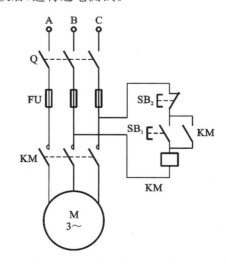

实验图 4-1　三相电动机的点动控制电路　　　　实验图 4-2　三相电动机的自锁控制电路

（3）正反转控制电路按照实验图 4-3 接线。请指导老师检查无误后,按照下列顺序进行通电测试,将测试结果填入实验表 4-1 中。

① 合上电源开关 QS。

② 按下按钮 SB₁,观察并记录。

③ 按下按钮 SB₂,观察并记录。

④ 按下按钮 SB₃ 停转,断开电源开关 QS,用导线将 KM₁、KM₂ 两个联锁触头短接。然后重新合上 QS,继续下列实验。

⑤ 按下按钮 SB₁,观察并记录。

⑥ 按下按钮 SB₂,观察并记录。

⑦ 同时按下 SB₁、SB₂,观察并记录。

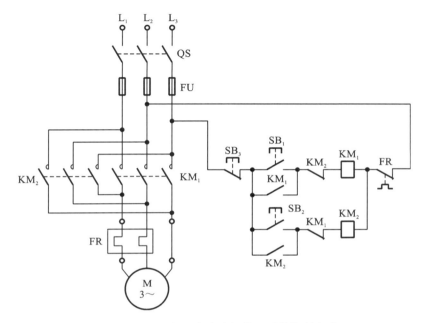

实验图 4-3　三相异步电动机的正反转控制电路

实验表 4-1　测试记录

步骤	电动机转向	KM₁自锁触头	KM₁联锁触头	KM₂自锁触头	KM₂联锁触头	SB₁动合触头	SB₁动断触头	SB₁动合触头	SB₁动断触头
1									
2									
3									
4									
5									
6									
7									

五、实验总结与讨论

（1）接触器动合辅助触头的功能是什么?

（2）接触器动断辅助触头的功能是什么?

（3）电磁式接触器与电磁式继电器同是用来通断电路的,它们有何不同?

（4）交流接触器线圈断电后,衔铁不能立即释放,从而使电动机不能及时停止。试分析出现这种故障的原因,应如何处理?

实验五　二极管、三极管的简易测试

一、实验目的

（1）学会用万用电表测试半导体二极管和三极管的方法。

（2）判断二极管和三极管的管脚及其质量的优劣，加深理解其结构及导电特性。

二、实验器材

实验器材有二极管 2CZ、2AP（硅、锗管）各两个；三极管 3DG、3AX、9015 各一个；指针式、数字式万用表各一块。

三、实验原理

在电子技术中，常用万用表检测电子元件。其基本原理是利用万用表内的直流电源与外部元件形成回路进行工作的。半导体二极管和三极管都是由 PN 结制成，根据 PN 结的单向导电性及管子的结构特点，可对二极管、三极管进行简单测试。指针式万用表应使用电阻挡测量，数字式万用表使用专门测试二极管的挡位。必须注意：指针式万用表的黑表笔端（－）是与表内电池的正极相连，红表笔端（＋）则是与表内电源的负极相连。数字式万用表红表笔是与表内电源的正极相连接，黑表笔则是与表内电源的负极相连接。

四、实验内容与步骤

1. 二极管极性和性能的简单判断

（1）将指针式万用表欧姆挡的量程拨到 R×1 k 或 R×100 挡，然后将两表笔短接调零。把黑表笔接二极管一极，红表笔接另一极，如果二极管处于正向偏置，呈现低电阻，表针偏转大，如实验图 5-1（a）所示，表明这时黑表笔所接的为二极管的正极；若二极管处于反向偏置，呈现高电阻，表针偏转小，如实验图 5-1（b）所示，表明这时黑表笔所接的为二极管负极。然后将红、黑两表笔对换重新测量一次，与第一次测量结果比较，若两次测量值相差很大，表明二极管的单向导电性能很好；若两次测得阻值都很大（或都很小），则说明二极管失去单向导电特性，已经损坏。

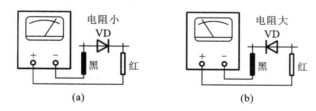

实验图 5-1

（2）将数字式万用表的黑表笔一端插入表盘 COM 插孔，红表笔一端插入 V/Ω 插孔，功能开关置于二极管测试挡，将两表笔的另一端分别连接到二极管的两极上。如果二极管处于正向偏置，则万用表显示二极管正向压降的近似值，如实验图 5-2（a）所示，表明这时红表笔所接的为二极管正极；若二极管处于反向偏置，其读数如实验图 5-2（b）所示，表明这时红表笔所接的为二极管负极，由此可判断出二极管的正负极。若正反两次测试，万用表的显示均如实验图 5-2（b）所示，则说明此二极管已经烧断。测试二极管时,若万用表内置蜂鸣器发出声响,则说明二极管已被击穿。

用上述方法依次测试所给四个二极管的极性及性能,并将结果填于实验表 5-1 中。

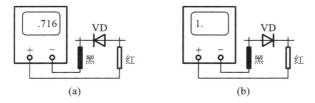

(a)   (b)

实验图 5-2

实验表 5-1

二极管型号		正向电阻	反向电阻	性能说明	外形及极性
2CZ	管 1				
	管 2				
2AP	管 1				
	管 2				

2. 三极管的简单测试

(1) 判断三极管的基极及类型:参照测试二极管的方法,按实验图 5-3(a)、(b)所示连接,分别用指针式万用表和数字式万用表测试各三极管,找出三极管的基极同时确定管型是 NPN 型还是 PNP 型。

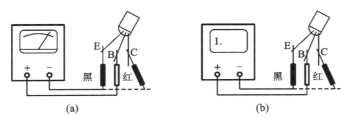

(a)   (b)

实验图 5-3

(2) 测电流放大系数 $\bar{\beta}$ 并判断集电极和发射极:将指针式万用表的转换开关调至测 β 值的校零位置校零(请参阅各万用表的说明书),然后再将转换开关调到测电流放大系数的 h_{FE} 挡。由于前面实验已测出三极管的类型和基极,对 NPN 管将其插入万用表有"N"字样的测试插孔内,对 PNP 管将其插入万用表标有"P"字样的测试插孔内,只需注意基极与插孔对应。交换待定的两极再测一次,观察两次三极管插入后表针的摆动情况。因为三极管在发射结正偏、集电极反偏的条件下有电流放大作用(该条件由万用表内部电路提供),因此读数大的一次表明三极管插入正确,此时插孔处所标电极即为三极管的实际电极,且万用表上 h_{FE} 绿格中的读数就是该管的电流放大系数 $\bar{\beta}$。

将数字式万用表的功能开关置于 h_{FE} 挡。鉴别管型后,对应好基极,将三个电极分别插入面板上相应的插孔中,然后将发射极和集电极调换一下再插一次,两次中读数较大的一次为正确插法,此次万用表显示的数字即为 $\bar{\beta}$ 的近似值,从而也鉴别出了三极管的集电极和发射极。依次测量三个三极管,将测量结果填入实验表 5-2 中。

实验表 5-2

三极管型号	管型及符号	管脚排列	$\bar{\beta}$	性能说明
3DG				
3AX				
9015				

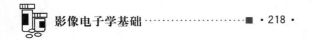

五、实验总结与讨论

（1）整理测量数据，填入相应表格之中。

（2）根据实验数据判断二极管、三极管的类型、极性及好坏。

（3）用指针式万用表测试二极管、三极管的正向电阻时，为什么不能用 R×1 挡和 R×10 挡？

（4）能否用双手分别将表笔和管脚连接的两端捏住进行测量？这样做会有什么不良影响？

实验六　共发射极单管放大电路

一、实验目的

（1）学会测量、调试交流放大电路的静态工作点，学会测量电压放大倍数 A_u。

（2）观察静态工作点对电压放大倍数 A_u 及输出波形的影响。

二、实验器材

实验器材有双踪示波器、低频信号发生器、毫伏表、万用表以及晶体管放大电路实验装置一套。

三、实验原理

在实验图 6-1 中，晶体三极管是一个非线性元件，为使放大电路正常工作，就必须给放大电路设置一个合适的静态工作点。静态工作点过高，输出波形会产生饱和失真；静态工作点过低，输出波形会产生截止失真。可以通过改变基极偏置电阻 R_B 的阻值来调节静态工作点。在输出波形不失真的条件下，放大电路的电压放大倍数为

$$A_u = \frac{u_o}{u_i} = -\beta \frac{R'_L}{r_{be}}$$

四、实验内容与步骤

1. 连接电路

（1）按实验图 6-1 所示连接电路，接线后仔细检查，确认无误后接通电源。

（2）将示波器、低频信号发生器和毫伏表打开预热校准示波器、毫伏表，做好测试准备。

2. 调整和测试静态工作点

（1）调节放大电路的偏置电阻 R_{B2} 至最大值，即 $R_{B2}=1$ MΩ，用万用表直流电压挡分别测量 U_{CE} 和 U_{BE}，然后使 $R_{B2}=0$ Ω，再用万用表测量 U_{CE} 和 U_{BE}。将两次测量结果记录在实验表 6-1 中。

（2）调节 R_{B2} 至适当值，使 $U_{CE}=6$ V，并测出这时的 U_{BE} 的大小，记录在实验表 6-1 中。

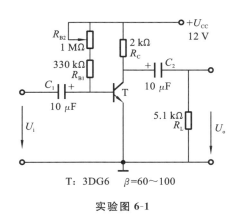

实验图 6-1

实验表 6-1

条　　件	U_{CE}/V	U_{EE}/V
R_{B2} 最大值		
R_{B2} 适中	6 V	
R_{B2} 最小值		

3. 测量放大电路的电压放大倍数

（1）在 $U_{CE}=6$ V 的静态条件下，将信号发生器调到 $f=1$ kHz，有效值 $U_i=10$ mV（用毫伏表测量），

加到放大电路的输入端，把示波器的探头接到放大器的输出端。实验电路与各仪器连接方法，如实验图 6-2 所示。各交流信号的连接应采用屏蔽线，屏蔽线应与仪器"地"相连，以屏蔽外界干扰信号。在不失真的情况下，用毫伏表测量输出电压 U_o 的大小，并计算出放大电路电压放大倍数的大小 $A_u = U_o/U_i$，将结果记录在实验表 6-2 中。

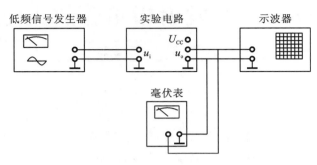

实验图 6-2

（2）将 R_C 由 2 kΩ 改变为 5.1 kΩ，其他条件不变，在输出波形不失真的情况下，用毫伏表测量输出电压 U_o，计算 A_u，将结果记录在实验表 6-2 中。

（3）使负载电阻 $R_L = 5.1$ kΩ，接入电路的输出端。用毫伏表重复（1）、（2）项测量，计算 A_u，将结果记录在实验表 6-2 中。

实验表 6-2

条　　　件	U_o/V	A_u
$U_i = 15$ mV，$R_C = 2$ kΩ，$R_L \to \infty$		
$U_i = 15$ mV，$R_C = 5.1$ kΩ，$R_L \to \infty$	6 V	
$U_i = 15$ mV，$R_C = 2$ kΩ，$R_L = 5.1$ kΩ		
$U_i = 15$ mV，$R_C = 5.1$ kΩ，$R_L = 5.1$ kΩ		

4. 观察静态工作点对输出波形失真的影响

把 R_C 改回到 2 kΩ，保持输入电压 U_i 不变，增大和减小 R_{B2}，观察输出电压 U_o 的波形变化，并将波形图画在实验表 6-3 中。

实验表 6-3

R_{B2}	输出波形	失真情况
最小（工作点偏高）		
最大（工作点偏低）		
合适（工作点合适）		

五、实验总结与讨论

（1）整理分析实验表 6-1、实验表 6-2、实验表 6-3 所测得的实验数据，得出结论，写出实验报告。

（2）如果去掉 R_{B1}，是否可以，为什么？

（3）如果偏置电阻选择过大和过小，会出现什么现象？为什么？

实验七 直流稳压电源

一、实验目的

（1）掌握单相半波及桥式整流电路的工作原理。
（2）观察几种常用滤波电路的效果。
（3）掌握集成稳压器的工作原理和使用方法。

二、实验设备与器材

实验设备与器材有示波器、交流毫伏表、数字万用表、模拟电子技术实验箱、集成稳压实验板。

三、实验内容与步骤

1. 单相整流、滤波电路

取变压器二次侧电压 15 V 挡作为整流电路的输入电压 U_2，并实测 U_2 的值。负载电阻 $R_L=240\ \Omega$，完成实验表 7-1 所给各电路的连接和测量，并利用示波器观察 U_L 的波形（注：$\gamma=\widetilde{U}_L/U_L$）。

实验表 7-1

电 路 图	测 量 结 果		
	U_L/V	$\widetilde{U}_L/V$	γ
半波整流电路（u_2，二极管，R_L，u_L）			
半波整流电容滤波电路（u_2，二极管，$100\,\mu F$，R_L，u_L）			
半波整流电容滤波电路（u_2，二极管，$470\,\mu F$，R_L，u_L）			
半波整流 π 型滤波电路（u_2，二极管，$10\,\Omega$，$470\,\mu F$，$100\,\mu F$，R_L，u_L）			

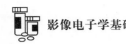

续表

电 路 图	测 量 结 果		
	U_L/V	$\tilde{U}_L/V$	γ
（桥式整流电路，u_2，R_L，u_L）			
（桥式整流 $100\,\mu F$ 滤波电路，u_2，R_L，u_L）			
（桥式整流 $470\,\mu F$ 滤波电路，u_2，R_L，u_L）			
（桥式整流 $470\,\mu F$、$100\,\mu F$、$10\,\Omega$ π型滤波电路，u_2，R_L，u_L）			

2. 集成稳压电路

（1）取变压器二次侧电压 15 V 挡作为整流电路的输入电压 U_2，按实验图 7-1 接好电路，改变负载电阻值 R_L，完成实验表 7-2 的测量，并利用示波器观察 U_L 的波形。

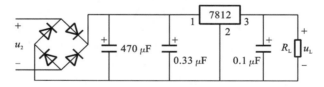

实验图 7-1　整流、滤波、稳压电路

实验表 7-2

负　　载	测 量 结 果		
R_L/Ω	U_L/V	$\tilde{U}_L/V$	I_L/mA
∞			
240			
120			

（2）取负载电阻 $R_L=120\,\Omega$ 不变，改变实验图 7-1 所示电路输入电压 U_2，完成实验表 7-3 中的测量，并利用示波器观察 U_L 的波形（注：$\gamma=\tilde{U}_L/U_L$）。

实验表 7-3

变压器抽头	测 量 结 果			
	U_2/V	U_L/V	$\widetilde{U}_\text{L}/\text{V}$	γ
9 V 挡				
12 V 挡				
15 V 挡				
18 V 挡				

四、实验报告要求

（1）整理实验数据，计算各测试参数。

（2）总结直流稳压电源电路的设计方法。

五、实验思考题

讨论 γ 数值变化的原因。

实验八　编码器及其应用

一、实验目的

（1）掌握编码器的逻辑功能。

（2）熟悉编码器构成组合逻辑电路的方法。

（3）了解优先编码器的特点。

二、实验设备与器材

实验设备与器材有数字电路实验箱、集成芯片 74LS147 一片、集成芯片 74LS04 两片、直流稳压电源、直流数字电压表、逻辑电平输出、逻辑电平显示、连接线。

三、实验内容及步骤

1. 验证 74LS147 编码器的逻辑功能

（1）实验电路。

74LS147 是 10 线-4 线优先编码器，74LS147 引脚图和示意框图如实验图 8-1 所示。

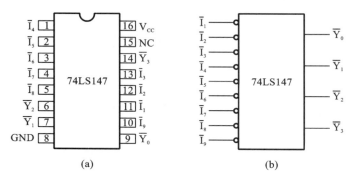

实验图 8-1　74LS147 优先编码器

（a）引脚排列图；（b）示意框图

由示意框图可知，74LS147 有 10 个信号输入端 $\bar{I}_1 \sim \bar{I}_9$，输入低电平有效。4 个二进制码输出端 $\bar{Y}_0 \sim \bar{Y}_3$，采用反码输出。所谓反码输出是指它的数值原定输出为 1 时，现在输出为 0；原定输出为 0 时，现在输出为 1。V_{CC} 为 +5 V，GND 为地，NC 为空脚。

（2）用反码显示，验证 74LS147 优先编码器的逻辑功能。

① 在数字电路实验箱中选择一个 16P 的插座，在插座上插入 74LS147 芯片。

② 按实验图 8-2 所示连线。把 +5 V 的直流稳压电源接到 74LS147 的 16 脚，地接 8 脚。

③ $\bar{I}_1 \sim \bar{I}_9$ 接开关 $S_1 \sim S_9$，开关的另一端接 +5 V 直流稳压电源。$\bar{Y}_0 \sim \bar{Y}_3$ 接逻辑电平输出（或接 LED 灯 $L_1 \sim L_4$）。

④ 接上 +5 V 电源线和地线，数字电路实验箱通电。

⑤ 拨动开关 $S_1 \sim S_9$，改变 $\bar{I}_1 \sim \bar{I}_9$ 输入，观察逻辑电平输出（或 LED 灯的显示），验证 74LS147 优先编码器的逻辑功能，并填入实验表 8-1 的 74LS147 优先编码器反码输出的真值表。

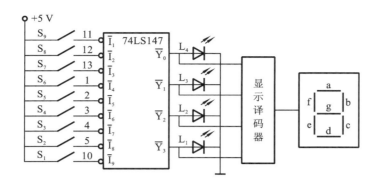

实验图 8-2 验证 74LS147 逻辑功能反码显示的逻辑电路

实验表 8-1 74LS147 优先编码器反码输出的真值表

对应十进数	输入									输出			
	$\bar{I}_1$	$\bar{I}_2$	$\bar{I}_3$	$\bar{I}_4$	$\bar{I}_5$	$\bar{I}_6$	$\bar{I}_7$	$\bar{I}_8$	$\bar{I}_9$	$\bar{Y}_3$	$\bar{Y}_2$	$\bar{Y}_1$	$\bar{Y}_0$
0	1	1	1	1	1	1	1	1	1				
1	0	1	1	1	1	1	1	1	1				
2	×	0	1	1	1	1	1	1	1				
3	×	×	0	1	1	1	1	1	1				
4	×	×	×	0	1	1	1	1	1				
5	×	×	×	×	0	1	1	1	1				
6	×	×	×	×	×	0	1	1	1				
7	×	×	×	×	×	×	0	1	1				
8	×	×	×	×	×	×	×	0	1				
9	×	×	×	×	×	×	×	×	0				

a. 当输入端 $\bar{I}_9 \sim \bar{I}_1$ 为全"1"时,LED 灯全亮,输出端 $\bar{Y}_3\bar{Y}_2\bar{Y}_1\bar{Y}_0 = 1111$,"1111"是 BCD 码"0000"的反码,数码管显示"0"。

b. 当输入端 $\bar{I}_9 = 0$ 时,输出端 $\bar{Y}_3\bar{Y}_2\bar{Y}_1\bar{Y}_0 = 0110$,"0110"是 BCD 码"1001"的反码,数码管显示"9"。当输入端 $\bar{I}_9 = 0$ 时,无论 $\bar{I}_1 \sim \bar{I}_8$ 哪个为 0,都不能改变 $\bar{Y}_3\bar{Y}_2\bar{Y}_1\bar{Y}_0 = 0110$,所以 $\bar{I}_9$ 的优先级最高。

c. 当输入端 $\bar{I}_9 = 1$ 时,表示输入端 $\bar{I}_9$ 没有编码要求,输入端 $\bar{I}_8 = 0$ 时,输出端 $\bar{Y}_3\bar{Y}_2\bar{Y}_1\bar{Y}_0 = 0111$,"0111"是 BCD 码"1000"的反码,数码管显示"8"。当输入端 $\bar{I}_9\bar{I}_8 = 10$ 时,无论 $\bar{I}_1 \sim \bar{I}_7$ 哪个为 0,都不改变 $\bar{Y}_3\bar{Y}_2\bar{Y}_1\bar{Y}_0 = 0111$,所以 $\bar{I}_8$ 优先级仅次于 $\bar{I}_9$。

d. 由此可知,$\bar{I}_9$ 优先级最高,$\bar{I}_1$ 优先级最低。输入优先级别由高到低依次为:$\bar{I}_9$,$\bar{I}_8$,$\bar{I}_7$,$\cdots$,$\bar{I}_1$。因此,只有当输入端 $\bar{I}_9 \sim \bar{I}_2$ 为全"1"时,输入端 $\bar{I}_1 = 0$,输出端 $\bar{Y}_3\bar{Y}_2\bar{Y}_1\bar{Y}_0 = 1110$,"1110"是 BCD 码"0001"的反码,数码管显示"1"。

(3) 用原码显示,验证 74LS147 编码器的逻辑功能。

① 按实验图 8-3 所示的逻辑电路图连线。把 +5 V 的直流稳压电源接到 74LS147 的 16 脚,地接 8 脚。

② $\bar{I}_1 \sim \bar{I}_9$ 接开关 $S_1 \sim S_9$,开关的另一端接 +5 V 直流稳压电源。$\bar{Y}_0 \sim \bar{Y}_3$ 接 74LS04 相应的管脚,74LS04 的 4 个非门的输出端再接逻辑电平输出(或接 LED 灯 $L_1 \sim L_4$)。

③ 接上 +5 V 电源线和地线,数字电路实验箱通电。

④ 拨动开关 $S_1 \sim S_9$,改变 $\bar{I}_1 \sim \bar{I}_9$ 输入,观察 LED 灯或数码管的显示。观察逻辑电平输出(或 LED 灯的显示),验证 74LS147 优先编码器的逻辑功能,并填入实验表 8-2 的 74LS147 优先编码器原码输出的真值表。

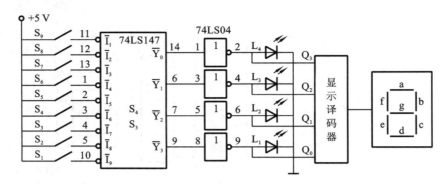

实验图 8-3　验证 74LS147 逻辑功能原码显示的逻辑电路

实验表 8-2　74LS147 优先编码器原码输出的真值表

对应十进数	输　入									输　出			
	$\bar{I}_1$	$\bar{I}_2$	$\bar{I}_3$	$\bar{I}_4$	$\bar{I}_5$	$\bar{I}_6$	$\bar{I}_7$	$\bar{I}_8$	$\bar{I}_9$	$\bar{Y}_3$	$\bar{Y}_2$	$\bar{Y}_1$	$\bar{Y}_0$
0	1	1	1	1	1	1	1	1	1				
1	0	1	1	1	1	1	1	1	1				
2	×	0	1	1	1	1	1	1	1				
3	×	×	0	1	1	1	1	1	1				
4	×	×	×	0	1	1	1	1	1				
5	×	×	×	×	0	1	1	1	1				
6	×	×	×	×	×	0	1	1	1				
7	×	×	×	×	×	×	0	1	1				
8	×	×	×	×	×	×	×	0	1				
9	×	×	×	×	×	×	×	×	0				

a. 当输入端 $\bar{I}_1 \sim \bar{I}_9$ 为全"1"时，LED 灯全灭，数码管显示"0"。

b. 当输入端 $\bar{I}_9 = 0$，不管 $\bar{I}_1 \sim \bar{I}_8$ 是 0 还是 1 时，LED 灯显示"1001"，数码管显示"9"。

c. 当输入端 $\bar{I}_9 = 1$，$\bar{I}_8 = 0$，不管 $\bar{I}_1 \sim \bar{I}_7$ 是 0 还是 1 时，LED 灯都显示"1000"，数码管显示"8"。

d. 由此可知，$\bar{I}_9$ 优先级最高，$\bar{I}_1$ 优先级最低。因此，只有当输入端 $\bar{I}_9 \sim \bar{I}_2$ 为全"1"时，输入端 $\bar{I}_1 = 0$，LED 灯显示"0001"，数码管显示"1"。

2. 用 74LS147 优先编码器实现病房患者呼唤控制电路

（1）实验原理。

74LS147 实现病房患者呼唤控制的逻辑电路如实验图 8-4 所示。设某医院的某科室病房有 4 名患者 A、B、C、D，按病情由重到轻依次住进 a、b、c、d 四个病床。

为了优先照顾重症患者，设计一个如下患者呼唤控制电路，4 名患者 A、B、C、D 分别安装有四个呼唤按钮 S_1、S_2、S_3、S_4，它们分别对应护士站的 L_1、L_2、L_3、L_4 四个指示灯。患者按下自己的呼唤按钮后（数字电路实验箱的开关闭合输入为高电平，表示有呼唤；开关打开输入为低电平，表示没有呼唤），护士站的相应指示灯亮（实验箱的 LED 灯亮）。

根据要求患者 A 按下呼唤按钮后，无论患者 B、C、D 是否按下，只有 L_1 指示灯亮，因为患者 A 的优先级最高。同理，由于患者 D 的优先级最低，所以，只有在患者 A、B、C 都没有呼唤要求时，患者 D 按下呼唤按钮才会使 L_4 灯亮。

（2）74LS147 优先编码器的功能表分析。

根据逻辑功能要求，需要从 74LS147 优先编码器的功能表里选出 4 个输出状态。每个状态对应 4 名患者 A、B、C、D 的呼唤，它们分别用 $\bar{I}_8 = 0$、$\bar{I}_6 = 0$、$\bar{I}_4 = 0$、$\bar{I}_2 = 0$ 表示。

（3）由于 74LS147 优先编码器是输入低电平有效，输出是采用反码。为了符合操作习惯，开关闭合

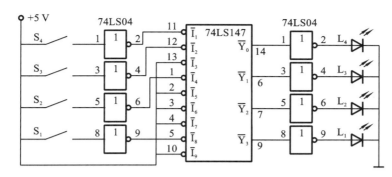

实验图 8-4　74LS147 实现病房患者呼唤控制的逻辑电路

表示请求,相应指示灯亮表示响应。

（4）在数字电路实验箱中选择一个 16P 的插座和两个 14P 的插座,在插座上分别插入一片 74LS147 芯片和两片 74LS04 芯片。

（5）按实验图 8-4 所示的逻辑图连线,输入端 A、B、C、D 接拨动开关 S_1、S_2、S_3、S_4;输出端 $\overline{Y}_3$、$\overline{Y}_2$、$\overline{Y}_1$、$\overline{Y}_0$ 分别接 LED 灯 L_1、L_2、L_3、L_4;$\overline{I}_9$、$\overline{I}_7$、$\overline{I}_5$、$\overline{I}_3$、$\overline{I}_1$ 为无效输入,接高电平+5 V。

（6）接上+5 V 电源线和地线,数字电路实验箱通电。

（7）填写实验表 8-3,验证患者优先呼唤控制电路的功能。

实验表 8-3　患者优先呼唤控制电路的真值表

A	B	C	D	L_1	L_2	L_3	L_4
0	×	×	×				
1	0	×	×				
1	1	0	×				
1	1	1	0				

拨动开关 $S_1 \sim S_4$,改变 $\overline{I}_2$、$\overline{I}_4$、$\overline{I}_6$、$\overline{I}_8$ 输入,观察 LED 灯显示。验证患者优先呼唤控制电路的逻辑功能,并填入实验表 8-3 所示的患者优先呼唤控制系统的真值表。

（8）试写出实验图 8-4 的逻辑表达式。

$L_1 =$

$L_2 =$

$L_3 =$

$L_4 =$

四、实验思考题

（1）理解优先编码器的概念。

（2）组合逻辑电路的设计方法。

实验九 译码器及其应用

一、实验目的

（1）掌握译码器的逻辑功能。
（2）熟悉用译码器实现组合逻辑电路。

二、实验设备与器材

实验设备与器材有数字电路实验箱、集成芯片 74LS138、集成芯片 74LS20、直流稳压电源、直流数字电压表、逻辑电平输出、逻辑电平显示、连接线。

三、实验内容及步骤

1. 实验电路

74LS138 译码器引脚排列和示意框图如实验图 9-1 所示。由示意框图可知，74LS138 有 3 个输入端 A_0、A_1、A_2，8 个输出端 $\overline{Y}_0 \sim \overline{Y}_7$，且输出低电平有效。三个使能端 ST_A、$\overline{ST}_B$ 和 $\overline{ST}_C$，ST_A 为高电平有效，$\overline{ST}_B$ 和 $\overline{ST}_C$ 为低电平有效。V_{CC} 为 +5 V，GND 为地。

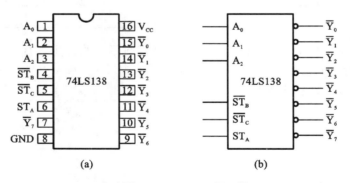

实验图 9-1　74LS138 译码器
(a) 引脚排列图；(b) 示意框图

2. 验证 74LS138 3 线-8 线译码器逻辑功能

（1）在数字实验箱中选择一个 16P 的插座，在插座上插入 74LS138 芯片。

（2）按实验图 9-2 所示进行连接。输入端分为编码输入端 A_0、A_1、A_2 和控制输入端 ST_A、$\overline{ST}_B$、$\overline{ST}_C$，分别接开关 $S_1 \sim S_3$ 和 $S_4 \sim S_6$。输出端分别接 LED 灯 $L_1 \sim L_8$。

（3）接上 +5 V 电源线和地线，数字电路实验箱通电。

（4）拨动开关 $S_1 \sim S_6$，改变 ST_A、$\overline{ST}_B$、$\overline{ST}_C$ 和 $A_0 \sim A_2$ 输入，观察 LED 灯的显示，验证 74LS138 译码器的逻辑功能，并填入实验表 9-1 中。

①当输入端 $ST_A = 0$ 或者 $\overline{ST}_B + \overline{ST}_C = 1$，则输出端 LED 灯全亮，表示禁止译码器工作。

②当输入端 $ST_A = 1$，并且 $\overline{ST}_B + \overline{ST}_C = 0$ 时，允许译码器工作。当译码器被允许工作后，依次改变 A_0、A_1、A_2，对应的 LED 灯也依次熄灭，并填入实验表 9-1 中。

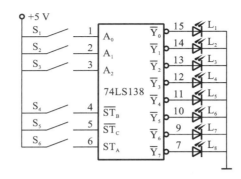

实验图 9-2　验证 74LS138 逻辑功能的逻辑电路图

实验表 9-1　74LS138 译码器真值表

输　入						输　　出							
ST_A	$\overline{ST_B}$	$\overline{ST_C}$	A_2	A_1	A_0	$\overline{Y_7}$	$\overline{Y_6}$	$\overline{Y_5}$	$\overline{Y_4}$	$\overline{Y_3}$	$\overline{Y_2}$	$\overline{Y_1}$	$\overline{Y_0}$
$\times$	1	$\times$	$\times$	$\times$	$\times$								
$\times$	$\times$	1	$\times$	$\times$	$\times$								
0	$\times$	$\times$	$\times$	$\times$	$\times$								
1	0	0	0	0	0								
1	0	0	0	0	1								
1	0	0	0	1	0								
1	0	0	0	1	1								
1	0	0	1	0	0								
1	0	0	1	0	1								
1	0	0	1	1	0								
1	0	0	1	1	1								

3. 用译码器和门电路实现组合逻辑电路

用 74LS138 和适当的门电路实现逻辑函数 $Y = AB + BC + AC$。

（1）列出逻辑函数的真值表，如实验表 9-2 所示。

实验表 9-2　逻辑函数 Y 的真值表

A	B	C	Y
0	0	0	
0	0	1	
0	1	0	
0	1	1	
1	0	0	
1	0	1	
1	1	0	
1	1	1	

（2）写出用 74LS138 译码器和门电路实现的逻辑表达式。

Y＝

（3）在数字电路实验箱中选择一个 16P 的插座和一个 14P 的插座，分别插入 74LS138 和 74LS20。

（4）按照实验图 9-3 所示的逻辑电路图进行连线，输入端接拨动开关，输出端接 LED 灯。

（5）接上＋5 V 电源线和地线，数字电路实验箱通电。

（6）改变开关 A、B、C 输入，观察输出端 LED 灯的显示，填入实验表 9-2 中。

（7）逻辑函数 Y＝AB＋BC＋AC 的逻辑功能是_____。

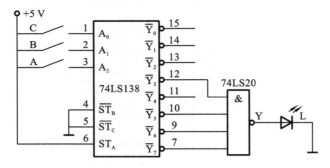

实验图 9-3　函数 Y＝AB＋BC＋AC 的逻辑电路

四、实验思考题

（1）讨论用 74LS138 实现逻辑函数的方法。

（2）怎样用 74LS138 3 线-8 线译码器扩展为 4 线-16 线译码器。

实验十　触发器逻辑功能测试

一、实验目的

(1) 掌握各种集成触发器的逻辑功能及使用方法。
(2) 熟悉触发器之间相互转化的方法。

二、实验器材

实验器材有直流稳压电源、万用表、数字电路实验台；二输入端四与非门 74LS00、D 触发器 74LS74、JK 触发器 74LS76 各一片。

三、实验原理

触发器是能够存储 1 位二进制数信号的基本逻辑单元电路。根据逻辑功能的不同，触发器可以分为基本 RS 触发器、JK 触发器、D 触发器、T 触发器和 T′ 触发器等。在实际工作中，集成触发器因其高速性能和使用灵活方便，不仅作为独立的集成器件而被大量使用，而且还是组成计数器、移位寄存器或其他时序逻辑电路的基本单元电路。

1. 基本的 RS 触发器

74LS00 是二输入端的四与非门，其引脚功能如实验图 10-1(a)所示。用其中的两个与非门交叉耦合可组成基本的 RS 触发器，它是无时钟控制低电平直接触发的触发器，有直接置位、复位功能，是组成各种功能触发器的最基本单元。基本 RS 触发器也可以用两个"或门"组成，它是高电平直接触发的触发器。

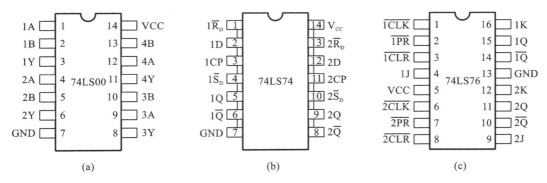

实验图 10-1　74LS00、74LS74、74LS76 引脚功能

(a) 二输入端四与非门 74LS00；(b) 双 D 触发器 74LS74；(c) 双 JK 触发器 74LS76

2. D 触发器

74LS74 是带置位和清零的双 D 型触发器，其引脚功能如实验图 10-1(b)所示。在输入信号为单端的情况下，D 触发器使用最为方便，其状态方程为 $Q^{n+1}=D$，其输出状态的更新发生在 CP 脉冲的上升沿，故又称为上升沿触发的边沿触发器，触发器的状态只取决于时钟到来前 D 端的状态。D 触发器的应用很广，可用作数码的寄存、移位寄存、分频和波形发生等。

3. JK 触发器

74LS76 是带有置位和清零的双 JK 触发器，其引脚功能如实验图 10-1(c)所示。在输入信号为双端的情况下,JK 触发器是功能完善、使用灵活和通用性较强的一种触发器。每个触发器都有一个独立清"0"、置"1"输入端,为下降沿触发型 JK 触发器。

4. 触发器之间的相互转换

在集成触发器的产品中,每一种触发器都有自己固定的逻辑功能,但可以利用转换的方法获得其他功能的触发器。例如,将 JK 触发器的 J、K 两端连在一起,转换为 T 触发器,将 D 触发器的 D 端和 $\overline{Q}$ 相连就得到 T′触发器。

四、实验内容与步骤

1. 单脉冲触发器

将 74LS00 的其中两个与非门接成基本 RS 触发器,它便是一个单脉冲触发器,电路连接如实验图 10-2 所示。当开关处于"1"位置时,A 点为低电平。当开关处于"2"位置时,A 点为高电平。因此,每按下一次开关 K,即可由 A 点输出一个正脉冲,可用发光二极管的亮、灭进行高、低电平测试。将测试结果填入实验表 10-1 中。该电路将作为单脉冲发生器,在下面的实验中使用。

实验表 10-1　基本 RS 触发器功能测试

开关(K)状态	A 点状态
1	
2	

2. 主从 JK 触发器的逻辑功能测试

在双 JK 触发器 74LS76 中任选其一,按实验图 10-3 所示连接线路,进行如下实验。

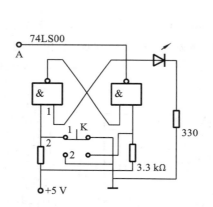

实验图 10-2　单脉冲实验线路图

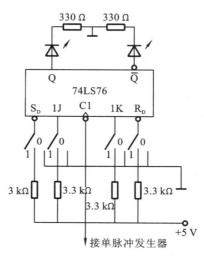

实验图 10-3　JK 触发器功能测试图

（1）直接置位端和直接复位端的功能测试:按实验表 10-2 所示的顺序进行,表中"×"表示可为任意状态,并在 R_D、S_D 作用期间任意改变 J、K 和 CP 端的状态,利用发光二极管的亮与灭显示 Q、$\overline{Q}$ 逻辑状态,将测试结果填入实验表 10-2 中。

实验表 10-2　JK 触发器置位与复位测试

CP	J	K	$\overline{R_D}$	$\overline{S_D}$	Q	$\overline{Q}$	C	J	K	$\overline{R_D}$	$\overline{S_D}$	Q	$\overline{Q}$
×	×	×	1→0	0			×	×	×	1	1→0		
×	×	×	0→1	1			×	×	×	1	0→1		

（2）逻辑功能测试:将实验表 10-2 中单脉冲触发器输出端 A 接至 JK 触发器的 CP 端,分别使 Q＝0、Q＝1 为初始状态时的逻辑功能,将测试结果填入实验表 10-3 中。

实验表 10-3 JK 触发器逻辑功能测试

J	K	CP	Q^{n+1}	
			初始状态 $Q^n = 0$	初始状态 $Q^n = 1$
0	0	0→1		
		1→0		
0	1	0→1		
		1→0		
1	0	0→1		
		1→0		
1	1	0→1		
		1→0		

3. D 触发器逻辑功能测试

在双 D 触发器 74LS74 中任选一个,按实验图 10-4 所示连接线路。然后按实验表 10-4 所列顺序分别向 D 端和 CP 端输入电平信号,将测试结果填入实验表 10-4 中。

实验表 10-4 D 触发器逻辑功能测试

D	CP	Q^{n+1}		D	CP	Q^{n+1}	
		初始状态 $Q^n=0$	初始状态 $Q^n=1$			初始状态 $Q^n=0$	初始状态 $Q^n=1$
0	0→1			1	0→1		
0	1→0			1	1→0		

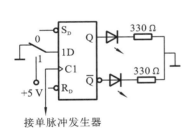

实验图 10-4 D 触发器逻辑功能测试线路图

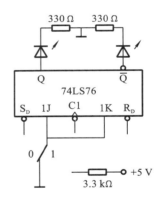

实验图 10-5 T 触发器功能测试线路图

4. JK 触发器转换成 T 触发器

将 JK 触发器的 J 和 K 相连作为 T 端,组成 T 触发器,电路连接如实验图 10-5 所示,将实验图 10-1 中单脉冲触发器的输出端 A 接至 CP 端,按实验表 10-5 所列顺序进行测试,将测试结果填入表中。

实验表 10-5 T 触发器逻辑功能测试

T	CP	Q^{n+1}		T	CP	Q^{n+1}	
		初始状态 $Q^n=0$	初始状态 $Q^n=1$			初始状态 $Q^n=0$	初始状态 $Q^n=1$
0	0→1			1	0→1		
0	1→0			1	1→0		

5. T′ 触发器

在双 D 触发器 74LS74 中选一个触发器,将 D 触发器的 D 端和 $\overline{Q}$ 端相连就构成 T′ 触发器,电路连接如实验图 10-6 所示。然后按实验表 10-6 所列顺序进行测试,将测试结果填入表中。

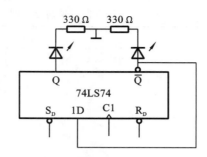

实验图 10-6   T′触发器逻辑功能测试线路图

实验表 10-6   T′触发器逻辑功能测试

CP	Q^{n+1}	
	初始状态 $Q^n=0$	初始状态 $Q^n=1$
0→1		
1→0		

五、实验总结与讨论

（1）试比较各触发器逻辑功能测试结果与理论分析结果之间的关系。

（2）如何将 D 触发器组成 T 触发器。

六、实验预习

查阅 74LS00、74LS74、74LS76 的技术资料及各引脚排列情况。

实验十一　D触发器的应用——构成分频器

一、实验目的

（1）熟悉D触发器的逻辑功能。

（2）掌握用D触发器实现简单时序逻辑电路的设计方法。

（3）触发器构成分频器的方法。

二、实验器材

实验器材有数字电路实验箱（实验台）、数字双踪示波器、函数信号发生器、2片集成双D触发器74LS74。

三、实验原理

时序逻辑电路是指任一时刻的输出信号不但取决于当时的输入信号，而且还取决于电路原来的状态，与以前的输入有关。时序逻辑电路根据所加时钟信号的方式，可以分为同步时序逻辑电路和异步时序逻辑电路。

触发器是一个具有记忆功能的二进制信息存储器件，是构成多种时序电路的最基本逻辑单元，也是数字逻辑电路中组成时序逻辑电路的重要单元电路，常见的触发器有RS触发器、JK触发器、D触发器、T触发器等。

D触发器的状态方程为：$Q_{n+1}=D$。其状态的更新发生在CP脉冲的边沿，74LS74（CC4013）、74LS175（CC4042）等均为上升沿触发，故又称为上升沿触发的边沿触发器，触发器的状态只取决于时钟到来前D端的状态。D触发器应用很广，可用做数字信号的寄存、移位寄存、分频和波形发生器等。实验图11-1是74LS74双D触发器的引脚功能图，实验表11-1为D触发器的逻辑功能表。

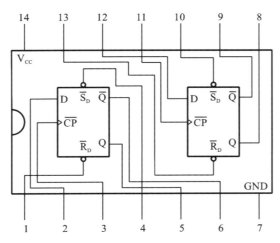

实验图11-1　74LS74双D触发器引脚功能图

实验表 11-1 D 触发器的逻辑功能

D	CP	Q^{n+1}	
		$Q^n = 0$	$Q^n = 1$
0	$0 \rightarrow 1$	0	0
	$1 \rightarrow 0$	0	1
1	$0 \rightarrow 1$	1	1
	$1 \rightarrow 0$	1	1

四、实验内容与步骤

用 D 触发器构成分频器。

（1）按实验图 11-2 所示连接电路,构成 2 分频器和 4 分频器。先对两个 D 触发器清零,再在 CP_1 端加入 1 kHz 的连续方波,并用示波器观察 CP_1、Q_1、Q_2 各端的波形,如实验图 11-3 所示。

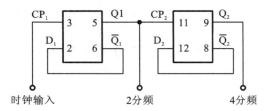

实验图 11-2 用 74LS74 双 D 触发器构成分频器

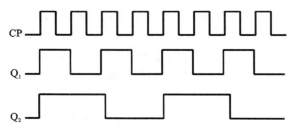

实验图 11-3 Q1、Q2 分别是 2 分频和 4 分频的波形

（2）再取一只 74LS74 组件,仿照实验图 11-1 所示的电路可以连成 8 分频和 16 分频器。如实验图 11-4 所示,先对四个 D 触发器清零,在 CP_1 端加入 1 kHz 的连续方波,并用示波器观察 CP_1、Q_3、Q_4 各端的波形。

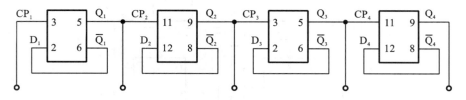

实验图 11-4 用两片 74LS74 双 D 触发器构成分频器

五、实验总结与讨论

（1）根据实验结果画出 8 分频和 16 分频的信号波形。

（2）如何用 JK 触发器构成以上分频器?

六、实验预习

查阅 74LS74、74LS175 的技术资料及各引脚排列情况。

参考文献

[1]　朱小芳.影像电子学基础[M].北京：人民卫生出版社，2009.

[2]　鲁雯，曹家龙.影像电子学基础[M].北京：人民卫生出版社，2014.

[3]　刘美玲，邓荣.数字电子技术基础[M].北京：清华大学出版社，2007.

[4]　陈武凡.影像电子学基础[M].北京：人民卫生出版社，2002.

[5]　秦曾煌.电工学[M].5 版.北京：高等教育出版社，2000.

[6]　张庆稼.电工与电子技术[M].北京：人民卫生出版社，1996.

[7]　赵笑畏.电工与电子技术[M].北京：人民卫生出版社，2003.

[8]　邓允.电子与电子技术基础[M].北京：化学工业出版社，2005.

[9]　魏崇卿.医用电子学简明教程[M].北京：北京医科大学、中国协和医科大学联合出版社，1997.

[10]　沙宪政.医学影像电子学[M].北京：人民军医出版社，2006.

[11]　申永山，李忠波.现代电工电子技术[M].北京：机械工业出版社，2007.

[12]　董德贵.影像电子学基础[M].北京：高等教育出版社，2005.

[13]　姚海彬.电工学(电工学Ⅰ)[M].北京：高等教育出版社，1999.

[14]　毕淑娥.电工与电子技术基础[M].哈尔滨：哈尔滨工业大学出版社，2008.

[15]　刘鸿莲.医用电子学[M].北京：人民卫生出版社，2004.

[16]　鲁文，曹家龙.影像电子学基础[M].北京：人民卫生出版社，2008.

[17]　陈仲本.医学电子学基础[M].北京：人民卫生出版社，2010.